浙派中醫
TRADITIONAL CHINESE MEDICINE OF ZHEJIANG SCHOOL

浙派中医丛书
品牌系列

王孟英

钱 菁 著

全国百佳图书出版单位
中国中医药出版社
·北京·

图书在版编目（CIP）数据

王孟英 / 钱菁著 . —北京：中国中医药出版社，2023.12

（《浙派中医丛书》品牌系列）

ISBN 978 – 7 – 5132 – 8369 – 4

Ⅰ . ①王… Ⅱ . ①钱… Ⅲ . ①王孟英（1808–1863）—中医学—医学思想—研究 Ⅳ . ① R2–092

中国国家版本馆 CIP 数据核字（2023）第 175388 号

中国中医药出版社出版

北京经济技术开发区科创十三街 31 号院二区 8 号楼

邮政编码 100176

传真 010-64405721

保定市西城胶印有限公司印刷

各地新华书店经销

开本 710×1000 1/16 印张 17.75 字数 262 千字

2023 年 12 月第 1 版 2023 年 12 月第 1 次印刷

书号 ISBN 978 – 7 – 5132 – 8369 – 4

定价 158.00 元

网址 www.cptcm.com

服 务 热 线 010-64405510

购 书 热 线 010-89535836

维 权 打 假 010-64405753

微信服务号 zgzyycbs

微商城网址 https://kdt.im/LIdUGr

官 方 微 博 http://e.weibo.com/cptcm

天猫旗舰店网址 https://zgzyycbs.tmall.com

如有印装质量问题请与本社出版部联系（010-64405510）

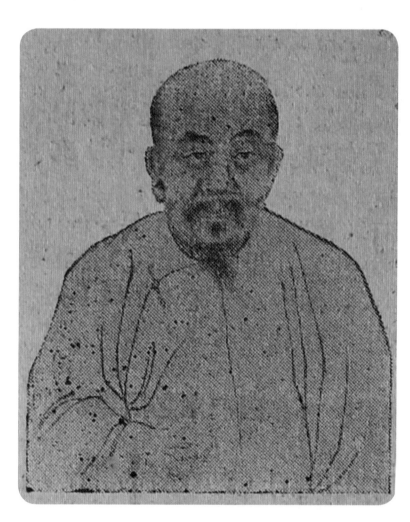

图 1　王孟英像（民国宋大仁绘制）

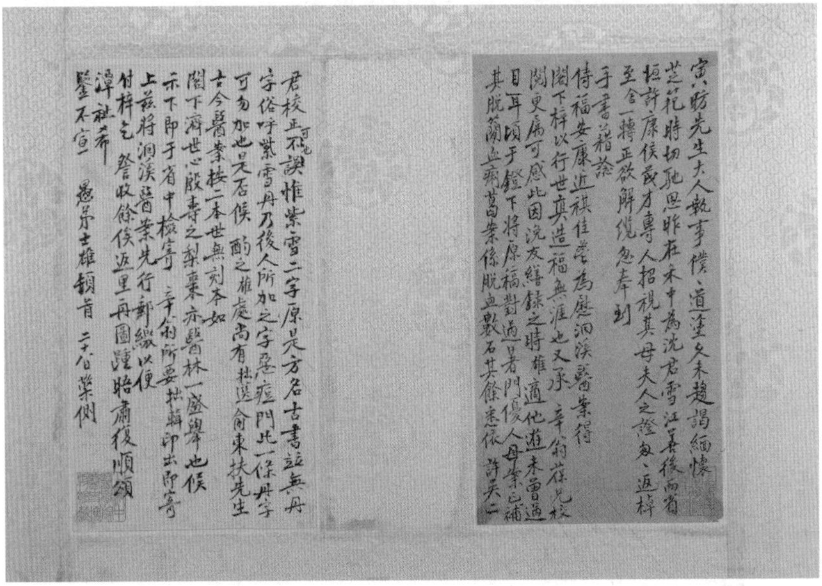

图 2　王孟英手迹（原稿藏上海中医药大学博物馆）

《浙派中医丛书》组织机构

指导委员会

主任委员 王仁元　曹启峰　谢国建　朱　炜　肖鲁伟
　　　　　　范永升　柴可群

副主任委员 蔡利辉　曾晓飞　胡智明　黄飞华　王晓鸣

委　　员 陈良敏　郑名友　程　林　赵桂芝　姜　洋

专 家 组

组　长 盛增秀　朱建平

副组长 肖鲁伟　范永升　连建伟　王晓鸣　刘时觉

成　员（以姓氏笔画为序）
　　　　　王　英　朱德明　竹剑平　江凌圳　沈钦荣
　　　　　陈永灿　郑　洪　胡　滨

项目办公室

办公室 浙江省中医药研究院中医文献信息研究所

主　任 江凌圳

副主任 庄爱文　李晓寅

《浙派中医丛书》编委会

总　序

　　浙江位居我国东南沿海，地灵人杰，人文荟萃，文化底蕴十分深厚，素有"文化之邦"的美誉。就拿中医中药来说，在其发展的历史长河中，历代名家辈出，著述琳琅满目，取得了极其辉煌的成就。

　　由于浙江省地域不同，中医传承脉络有异，从而形成了一批各具特色的医学流派，使中医学术呈现出百花齐放、百家争鸣的繁荣景象。其中丹溪学派、温补学派、钱塘医派、永嘉医派、绍派伤寒等最负盛名，影响遍及海内外。临床各科更是异彩纷呈，涌现出诸多颇具名望的专科流派，如宁波宋氏妇科和董氏儿科、湖州凌氏针灸、武康姚氏世医、桐乡陈木扇女科、萧山竹林寺女科、绍兴三六九伤科，等等，至今仍为当地百姓的健康保驾护航，厥功甚伟。

　　值得一提的是，古往今来，浙江省中医药界还出现了为数众多的知名品牌，如著名道地药材"浙八味"，名老药店"胡庆余堂"等，更是名驰遐迩，誉享全国。由是观之，这些宝贵的学术流派和中医药财富，很值得传承与弘扬。

　　有鉴于此，浙江省中医药学会为发扬光大浙江省中医药学术流派精华，凝练浙江中医药学术流派的区域特点和学术内涵，由对浙江中医药学术流派有深入研究的浙江中医药大学原校长范永升教授亲自领衔，凝心聚力，集思广益，最终打出了"浙派中医"这面能代表浙江省中医药特色、优势和成就的大旗。此举，得到了浙江省委省政府、浙江省卫生健康委员会和浙江省中医药管理局的热情鼓励和大力支持。

《中共浙江省委 浙江省人民政府 关于促进中医药传承创新发展的实施意见》提出要"打造'浙派中医'文化品牌，实施'浙派中医'传承创新工程，深入开展中医药文化推进行动计划。加强中医药传统文献研究，编撰'浙派中医'系列丛书"。浙江省中医药学会先后在省内各地多次举办有关"浙派中医"的巡讲和培训等学术活动，气氛热烈，形势喜人。

浙江省中医药研究院中医文献信息研究所为贯彻习近平总书记关于中医药工作的重要论述精神和《中共浙江省委 浙江省人民政府 关于促进中医药传承创新发展的实施意见》，结合该所的专业特长，组织省内有关单位和人员，主动申报并承担了浙江省中医药科技计划"《浙派中医》系列研究丛书编撰工程"，省中医药管理局将其列入中医药现代化专项。在课题实施过程中，项目组人员不辞辛劳，在广搜文献、深入调研的基础上，按《浙派中医丛书》编写计划，分原著系列、专题系列、品牌系列三大板块，殚心竭力地进行编撰出版，我感到非常欣慰。

我生在浙江，长在浙江，在浙江从事中医药事业已经五十余年，虽然年近九秩，但是继承发扬中医药的初心不改。我十分感谢为编写《浙派中医丛书》付出辛勤劳作的同志们。专著的陆续出版，必将为我省医学史的研究增添浓重一笔；必将会对我省乃至全国中医药学术流派的传承和创新起到促进作用。我更期望我省中医人努力奋斗，砥砺前行，将"浙派中医"的整理研究工作做得更好，把这张"金名片"擦得更亮，为建设浙江中医药强省作出更大的贡献。

葛琳仪

写于辛丑年孟春

注：葛琳仪，国医大师、浙江中医学院原院长

前 言

　　"浙派中医"是浙江省中医学术流派的概称，是浙江省中医药学术的一张熠熠生辉的"金名片"。近年来，在上级主管部门的支持下，浙江省中医界正在开展规模宏大的浙派中医的传承和弘扬工作。根据浙江省卫生健康委员会、浙江省文化和旅游厅、浙江省中医药管理局印发的《浙江省中医药文化推进行动计划》（2019—2025 年）的通知精神，特别是主要任务中打造"浙派中医"文化品牌——编撰中医药文化丛书，梳理浙江中医药发展源流与脉络，整理医学文献古籍，出版浙江中医药文化、"浙派中医"历代文献精华、名医学术精华、流派世家研究精华、"浙产名药"博览等丛书，全面展现浙江中医药学术与文化成就。根据这一任务，2019 年浙江省中医药研究院中医文献信息研究所策划了《浙派中医丛书》（原著、专题、品牌系列）编撰工程，总体计划出书 60 种，得到浙江省中医药现代化专项的支持，立项（项目编号 2020ZX002）启动。

　　《浙派中医丛书》原著系列指对"浙派中医"历代文献精华，特别是重要的代表性古籍，按照中华中医药学会 2012 年版《中医古籍整理规范》进行整理研究，包括作者和成书考证、版本调研、原文标点、注释、校勘、学术思想研究等，形成传世、通行点校本，陆续出版，尤其是对从未整理过的善本、孤本进行影印出版，以期进一步整理研究；专题系列指对"浙派中医"的学派、医派、中医专科流派等进行系统介绍，深入挖掘其临床经验和学术思想，切实地做好文献为临床服务；品牌系列指将名医杨继洲、朱丹溪，名店胡庆余堂，名药"浙八味"等在浙江地域甚至国内外享有较高知名度的人、物进行整理研究，编纂成书，突出文化内涵和打造文化品牌。

《浙派中医丛书》从 2020 年启动以来，得到了浙江省人民政府、浙江省卫生健康委员会、浙江省中医药管理局的大力支持，得到了浙江省内和国内对浙派中医有长期研究的文献整理研究人员的积极参与，涉及单位逾十家，作者上百位，大家有一个共同的心愿，就是要把"浙派中医"这张"金名片"擦得更亮，进一步提高浙江中医药大省在海内外的知名度和影响力。

2020 年至今，我们经历了新冠肺炎疫情，版本调研多次受阻，线下会议多次受影响，专家意见反复碰撞，尽管任务艰巨，但我们始终满怀信心，在反复沟通中摸索，在不断摸索中积累，继原著系列第一辑刊印出版后，原著系列第二辑、专题系列、品牌系列也陆续交稿，使《浙派中医丛书》三个系列均有代表著作问世。

还需要说明的是，本丛书专题系列由于各学术流派内容和特色有所不同，品牌系列亦存在类似情况，本着实事求是的原则，各书的体例不强求统一，酌情而定。

科学有险阻，苦战能过关。只要我们艰苦奋斗，协作攻关，《浙派中医丛书》的编撰工程，一定能胜利完成，殷切期望读者多提宝贵意见和建议，使我们将这项功在当代，利在千秋的大事做得更强更好。

《浙派中医丛书》编委会
2022 年 4 月

编写说明

　　王孟英（1808—1863），名士雄，祖籍浙江海宁，系海宁安化王氏二十七世孙。其曾祖王学权迁居至钱塘（今杭州），王孟英中年以后迁回海宁，寓居濮溪（今海宁路仲）。王孟英是中国古代杰出的医学家，温病四大家（叶桂、薛雪、吴瑭、王孟英）之一，名列浙派中医四大医家（朱震亨、杨继洲、张景岳、王孟英）。

　　浙派中医，源远流长，学派纷呈，其中温病学派是研究温热病的一个学术流派，代表人物是王孟英。王孟英生活在一个既动荡又疫病流行的年代，一生坎坷，命运多舛，但其自学成才，意志坚韧，重于临床实践，敢于挑战陈规陋习，才华横溢，著作等身。因其一生成长、成才、成就的经历，王孟英一直以来都是中医学界挖掘、研究和传承的重要人物。王孟英一生行医的精彩案例，大多以编年体形式保存在《回春录》《仁术志》《王氏医案》《归砚录》等著作中，给后人留下了丰富的临证经验宝藏。他的代表著作有《霍乱论》《温热经纬》。《霍乱论》是国内第一部研究治疗和预防霍乱病的专著，提出了霍乱有寒热之分，其"热霍乱流行似疫"的概念，具有划时代意义。《温热经纬》则以经典为宗，汲取前辈或同时期温病学各家所长，成为集温病学之大成的代表性著作。王孟英的医学成就不仅是在温热病诊疗方面的建树，他还是一位全能的医学家，在内、儿、妇、外，以及养身、食疗、本草等领域都有非凡成就。作为浙派中医的杰出代表，王孟英一生的治学经验及学术成就值得更深入研究。

　　笔者于两年前接到浙江省中医药文化研究院的任务，开始负责撰写《浙派中医丛书》品牌系列的《王孟英》一书，好在有承担海宁市政协委托编写《大国医王孟英》的经验，曾经阅读了王孟英的全部医学著作，查阅了大量地方史志文献，翻阅了王孟英同时期好友的诗文日记，沿着王孟英的足迹实地寻访，积累了上百万字的素材资料。有了这些基础，又有中国中医科学院朱建平研究员和浙江省中医药文化研究院江凌圳研究员的指导，特别是朱建平研究员给我提出了具体的指导意见，要我跳出原来以传记形式写王孟英的思路，注重突出王孟英作为一代名医品牌的形成、特色、影响以及能供后人学习借鉴的地方，并给了我大致的框架结构，使撰写工作顺利进行并如期完成。

　　根据《浙派中医丛书》编写组的统一要求，本书编写体例如下：第一章着重介绍王孟英对温病学说的完善、创新、临床疗效、学术著作等方面所取得的成就，以及在温病学界的地位；第二章重点介绍王孟英在中医临床领域如内、儿、妇、外及中医急症，以及养身、食疗、本草等方面的特长；第三章重点介绍王孟英的临证特色，治病求本；第四章介绍王孟英的临证用药特色；第五章探索王孟英医学世家的医学背景；第六章阐述王孟英的医德与人品、技艺与才华；第七章介绍王孟英颇具特色的成长之路；最后结语，撰述王孟英作为一代名医对后世的影响与传承。

钱菁

2023 年 7 月 6 日

目　录

第一章　一座丰碑

在中国医学史上，王孟英（1808—1863）是晚清时期的一座丰碑，他是温病四大家中最后一位医家，以《霍乱论》《温热经纬》为代表的温病学著作，集前人温病研究之大成，对历代经典著作和前代各家温病学说进行系统梳理与总结，结合温热病发展新趋势，在临床实践中进行了大胆探索和创新，提出了"疫疠皆属热毒""疫疠多属热邪"的新思路，力倡以寒凉治温病等新的见解，对治疗频繁发生于道光、咸丰年间的温热病及疫病，起到了引领作用，对抑制疫病的传播提供了理论上的指导，其创导的理论与临床观点，发展和完善了温病学说。王孟英学验俱丰，一生留下的著述及临床验案极为丰富，其中对温病学说的贡献以及在临床上所取得的巨大成就，同时代人称他为"一时宗匠"，民国以后，被称为"前无古人，后无来者"。

一、力辟榛芜，独开异境——温病学说的完善者

清朝到了道光、咸丰年间，是大清皇朝由盛而衰的转折时期，两次鸦片战争和太平天国农民起义，导致清政府内忧外患日益严重，社会矛盾激化，康乾太平盛世不再。由于战乱不断，灾害持续，导致民生疾苦，疫病流行，尤其是十九世纪初霍乱病传入中国，使当时的医学界茫然无所适从，医学进入一个新的荒芜时期。根据王孟英著作中归纳的疫病流行时各种发病情况来看，当时流行的瘟疫大致包括了天花、麻疹、水痘、霍乱、伤寒、痢疾、烂喉痧、白喉、大头瘟、蛤蟆瘟等，而在临床上则缺乏相应的有效治疗手段，理论指导上依然停留在以《伤寒论》治疗外感为准则的框架之内，正如王孟英在《温热经纬·仲景疫病篇》中所说："守真论温，凤逵论暑，又可论疫，立言虽似创辟，皆在仲景范围内也。"当时情况，

王孟英的好友进士出身的县级官吏杨照藜，于咸丰五年（1855），为《重庆堂随笔》所写的弁言中也说："事变日益滋，学术日益陋，病机日益幻、医术日益卑，岂真劫运使然哉？"无奈之中只能责之于时运和劫难。

在这样的时代背景下，天降大任，王孟英横空出世，成为一颗耀眼的新星，为时人瞩目。他在道光十八年（1838）著成《霍乱论》后，又于咸丰二年（1852）著成《温热经纬》，这两部著作对温病学说的贡献，有别于前辈叶桂、薛雪、吴鞠通的地方，在于他的学说不仅在理论上有所突破，而且在临床上也提出了明确的主张，并取得很好的疗效。正如杨照藜在为《温热经纬》所作的序言中所说，《温热经纬》相比于《霍乱论》，"而理益粹，论益详，其言则前人之言也，而其意则非前人所及也。"言前人之言是继承，非前人之意是创新，正是以其对温病学说的创新和发扬，受到后世的追捧，被中医学界公认为是对中医温热病做出了巨大贡献，具有划时代的意义，从此确立了温病学家的历史地位。

王孟英对温热病的关注和研究，始于二十四岁，从婺州学成回到杭州，以后的几年，正好遇上了霍乱病在中国的第二次大流行。霍乱在中国的第一次流行是在道光初年，当时王孟英尚在髫年，所以只是眼见和耳闻。第二次霍乱流行，王孟英正好在杭州，他参与了霍乱病的治疗，亲自观察了该病传播、演变、致亡的全过程，这是王孟英对温热病治疗的反思和研究的开始。

霍乱是一种由霍乱弧菌所引起的烈性传染病，发病急，传播快，病死率极高。世界上真性霍乱自 1817 年在印度爆发大流行后，曾在世界各地肆虐长达一个多世纪，医史学界一般认为历史上有过七次霍乱大流行，前三次分别在 1817—1823 年、1826—1837 年和 1846—1862 年。

根据医史研究学者余新忠提供的资料，该疾病于清朝嘉庆、道光之际传入我国，并迅速蔓延，几乎传遍大半个中国。在江南地区，嘉庆二十五年（1820），首先通过海路在宁波和上海地区传入，继而沿主要交通线，特别是水路迅速扩散。道光元年（1821），霍乱由江苏流传到北京。这是中国第一次发生霍乱流行，是清代江南地区持续时间较长、影响最为广泛的一次瘟疫，对江南社会产生了极其重大的影响，此后，霍乱在江南不断肆虐。真性霍乱的传入与反复流行，既与病菌传入我国有关，同时也与江南的地域特点以及乾嘉以后社会经济的发展、海上和内河交通的繁盛、环境的破坏和污染日趋加重等因素密不可分。[①] 王孟英所处的年代，正好遇上了这三次霍乱大流行。第一次流行，他自己说，尚在髫年，目睹了死亡接踵的惨象；第二次流行，正是回到杭州的初期；第三次流行，是王孟英在海宁、濮院、上海期间。第二次流行期间，王孟英已正式行医，并参与了霍乱病的救治过程。

由于霍乱病在中国是属于史无前例突然爆发，面对这突如其来的新发病，当时中国的医生大多感到茫然无所适从，尽管在王孟英之前，也有王清任、寇兰皋等医家有过探索。王孟英在上海时的学生陈亨在《随息居重订霍乱论》一书的跋语中说："霍乱，急证也。而古无专书，间或及之，亦语焉未详，故临证者，苦无成法可遵。"霍乱原本也是中医学中的一个古老病名，最早在《黄帝内经》中就有记载，"土郁之发，民病霍乱""太阴所至，为中满，霍乱吐下"。但是中国古代所说的"霍乱"，与现代医学上的"霍乱病"是不一样的概念。王孟英以前的历代医家很少见到过现代医学所指的真性霍乱流行，因此，以前医家在著作中所称的霍乱，大多是指现代医学中的急性胃肠炎一类的疾病，古籍中大多称之为干霍乱或绞肠痧，其对生命的威胁远没有真性霍乱那么严重。

对于第一次霍乱的流行，王孟英在《霍乱论》和《温热经纬》两书中都有记述，"余自髫年，即见此证流行，死亡接踵，然闻诸父老云，向来此证甚稀，而近则常有"，以及"一朝猝发，遂至阖户沿村"的惨象。当时王孟英只是从长辈口中听到对此病的疑惑和爆发时的恐怖，这是一种以前从未见到过的病。王孟英的好友杨照藜，与他年龄相仿，也曾经回忆道光元年霍乱流行，那年杨照藜十一岁，在京师读书，正遇"直省此证大作，一觉转筋即死，京师至棺木卖尽，以席裹身而葬，卒未有识为何证者"。他跟王孟英所看到的情况大致一样。不同的是，王孟英生活在杭州，杨照藜生活在京城。可见第一次霍乱流行确实遍布大江南北，而且传播速

① 余新忠.清代江南的瘟疫与社会.北京：北京师范大学出版社，2014：81.

度之快、范围之广前所未有。

第二次霍乱大流行出现于道光六年至十七年（1826—1837）。根据史载，在此期间浙江所属州府出现疫情的年份分别是：杭州府道光十四年、道光十七年，嘉兴府道光十六年、道光十七年，宁波府道光十一年、道光十三年、道光十六年。其中道光十七年有明确记载："八九月间杭州盛行霍乱转筋之症。"[1] 这次霍乱病的流行，正好给了王孟英一次临床观察和研究的机会，在《霍乱论》一书中记录的资料显示，他治疗第一例霍乱的时间是道光九年（1829）五月，病人是自己的母亲。当时王孟英二十一岁，尚在金华，记录的病情很简单，以后，随着霍乱病发生量逐年增加，王孟英记录的案例也随之增多。

根据杭州府志记载，杭州发生第二次大规模霍乱流行是道光十四年（1834），王孟英记录在案的资料中，回到杭州后治疗的第一个霍乱案例是在道光十六年（1836），时间基本吻合。这个病人是一位老叟，患霍乱后，其他医生看后认为必死无疑，救治用药是肉桂、附子回阳救逆。药煎好时，王孟英正好赶到，诊脉后，认为尚有生机。当他闻到一阵药香，知道处方中用了肉桂，便立即阻止。因为根据王孟英的经验，霍乱初期千万不能用附子、肉桂一类的温燥药，以往病人凡服此类药物者无一治愈。他立即嘱咐病人家属将药倒掉，重新开了一剂肃肺清胃之剂，服后病人果然逐步转安。可见，此时的王孟英对霍乱病的治疗已经有了自己独特的认识和经验。

到了道光十七年（1837），当霍乱病再次在杭州流行时，二十九岁的王孟英在治疗上已经能应对自如了。从《霍乱论》记载的道光十七、十八两年中的十个案例，可以看出王孟英治疗霍乱病的能力。第一例用蚕矢汤治愈，并提出"惟误服附子者，最难救疗"的忠告；第二例用燃照汤，"一饮而厥逆凛寒皆退"；第三例用白虎汤加减，"一剂知，二剂已"；第四例用胃苓汤加减，"二剂而瘳"；第五例用五苓散加减，"随用清暑和中而愈"；第六例用浆水散加减，"数服而愈"；第七例是先经他医误用热药，

---

[1] 余新忠. 清代江南的瘟疫与社会. 北京：北京师范大学出版社，2014：84.

再经王孟英用紫雪丹调服致和汤十余剂而愈；第八例为非真性霍乱，四服而愈；第九例是一则起死回生的病案，在"人皆谓无生理矣，余不忍轻弃"的情况下，经救治旬余而愈；第十例王孟英仅记录"患时疫颇危，余为治痊矣"。从上述十个病例来看，王孟英治霍乱并不局限于一方一药，而是灵活运用古方加减，从临床效果看治疗霍乱已游刃有余，而且从所用处方看，全是以寒凉药物为主的方剂。在治愈病人的同时，他还对当时治疗用药的乱象提出了批评："诚以天下之病，千变万化，原无一定之治。奈耳食之徒，惟知执死方以治活病，岂非造孽无穷，亦何苦人人皆欲为医，而自取罪戾耶？"（《随息居重订霍乱论·第三医案篇》）可见当时对霍乱病的认识和治疗方面的乱象并非个别，王孟英大声疾呼，显然是在于醒世，这也是激发他下一年写《霍乱论》的初衷。

在对霍乱病发病规律和治疗方面的探索过程中，王孟英不受固有程式影响，深入疫区，冒着随时有被感染的风险，通过对霍乱病人近距离的观察，对该病流行规律以及病因病理的深入思考，积极探索新的治疗方法。他认识到霍乱病是一种季节性传染病，发病高峰是在每年夏秋之季，在《霍乱论·病情篇》中他指出："故九月时候，犹多伏暑霍乱之证，医者不可不知。"这对霍乱病诊断提供了依据，给及时治疗和预防带来了帮助。事实证明，经他治疗的病人确实疗效显著，甚至达到了起死回生的效验，挽救了不少病人。这与他认真研究，善于观察，敢于否定，喜欢追根刨底的精神密不可分。正如他自己所说"余每治愈此证，必问其人"发病前的种种预兆，这样的探索和思考，对他总结霍乱的发病演变规律及制订新的治疗方法大有帮助。

有了临床经验的积累，三十岁的王孟英于道光十八年（1838）开始撰写《霍乱论》，并于下一年写成刊印。不到一年时间，王孟英在玉环县署完成了中国第一部论述霍乱病的专著。尽管二十年后回到海宁的王孟英，在撰写《归砚录》时回忆这段经历，是因为看了吴鞠通的《温病条辨》（1798），认为吴氏"书名温病条辨，而所列霍乱，皆是寒证，故余年少时辄不自揣，而有《霍乱论》之作也"（《归砚录·卷二》）。在他自己看来，初版《霍乱论》是初生牛犊之作，但霍乱一病，自道光元年（1821）

在中国流行以后，当时很少有医家能积极探索这一疾病的本质，道光十九年（1839）《霍乱论》问世，距霍乱病在中国流行不过十八年，《霍乱论》的刊印，说明当时以王孟英为代表的温病学派对时疫认识的快速反应，王孟英也因此成为中国积极探索治疗霍乱病里程碑式人物。

如果说《霍乱论》仅仅是对霍乱一病的认识和探索，那么到了咸丰二年（1852），四十五岁的王孟英完成了新作《温热经纬》的撰写，于咸丰五年（1855）正式刊印，该著作的问世，代表了作为温病学家的王孟英学说从临床到理论的又一次突破，标志了温病学说至清晚期在江南的完善和提升。

咸丰年间，瘟疫再次流行。这次流行的瘟疫，并不局限于道光年间发生的霍乱，其病种更为广泛。天花、麻疹、疟疾、痢疾等温热病大行其道。瘟疫在现代医学概念里有明确定义，根据《中国大百科全书》的定义，是指具有温热病性质的急性传染病。传染病从古至今始终是威胁人类生命和健康的多发疾病，这类疾病大多起始急骤，传播迅速，病情复杂多样，病理损害严重。千百年来，中医药在防止和治疗各种传染病的实践中发挥着十分重要的作用，尤其在病毒性疾病的防治中成就巨大。在中国古代文献记载里，对瘟疫大多以"疫""大疫""疠疫""疫疠""瘟疫""时疫""疫气"等命名。

江南地区是当时疫病流行的重灾区，一个重要原因在于江南社会经济发达所带来的人口密集，流动频繁。社会、人口和经济发展本身就是一把双刃剑，一方面，社会经济的发展有利于提高人们的日常生活水平，改善医疗卫生条件，从而起到抑制疫病发生的作用；另一方面，它也伴随频繁的人口流动，造成环境的破坏和污染，同时，人口规模的扩大又提供了更多的易感人群，极利于疫病的滋生和流行。嘉庆、道光以后江南地区之所以频繁发生瘟疫流行，究其原因，与灾难、人口、环境、习俗、战争等因素不无关系。灾荒饥饿导致民众体质下降，战争则使人口因避乱迁徙而流动性大增，居住条件的恶化以及死尸增多，导致水源污染和环境恶化，所谓"大兵后必有大灾"。江南地区又是商贸繁荣、人口稠密之地，瘟疫一旦爆发，则更易快速传播。再加上江南地区水网纵横，浜河交错，用水不卫生的不良习俗以及丧葬习俗等都是导致瘟疫流行的原因。当时的瘟疫大流行距道光十八年（1838）王孟英撰写《霍乱论》，又过去了十四年。这十四年，也是江南地区时疫病流行频繁的时期，王孟英较以前积累了更多临床经验或教训，通过深入研究古人著作，他治疗温热病的思想也不断成熟。因此王孟英在撰写《温热经纬》时，"以轩岐仲景之文为经，叶薛诸家之辨为纬"，并参考各家有关著述，再结合自身体会，对温病从理论到临床的再一次深入思考。嘉庆、道光年间是中国古代社会向近代社会转折的一个重要时期，思想文化的繁荣，为晚清社会带来新的生机，对医学的发展和进步也产生了巨大的促进作用。清代是医学的又一个发展时期，经过康乾盛世，医家名人辈出，著作种类繁多，门类齐全，传播快速，为历代之最。尤其是江浙沿海一带，医学的发展进程远快于内地。

国内有学者从《清史稿·灾异志》的记载中，统计了清初到同治末年共 230 年间的疫情，其中有疫年份为 101 年，各省的情况分别是"浙江二十三年，直隶、山东各十九年，湖北十六年，江苏十五年，山西八年，广东七年，安徽六年，甘肃五年，陕西四年，云南、广西、江西各二年，河南一年"[①]。可见，江浙地区的疫情发生年数要远高于其他省份，说明当时江南是全国瘟疫的重灾地区之一。王孟英所处的江南地区，从南宋以后，社会、经济、文化的发展已开始领先于全国，尤其到了清代，医疗技术水平也处于全国领先地位。从清初开始，主要针对瘟疫而兴起的温病学主要代表人物，基本都集中在这一地区，如叶桂、薛雪、吴鞠通、王孟英等都是江浙地区人士。

王孟英生活、行医的环境给了他多次参与救治瘟疫的机遇，杭州是一个繁华富裕、人口密集的城市，他有机会接触大量各个社会层面的病例，再加上他的博学和勤于思考，在救治各类温热病的实践中，积累了丰富的经验。除霍乱外，王孟英还经历了三次其他瘟疫流行，其中一次是道光二十二年（1842）发生于杭州的天花流行。因这一年秋燥冬暖，当时小儿殇于天花者日以百计，医生救治的成功率是"十不救五"。而王孟英

---

① 张剑光.三千年疫情.南昌：江西高校出版社，1998：424.

则以自制的加味三豆饮方用于天花预防和治疗，使众多未发病的儿童饮后得以预防，已发病者大量饮服后也减轻了病情。另一次是道光二十三年（1843），由于整个春天没有下雨，喉疹甚多，许多医者没有认真研究致病原因，大多以发散之剂治疗，这正如火上添油，使病情得不到控制。王孟英则用张仲景白虎汤、王晋三犀角地黄汤加减以清泻为主治疗，疗效极好。为此他又大量刊发广告，将此疗法予以普及，救活者不可胜数。还有一次是道光二十四年（1844）夏天，杭州异常酷热，六月初一至初四，因连日酷暑导致中暑而死的人极多，王孟英将当时病死的惨况描述为"道路相接"。

在《温热经纬》问世之前，自叶天士初创温病学说以来，至王孟英时代已过去两百余年，其间虽有吴鞠通的《温病条辨》、余师愚的《疫诊一得》等著作问世，但对温热病的治疗无论在临床或理论上，都未有明显的突破。寒、温之间两种观点的争鸣也一直未有中断，甚至愈演愈烈，临床的主流依旧沿袭以伤寒理论指导温热病的治疗为原则，所谓"皆在仲景范围内"，但是疗效不佳且贻误者屡屡发生。在中医历史上，温病学派形成以前，伤寒学派一直是指导外感热病理论研究和临床治疗的主要学术流派。最早伤寒学说与温病学说同属于外感热病学的理论体系，从张仲景《伤寒论》以后，直至明末清初，寒温各学说之间争论一直不断，成为中医史上一次延续时间最长、范围最广的学术大争论。伤寒与温热，均起源于《黄帝内经》（简称《内经》）、《难经》。《内经》中就有温病的名称以及有关证候、病因、脉象和治疗原则的记载，晋唐时期，已有医学家开始对温热病进行探索。在宋代以前，虽然有各种用寒凉法治疗温热病的案例记载，但缺乏理论化、系统化的总结。直至金元时期，从刘河间提出"六气皆能化火"学说开始，温病才开始从伤寒学派中逐步分离出来，也出现了新的治疗方法。尽管汉代张仲景在《伤寒论》中也论及温病初起有"发热而渴，不恶寒"的特点，书中的不少处方，如白虎汤、承气汤等，都是后世温病治法的基础；隋代巢元方的《诸病源候论》也有关于温热病病机方面的认识；唐代孙思邈的《备急千金要方》、王焘的《外台秘要》等著作均载有治疗温病的方剂。但在相当长的一个历史时期里，温病未能摆脱伤寒学说体系的束缚，至清代的一千余年里，关于温病，在理论和临床上都没有重大突破，直到清初叶桂（叶天士）的出现，经过薛雪（薛生白）、吴鞠通等人的发展，温病学说才开始形成体系。在王孟英初刻《霍乱论》二十余年以后，《温热经纬》的横空出世，又进一步丰富了温病学说的理论基础，温病学说才趋于完善，为当时医生治疗温热病提供了临床指南。

王孟英在《温热经纬》一书中对温病历史的回顾，也是从张仲景《金匮要略》中记载的"百合病"入手。根据此病的症状特征，王孟英认为所谓的百合病就是"时疫新愈"的表现，应该是一种温热病的后遗症。王孟英曾回忆起道光二十一年（1841）遇到的一例典型病例："忆辛丑暮春，于役兰溪，在严州舟次，见一女子患此证，其父母以为祟也。余询其起于时证之后，察其脉数，第百合无觅处，遂以苇茎、麦冬、丝瓜子、冬瓜皮、知母为方。""时证"即时疫，"祟"指鬼怪附身而胡言乱语，这是一例典型的百合病症状。王孟英据古方化而裁之，在没有百合这味主要药物的情况之下，用替代品治愈了这位女子的百合病，也印证了从汉代张仲景时期已经有用寒药治热病的记载。好友汪曰桢在点评这一案例时，认为这是王孟英善读古人书又能灵活运用的一个成功案例。

这是王孟英认为温病自古有用寒凉法治疗的直接证据，但宋代以前古人治疗温病的原则囿于经方中的桂枝汤，往往寒热不分，大多以热药为主，因此误人匪浅。到了金元时期，一些医家在长期的医疗实践中，对外感热病的治疗提出了新的见解，在治疗上已不再拘泥于伤寒理论。明代后期，广义伤寒论范围日趋缩小，寒温之辨愈发明确，伏气与新感之争更加促进了温病学说的发展与成熟。明崇祯十五年（1642），吴又可专著《瘟疫论》，成为我国温病学研究开始的标志，独立的温病学体系才开始逐步形成。到了明朝末期，由于社会动荡、战乱频繁，疫病时有流行，当时的医家已经发现用伤寒理论指导下的温热药在治疗温病时疗效并不明显。清代以后，学术争鸣空前繁荣，以叶天士为代表的温病学派发展壮大，逐渐走向成熟，以寒凉药治疗瘟疫病的理念开始深入人心。

由于清代江南地区严重的瘟疫灾情，促使这一地区医学的发展，温病学派迅速崛起，江浙一带成为当时温病学说的医学中心。据《清史稿·艺术传》中所录48名医家的区域分布看，其中30位为江南人。这一比例说明江南地区在当时人才济济，"温病四大家"中的叶桂、薛雪是江苏吴县（今苏州）人，吴鞠通是江苏淮安人，王孟英是浙江海宁人，都在江浙一带。

经过清代喻昌、周扬俊、戴天章、熊立晶、叶桂、陈平伯、薛雪、杨璇、刘奎、余霖（师愚）、吴瑭、汪期莲、王孟英等人的传承和发展，温病学说不断完善与成熟，不仅形成足以和伤寒学分庭抗礼的态势，而且地位日趋重要，最终成为中医史上一大主要流派。王孟英与前代吴又可、叶天士、余师愚等医家一样，在理论与临床上做了大量探索并有了重要的发展和突破，成为温病学派承前启后式的人物，叶桂、薛雪、吴瑭、王孟英四人，被后世称为"温病四大家"。①

杨照藜在咸丰五年（1855）为王孟英《温热经纬》所写的序言中，将王孟英在学术上所取得的成就，誉之为"力辟榛芜，独开异境，为斯道集大成，洵千秋快事哉"！在当时就对王孟英的地位作了充分肯定。

二、暑病无阴——创温病学说新论

王孟英对温病学说的贡献，是在继承先贤的基础上发展而来，他是温病四大家中最晚的一位，叶天士、薛生白是清初温病学说的开创者，要早王孟英150余年，而吴鞠通仅早王孟英50年，吴鞠通去世时，王孟英已经29岁，正准备写《霍乱论》。叶天士是王孟英最为折服的医学家，在《归砚录》卷二中，他还特地录下乾隆内阁大学士沈德潜撰写的《香岩先生传》一文，特别赞赏沈德潜对叶天士的评价，尤其是叶天士强调的无论寒凉还是温养，一定要辨证论治，不偏执一方，不盲目试药，对疾病的转变做到心中有数。王孟英认为，自叶天士开始，医学才真正认识到了伤寒与风温、湿温证治之不同，并称叶天士是寒温之争两千余年来"厥功甚伟"式的人物。

从叶天士到王孟英，温病学说从初创到兴盛已经过了100多年的发

① 范行准.中国医学史略.北京：中医古籍出版社，1986：233.

展，由于时代的不同，在临床上，王孟英见到的温热病患较前辈更多，因此伤寒与温病也必须做出更加明确的区分。他在《潜斋简效方》一书中指出："第伤寒者，外感之总称也。惟其明乎伤寒之理，始能达乎伤寒之变。变者何？温也，热也，暑也，湿也，四者在《难经》皆谓之伤寒。仲圣因之而著论，而治法悬殊，后人不解，遂将四时之感，一以麻黄、桂枝等法施之，自诩恪守圣法，其如与病刺谬何？"王孟英追溯《难经》《伤寒论》先圣关于外感病的理论，并认真吸取前辈温病学家的先进思想，再结合自己的临床经验，创造性地发展了温病学说，并在理论上有所突破。

"暑病无阴论"是王孟英对温病学理论的一大贡献，他认为，能把寒与暑分清楚，对温病的认识也就明确了。在《温热经纬》中，就有大量论暑以及论证暑病无阴阳之分的内容。王孟英在查阅了以前医家的大量文献后，发现前贤在论寒方面虽然非常全面，但是对于暑热却很少论及，认为"古人但以寒为肃杀之气，而于暑热甚略"，只有张仲景在论及夏月外感热病时，曾称之为"暍病"。王孟英考证了"暍病"的本质，《说文解字》载："暍，伤暑也。"《汉书·武帝纪》云："夏大旱，民多暍死。"认为暍为夏令一气之名，故暑即热，因此古人对中暑之病已有认识。他进一步查阅了大量的历史资料，从《北齐书·后主纪》一书中找到了古人有中暑一病的记载："六月游南苑，从官暍死者六十人。"记载的是北齐昏君高纬的一则故事，后主高纬在夏天高温时节出游，随从官员因中暑而死亡的有六十人，这是中国古代典籍中记载群体性中暑的一个案例。王孟英发现早在《黄帝内经》一书中，已经有了"阴居避暑"的记载，《淮南子·人间训》有"樾荫暍人"的故事，张仲景有以白虎汤治疗热病的主方。广览群书的王孟英，不由得发出了"何后贤之不察"（《温热经纬·卷二》）的诘问。

根据经文的论述，结合自己的认识，王孟英否定"阴暑"这一病名。"阴暑"之名出于《景岳全书》，张景岳认为"暑月受寒，故名阴暑"，而王孟英认为根本不存在"阴暑"这一概念，他批驳道："昧者犹不深究，妄立阴暑之名，眩惑后人，若谓夏月伤寒为阴暑，则冬月之红炉暖阁、羔酒狐裘而患火证，将谓之阳寒矣。夫寒暑者，乃天地一定之阴阳，不容淆混。惟司命之士，须知隆冬有热病，盛夏有寒病，用药皆当谛审其脉证，庶无倒行逆施之害也。"(《潜斋简效方》）在《温热经纬》中，他更是直接批评道："更有妄立阴暑、阳暑之名者，亦属可笑。"

尽管吴鞠通也是温病学派的创始人之一，但王孟英对吴鞠通《温病条辨》一书中所列的"暑温"一病，批评也是毫不留情，认为是吴鞠通杜撰，并列举《内经》《伤寒论》中的论述予以反驳。王孟英从概念上把温与暑做了严格的区分，这样才能在治疗上不会有错。

当时对中暑病人的认识非常局限，尤其是室内中暑，在发病时往往延医不及或医者不识其证，导致病死率极高。王孟英通过对暑温病发病高的年份观察，发现室内中暑者比例很高，因此专门做了考证和探讨，中暑就是古时所说的"中暍"，其实就是夏令受热而致昏迷，又称为"暑厥"，所谓"受热而迷，名曰暑厥，譬如受寒而仆，名寒厥也。人皆知寒之即为冷矣，何以不知暑之为热乎？"可见，当时寒厥人人尽知，而对暑厥即中暑则知之甚少，因此，在治疗暑温病时强调中暑的概念尤为重要。

在治疗上，王孟英批评当时医家以治伤寒同论的观点来治中暑，认为"今人不读《内经》，虽温热暑疫诸病，一概治同伤寒，禁其凉饮，厚其衣被，闭其户牖，因而致殆者，我见实多"。他在医案中就记载多例因暑致病的案例，有孕妇、产妇，有官宦大户的小姐、老爷，有儿童青壮，当时参与救治的医生，用药大多还停留在生化汤、姜枣汤或者理中汤一类，而王孟英则大胆使用六一散、白虎汤等清暑药物，获效明显，救活了不少人。道光二十九年（1849）夏天，杭州天气反常，先是连续阴雨一个多月，继而酷暑如焚，患暑温病的人特别多，大多数医生在治疗上只考虑了连续阴雨而致湿重的因素，却忽略了湿已化热的本质，因而在用药时过多使用化湿之剂，而疏忽了清暑，导致误诊误治不少。

王孟英举例钱塘著名藏书家汪小米唯一的儿子，因中暑后误治去世案例，来说明治疗暑热必须正本清源的重要性。当王孟英看到汪公子时，前医已经用过十余剂以熟地黄为主的滋腻药。因病人本身属阴虚体质，中暑后暑热胶固，又曾误用温补药，王孟英看到病人时为时已晚，已经无法挽回，第二天便去世了。王孟英认为，暑热证必须邪入血分，始可用生地，而这个病人初起即用熟地，简直不可思议。汪小米是王孟英的朋友，唯一的儿子就这样去世，深为遗憾而感叹："夫小米舍人，仅此一脉，完姻未久，遽尔沉珠，殊为惨然。"这一案例反映了当时治疗中暑一病时，滋阴与清暑孰为主要混淆不清，用药也是乱象丛生，在社会地位较高的精英阶层，医疗状况尚且如此，社会中下层更是可想而知。

王孟英还列举了另一个感受暑热而发病的案例，也颇具典型意义，一位正在苦读准备应试的才子潘翼廷，当时寄读在许双南家，酷暑之时啜冷石花一碗。石花膏是当时颇为时髦的一种清暑降火饮料，大户人家夏季常用，现在台湾、闽南一带还有流行。潘翼廷是钱塘名士潘恭辰的孙子，其祖父进士出身，任广西布政使，课子极严，家境富裕。岂知潘翼廷服用后便开始发病，出现的症状是"心下痞闷，四肢渐冷，上过肘膝，脉伏自汗"。许家的家庭医生方某看过后，认为是"阳虚阴暑，脱陷在即"，准备使用大剂姜、附、丁、桂以回阳。当时，许双南正在苏州公务，家中仅有三儿子许杏书，一时难以决定，只能先邀请族人许芷卿商量如何应对。许芷卿是王孟英的朋友，更是医学理念上的志同道合者，在看过了方某的处方后，觉得用药不妥，说道："此药断不可投，第证极危急，须逆孟英商之。"

当时已是深夜，王孟英接到邀请立马赶到许家，诊视后果断说"既受暑热，复为冷饮冰伏胸中，大气不能转旋，是以肢冷脉伏，二便不行"，这些症状并非阳气虚脱，万万不能用回阳救逆之剂。幸亏方某的处方被许芷卿及时拦下，否则后果又是不堪设想。王孟英速取六一散一两以淡盐汤搅拌后去渣，调服紫雪丹一钱。因是夜半，只能用成药急救。第二天，王孟英再去诊视，已经"脉见胸舒，溺行肢热"，危象已经化解，然后再用白虎汤调理而愈。下一年，潘翼廷顺利考中举人，万分感谢王孟英的救命之恩。

王孟英治疗康康侯女婿赵子善伏暑一案，更显示其对暑热一证治疗的精准。赵子善起因于抑郁，开始症状仅见凛寒发热，因被认为是血虚发热而误治，用补血之剂治疗而不效，病情加重。于是岳父把他接到康府，请来王孟英。

王孟英诊视后，认为是"阴虚夹郁，暑邪内伏"，不能遽投血药，宜清气为先。赵子善曾目睹王孟英治疗岳父康康侯重病时的精湛医术，对王孟英深信不疑，连续服药几天后，病情大有好转。王孟英正在准备调整治疗方案，以凉血清瘀为主，逐步加重用药时，官宦之家自以为是的议论开始了，并且两种观点唇枪舌剑各持其理。其亲戚陈眉生、许小琴以及兄长赵子勉都是饱学之士，是温补派的信奉者，认为王孟英用的大多是凉血重剂，药偏寒了；康家则坚信王孟英是正确的，但作为岳父不能太强势，也不敢擅作主张，只好又请来顾听泉。顾听泉当然认同王孟英的治疗方案，但再三解释，病患家人始终不能理解。正在大家争论不休时，病人突然鼻衄如注，这时王孟英反而轻松地笑了笑说："真赃获矣，诸公之疑，可否冰释？"因为大量流鼻血，说明热入营血，再用温补，岂不是火上浇油？

这时，赵子善的舅父出来讲话了："证有疑似，原难主药，鼻血如是，病情已露，毋庸再议。"舅父时任杭州盐尹，说话颇有分量，此话一出，争论不再。于是王孟英大胆用药，连续三天，每天加重剂量，共泻出黑如胶漆大便七十余次，病人极为疲惫，沉睡了三天，当时旁人都为之担忧，更为王孟英紧张。而王孟英清楚地知道病情的进展和演变，他安慰赵子善家人不用紧张，不会有事，静候其阴气之恢复，安睡是最好时机。几天后病人开始复苏，恢复了生机。赵子善的治疗过程，说明王孟英治疗温病力推寒凉之艰难以及温补派在临床上的根深蒂固。当然最后的疗效是最好的说明，王孟英坚持辨证论治，不因循守旧，善于创新的精神是他成功的主要因素。

咸丰三年（1853）夏，王孟英治疗陈载陶暑疟重症案，也是因前医认识上的误区导致疾病恶化。王孟英接手时，该病人已经发病二十天以上，查看以前处方，都是温补杂投，导致"其疟日甚，其发日迟，其补日峻，其口日渴"。尽管如此，前医依然认为"暑是阴邪，热自湿来，不可稍犯寒凉之药"，建议按张景岳治阴虚伤寒之法治疗。王孟英诊后断然否定，认为："景岳此案之不可为训，叶香岩发挥于前，魏玉璜辨谬于后，奚可尤而效之乎？"王孟英用前辈叶天士、魏玉璜的认识来批评张景岳的观点，并说服了病人。

病人按王孟英的方案治疗，数剂以后，"疟渴皆减"，病情有明显好转。这时，前医又来干预，对病家说："再不温补，恐其骤变。"病人又开始动摇，心想反正病已好转，补药对身体总有好处，于是擅自服用前医所开鹿茸、附子一类的温补药。过了十余天，病情出现了反复，"疟如故而形瘦面黧，气冲干嗽，白糜满舌，言蹇无眠"，症状较以前更为严重。前医看到这样的情况也有些害怕，病家更是六神无主了，只好再请王孟英。

王孟英看后明白是温补过头，阴液受劫，告诫病人"及早回头，尚堪登岸"，此时病人当然保命要紧，唯唯应诺，事实如此，前医也无话可说。王孟英仅用药五天，疟便止住了，再适当调整治疗方案，八天后就痊愈了。陈载陶后来告诉王孟英，自己的朋友朱湘槎也患了同样的病，就是为自己治病的前医为其治疗，用大补剂仅十余天后便狂躁而亡。陈载陶为自己的康复而庆幸，也为朋友的不幸而遗憾。不久，陈载陶的父亲和兄长同时患病，"因前车之鉴，虽汗多懒语，酷类虚象，不敢从补，均依孟英作暑湿内伏治而愈"。

这些都是先以阴暑理论指导临床治疗失败，再经王孟英以暑为阳邪用寒凉之法指导临床治疗获得成功的典型案例。在治疗过程中，当时两种观点的分歧、争论十分激烈。这些救治成功的案例，也为王孟英批评"暑阴"之谬说提供了临床佐证。在《温热经纬》一书中，王孟英从理论上对所谓的"阴暑"提出了激烈批评，"昔贤虽知分别论治，惜不能界画清厘，而创阴暑等名，贻误后学不少"，认为"前人有治此证而愈者，尚未确知其为寒病也，遂谓夏月暑病，通宜热药，妄立阴暑名目，贻误后人"。王孟英从暑的特性以及致病的特点等方面，对暑邪致病的演变规律及治疗提出了自己独特的见解，对后世温热病的辨证论治具有开拓性的意义。

在具体用药上，当时寒温之争最激烈的一味药是石膏，在温热病的治疗中，石膏是王孟英很推崇的一味药物，因此在《温热经纬》卷五中，王孟英用了较多的篇幅讨论石膏治疗温热病的起因、有关争论和自己的体会。

石膏是一味常用中药，《神农本草经》有载，味甘、辛，性大寒，生用有清热泻火、除烦止渴之功效，煅用有敛疮生肌、收湿、止血等作用，主要用于外感热病、高热烦渴、肺热喘咳、胃火亢盛、头痛、牙痛等证。

一般用量为十五克到六十克，先煎或入丸散，外用适量，须煅后用，研末撒或调敷。作为中药使用的石膏，一直以来是一味有争议的药物，经方中的名方白虎汤、麻杏石甘汤中都有石膏，但是石膏被《神农本草经》列为大寒之品，极易伤阳，故一般为临床医生所慎用，尤其是崇尚温补者，常常视石膏为虎狼。但自清初温病学派兴起以来，用药以寒凉为主要特色的临床医生，在温热病的治疗过程中则常用石膏。王孟英并不认可石膏是大寒之品，他认为"中病即是良药。况石膏无毒，甘淡而寒，善解暑火燥热无形之气，凡大热、大渴、大汗之证，不能舍此以图功"。

王孟英在临床上重用石膏治疗温热病，魄力之大，在当时圈内是出了名的，尤其是酷暑伤人，更需大寒之剂解暑时，及时使用，往往能使病情快速好转。在《温热经纬》中，王孟英说自己擅用石膏的灵感来源于余师愚的《疫疹一得》。他在书中介绍了发生于乾隆戊子（1768）、丙午（1786）、壬子（1792）、癸丑（1793）等年的暑疫流行，余师愚率先使用大剂石膏，救活不少病人。纪晓岚也记载了发生于乾隆癸丑年的京师大疫，医生用张景岳方法治疗大多不能获效，用吴又可方法亦多不验。当时桐乡冯应榴正在朝廷任内阁中书，其夫人也得了疫病，请桐城医家余师愚治疗，因及时使用大剂石膏而获救。此法经冯应榴的及时推广，救活了不少病人。但是，当时余师愚的观点受到温补派人士的攻击，被认为其重用石膏受害甚多。加上乾隆期间寒凉派尚未形成一定影响，故《疫疹一得》一书传播不广，影响力很小。王孟英认为《疫疹一得》是一本非常好的温病学专著，余师愚对石膏治疗温病的作用也讲得非常中肯："乾隆甲申，余客中州，先君偶染时疫，为群医所误，抱恨终天，曷其有极！思于此证，必有以活人者，公之于世，亦以稍释余怀。因读《本草》，言石膏性寒，大清胃热，味淡气薄，能解肌热，体沉性降，能泄实热，恍然大悟，非石膏不足以治热疫，遇有其证，辄投之，无不得心应手。三十年来，颇堪自信，活人所不治者，笔难罄述。然一人之治人有限，因人以及人无穷，因著为《疫疹一得》，公之于世，使天下有病斯疫者，起死回生，咸登寿域，余心庶稍安焉。"（《温热经纬·卷五》）王孟英对此书进行了客观公正的评价，认为"岂知误用之而杀人者，善用之即可救人乎"，并坦率承认自己是受到余师愚的启发而将石膏大胆用于临床的。他还在《温热经纬》一书中记载了乾隆年间纪晓岚曾亲眼看到余师愚重用石膏治疗时疫，活人无算的故事，石膏的用量有一剂用至八两，有一人甚至服至四斤，剂量有时大得吓人。

发生在王孟英时代的疫病，在他周围的医家主流大多是循规蹈矩地遵守旧俗之方治疗，在温热病方面往往以吴又可为正宗。而王孟英则大胆吸取前辈经验，宗余师愚，重用石膏得以救治不少病人，因此也遭到不少温补派医家的非议。为此，王孟英在咸丰三年（1853）编写的另一部著作《潜斋简效方》中还专门为石膏作辩："补偏救弊，随时而中，贵于医者之识病耳。先议病，后议药，中病即是良药。况石膏无毒，甘淡而寒，善解暑火燥热无形之气，凡大热、大渴、大汗之证，不能舍此以图功。"余师愚的清瘟败毒散是王孟英极为推崇的治疫病名方，认为此方为"大寒解毒之剂，重用石膏，则甚者先平"，因此在咸丰年间疫病流行时，王孟英用此方加减治疾无数，疗效很好。

王孟英医案中最早用石膏的记载见于《回春录》卷二，道光二十年（1840）治疗赤山埠李氏女一案。当时李女因闭经又感时疫，初起症状仅是微寒壮热，医生以虚损闭经论治，渐渐病势危急，被告不治，家人已经为其准备后事。因其表兄林豫堂是王孟英的朋友，恳请王孟英最后一诊，以做判断。王孟英看到的情况是"壮热烙指，汗出如雨，其汗珠落于脉枕上，微有粉红色"，发热大汗的症状确实吓人。王孟英认为，"虚损是其本也，今暑热炽盛，先当治其客邪"，于是急以白虎汤为主治疗，并加重石膏剂量。当时一位何姓医生尽管对此病一筹莫展，但一听王孟英以白虎汤为主方，便对病人母亲说："危险至此，尚可服石膏乎？"并拿出《本草经》石膏条下有血虚胃弱者禁用的提示来作为证据。好在林豫堂很有主见，说道："我主药，与其束手待毙，盍从孟英死里求生之路耶？"于是，王孟英只用了二帖，果然高热退去，汗渐收敛，后经调养而愈。

后来，王孟英治疗石诵羲一案，也是本来一剂白虎汤可愈的病情，由于病人畏石膏不敢服导致病情加剧，最后经过王孟英苦苦劝说，又有顾听泉、许芷卿、赵笛楼等儒医的支持，也只用了三帖而愈。

其实，王孟英重用石膏也是有一定原则的，善用但不滥用，并不是遇到温热病就一概重用石膏。《王氏医案三编》就记载了这样一个案例，咸丰三年（1853）八月，杭州人沈秋粟因避太平军之乱，从苏州返杭，因一路奔波，十余天后回到家里开始发病，出现高热无寒，汗多昏谵。病人因素喜嗜酒，体丰痰滞，所以王孟英在处方中并未用石膏。病人反生疑惑，为什么不加入石膏？王孟英回答道："药有定性，病无定形，况旬日以来苔退将净，疟即可罢，何必石膏？"病人也知道石膏是一味治疗温病的好药，王孟英却没有用，总觉得不太放心。

第二天，病人的叔叔帮他另请了一位医生。这位医生知道了病人的想法，为迎合其心理，所开处方与王孟英大致相同，只是加入了石膏。岂知服药两剂后，反而出现腹胀、不思饮食的症状，病人后悔自己更换了医生，只好再请来王孟英，把这两天换医更方的情况如实相告。王孟英向其解释说："石膏为治暑之良药，吾非不善用者，因此证不止肺胃二经受暑，心肝二经皆有所病，故不用也，且内挟痰湿者，虽当用亦必佐以宣化之品。"由此可见，王孟英临证时，在石膏的使用上，把握的标准是很严的，并非一遇热证就重用石膏。所谓"药有定性，病无定形"，诚其然也。

三、尊古法而活法在人——治温病尤推巨擘

由于历史的际遇，给了王孟英治疗温热病大显身手的机会，从他回到杭州后的第一个十年开始，江南地区霍乱及其他瘟疫流行，几乎一直没有间断。因此，在其诊疗过程中遇到了大量的温热病人，他的医案记录治疗温热病的验案占了大多数，有与同行分享成功的经验，也有讨论治疗失败的教训。他早期治疗温病的验案主要集中在《霍乱论》，而医案集《回春录》《仁术志》《王氏医案三编》等则记录更多。张柳吟在为《仁术志》一书所作的序言中，强调了王孟英在临床治疗技术上除内伤外感无所不长外，突出了"治温病尤推巨擘"的特点，充分肯定了王孟英在温热病治疗方面的地位和实力。

王孟英在温热病治疗上所取得的成就，是在观察了大量失败病例的基础上，通过探索和总结，从而形成了自己的治疗特色。在临床实践中，最

令王孟英痛心的是当时一些因误治致死的案例。譬如霍乱，王孟英当时不仅从理论上总结了霍乱病传播、演变和治疗的一些规律，而且在临床上也确实积累了不少治疗霍乱病的成功经验。据统计，从道光四年到道光二十三年（1824—1843），王孟英医案中共记载治疗了十六例霍乱病人。除陈艺圃室人因前医误治，用了热药使病势加剧而死外，其余十五例经王孟英治疗皆得到痊愈，说明王孟英救治霍乱病的成功率极高。

对上面提到的这例死亡案例，王孟英也专门做了说明。杭州一位叫陈艺圃的医生，妻子患了霍乱转筋，先认为是寒霍乱，投热剂治疗，用药后发病更剧烈，再请来朱姓医生诊视后，与陈艺圃观点一样，依然作寒霍乱治疗，再用热药后病情愈发严重，最后请来王孟英诊视，经验丰富的王孟英一看便知道是误诊了，告诉他们"寒为外束之新邪，热是内伏之真病"，你们都被外表的假象迷惑了。病人现在"口苦而渴，姜、附不可投"，但当时王孟英的正确意见竟然没人相信，陈艺圃再次请来其他医生商量，还是坚持用热药治疗，最后导致病人口鼻出血而死。陈艺圃悔之已晚，始服王孟英之卓见。这就是当时霍乱病治疗的乱象，可见当时的医生面对霍乱病，在治疗上几乎是茫然无知的，尽管真理在王孟英手里，但同行根本不予认可，直到以生命为代价才换来惨痛的教训。

关于这一案例，周光远见证了全过程，并且将其收录在《回春录》医案中，还加了按语："予谓霍乱一证，近来时有，而医皆不甚识得清楚，死于误治者极多，孟英特著专论，虽急就成章，而辨析简当，略无支漏，实今日医家首要之书。以其切于时用，不可不亟为熟读而研究也。"此处所说的特著专论，就是指王孟英撰写的《霍乱论》。

从《霍乱论》记载的道光十七、十八两年中的十个案例看，王孟英用蚕矢汤、燃照汤、白虎汤、胃苓汤、五苓散、浆水散、紫雪丹等方加减而成功救治，说明他灵活运用古方加减，以寒凉清热为主治疗霍乱已胸有成竹，也对同时期医家"惟知执死方以治活病"提出了批评，认为"诚以天下之病，千变万化，原无一定之治"，疾病在变，治法当然应该与时俱进，这是王孟英"活法在人"观点的具体体现。

可以说《霍乱论》是王孟英第一次系统倡导寒凉治温病的思想，也是一次临床实践经验的总结。此书的及时刊印，确实给医家治疗温热病指明了方向。当时有一位山阴名医陈载安，以前是张景岳温补学派的追随者，在读了王孟英《霍乱论》后，毅然再投入王孟英门下，从师游学，并对《霍乱论》写了一段很精辟的论述。在陈载安看来，宋元以后至清代以前的众多医家对于温病的论述多有偏颇，包括薛己的《内科摘要》、张景岳的《景岳全书》、赵献可的《医贯》等，大多偏于一家之言。而入清以后，各类著述众多，从数量到认识已经超越了前朝，尤其自喻嘉言以后，可谓群贤迭出，至嘉道尤盛。但各家精英也是论而不全，如清初的张路玉著有《医通》，论温病尚精，但对劳损之病有阴阳不分之不足，徐灵胎能通古今之变，但拘守柴胡治疟之误。另有柯韵伯、黄坤载、陈修园、吴鞠通等名家，或牵强附会，或偏于温燥，或温病、疫病不分，更不知霍乱有寒热之分。只有王孟英的《霍乱论》独辟蹊径，发前人所未发，成为前所未有之著作，这是对王孟英《霍乱论》一书的价值做了深入细致的诠释。

再过了十余年，到了道光后期、咸丰初期，当温病再次流行时，王孟英治疗温热病的技术已经到了炉火纯青的程度，他在《温热经纬》卷四中自信地写道："咸丰纪元，此证盛行，经余治者，无一不活。"可见当时王孟英治疗温病的技术之高超。在道光二十四年（1844）的一次瘟疫流行中，翁嘉顺全家得病，仅母亲因年高阴气太亏去世，翁嘉顺夫妻、妹妹及妹妹的小姑等人全部治愈。王孟英挽救了翁嘉顺全家免遭灭门之灾，是一个典型案例，其善用寒凉法治温病的名声在实践中再次得以彰显。

翁嘉顺妻子产后感染风温，因治疗及时而愈，家中老母被感染，但因为阴气太亏而病逝。全家正处于忧思哀痛之际，翁嘉顺自己也感染发病了，而且病势急重。王孟英来到时，翁嘉顺已病势危急，外邪直达营血，尽管王孟英急用清营凉血重剂，但翁嘉顺的病情并没有稍微减轻。这时，翁嘉顺的另一个妹妹也开始发病，全家彻底乱了套。家中已经没有可以拿主见的人，而旁人又七嘴八舌，议论纷纷。有人认为王孟英用药寒凉太重，建议另请医者；有人认为是鬼怪作祟，建议扶乩。这个时候，翁嘉顺家里的佣工陈七颇有胆识，站出来讲话，劝大家不要慌乱，应该相信王孟英并坚持请他继续治疗。

　　此时的王孟英也颇有压力。病人病情演变极快，医生稍有不慎，病患性命便在顷刻之间。王孟英自觉进退两难，退则有悖于自己一贯准则，进则可能无功而返不说，还会遭到非议。但当王孟英看到陈七哀求的眼神时，知道这是自己职责所在。他对陈七说："你家主人的病，来势汹汹，我的治疗虽符合法则，但病情有可能依然转重，假如不是初起时已经预料到病情的发展，而提早用了清营凉血重剂，恐怕早就拖不到现在了。"

　　王孟英接着说："在这个时候，我如果畏难推诿，其他医生也许也能认识此病，但不敢用如此大剂量的药物治疗，等于杯水车薪，无济于事。因此，请你放心，我会竭尽全力予以救治。"

　　果然，病情还是朝着不利的方向进展，病人甚至出现"昏瞀耳聋，自利红水，目赤妄言"的症状，已经到了昏厥谵语的程度，尽管如此，王孟英依然坚持用大剂清营凉血药治疗。又过了十余天，病人症状开始发生变化，"舌上忽布秽浊垢苔，口气喷出，臭难向迩，手冷如冰，头面自汗"。病已至此，家人都已经绝望了，但王孟英认为，这是生机，而非阳之将脱。他依然坚持自己的治疗方法，再用甘寒之剂频频灌服。

　　又过了三天，病人终于"汗收热退，苔化肢温"，经过前后一个多月的积极救治，翁嘉顺终于转危为安，后经滋阴调养，善后而康复。整个治疗过程，幸亏未受任何干扰，中途也没有误用相悖之药。病愈后的翁嘉顺对王孟英万分感激，而王孟英并未以此居功自傲，反而将此归功于陈七的至诚和坚持。

　　翁嘉顺的妹妹也正病危，因一向信服王孟英，又亲见了兄长的治疗过程，更加信任王孟英的医术，因此放心大胆请王孟英治疗，康复过程较其兄顺利许多。几乎在同时，翁妹的小姑在探视病人时也被感染，病势很重。因其家人对王孟英本来就十分信任，故直接请王孟英用清凉甘寒之剂，连续三十余天，其间"不但不犯一分温燥升补之药，而滋腻入血之品，亦皆避之"。这些案例中尽管翁嘉顺的病情有反复，病势凶险，但病人及家属坚守王孟英的治疗方案，无任何节外生枝情况发生，因此治疗的结果也很圆满。

　　疟疾是当时最常见的温热病，治疟也是王孟英最拿手的本事之一。在疟疾肆行杭州时，王孟英曾被誉为"治疟如神"，其原因是当时医生治疗疟疾，大多宗张仲景《伤寒论》，不论是否为温热所化，而一概以小柴胡汤为首选，导致病情变化、转为危重的现象很常见。而王孟英治疗温热病，最为推崇的是叶天士："惟叶氏精于温热、暑湿诸感，故其治疟也，一以贯之，余师其意，治疟鲜难愈之证。"叶天士的温病理论确实给了王孟英很大的启发，并在治疗疟疾时师其意，取得了很好的疗效。在《温热经纬》中记载当时有一位老中医叫陈仰山，曾询问王孟英："君何治疟之神乎？殆别有秘授耶？"王孟英这样回答他："余谓何秘之有，第不惑于悠悠之谬论，而辨其为风温，为湿温，为暑热，为伏邪者，仍以时感法清其源耳。"王孟英认为"疟之为病，因暑而发者居多"，因此宗《伤寒论》是执古方治今病，没有结合时令灵活应用的固守思维，当然就很难获效。王孟英的观点很明确，根本不需要什么秘方，关键还是在于辨证论治，师古而不泥。王孟英在批评当时的医生仍固守仲景方治温病时，指出："以桂枝汤为初感之治，仍不能跳出伤寒圈子矣。意欲绍述仲圣乎，则祖上之门楣，不可夸为自己之阀阅也，拘守其迹，岂是新传？"（《温热经纬·卷五》）医生在面对前所未有的疾病时，必须在守旧与创新两者间做出选择。

事实上，由于温病疫证的流行，传统的临证思路已有了很大局限，正需要一批敢于拨乱反正的有识之士作为旗手来引领正确的治疗方向。医者只有改变以往的习惯思维，才能应对由于疾病谱的变化而导致临床上手足无措的状况，而且大量的临床实践也说明了王孟英所倡导的寒凉法在治疗时疫中的实际效果。王孟英曾记载了一个发生于道光年间的真实故事。当时曾流行一种疾病，民间称为"天行疙瘩大头证"，真实病名应该是"雷头风"，是一种由湿毒引起的头面起核红肿热痛的重症。当时的医家大多宗金元时代李东垣的清震汤，以温散升发为主，导致病患死亡率很高。王孟英观察了数百例病人的临床资料，认为这是医者墨守成规、死读古书的典型，后来他在写《归砚录》一书时曾回忆这段经历："此证之来，其气最恶，死最速。回忆生平阅历，惟以退热、消风、解毒为主者，则十全八九，服清震汤者，则百无一生，尝目击数百人矣。"（《归砚录·卷一》）可见王孟英所创导以寒凉治温病的学说，是建立在大量临床实践基础之上。

四、著之医案，卓卓可传——留下丰富的临床宝库

王孟英从十七岁开始行医到五十六岁去世，一生留下近四十年的编年体医案，这些医案是王孟英为后人留下的宝贵临床经验，是一个值得发掘的巨大宝库，也是研究王孟英学术思想最原始的资料。

医案本是医生治疗疾病的记录，是医生在治疗过程中辨证立法、处方用药的体现。最早的医案记录是在宋代以前，散见于古籍之中，如《礼记》《左传》《史记》，以及医籍《内经》《备急千金要方》《伤寒九十论》《小儿药证直诀》《脾胃论》等书中，个人医案记录则是到了明代才有专著出现，如《石山医案》《周慎斋医案》《孙文垣医案》《王肯堂医案》《李中梓医案》等，这一时期的医案内容渐趋完整，格式也呈现多样，注重医理文采。而清代则是医案发展的鼎盛时期，不仅医案数量骤增，而且形式也更趋多样，理论与临床结合更加密切，从而也推动了中医学术的发展和繁荣。传世影响较大的医案有喻昌《寓意草》、马元仪《印机草》、尤在泾《静香楼医案》、齐有堂《齐氏医案》、顾晓澜《吴门治验录》、吴鞠通《吴鞠通医案》、王孟英《王氏医案》等，其中《王氏医案》最为后世所称道。

王孟英最早的医案集是《回春录》，记录从金华初次行医至回杭州后第一个十年的验案，《回春录》医案的结集出版，使王孟英的医术为更多人所知晓，引起了杭州名流耆宿的关注。庄仲方是王孟英回杭后结识较早的忘年交，庄仲方看到《回春录》后，非常赞赏王孟英的这一做法，当王孟英第二部医案集《仁术志》刊印时，庄仲方在为《仁术志》所写的序言中，对王孟英的医案做了很高的评价："余家杭州五十载，阅医多矣，求其能通《内经》者鲜，能自述其治验者，则未尝有也。后交王君孟英，而得见其书，心窃异之。"确实，在清代以前，很少有医家结集医案出版，而高质量的医案集更少，《回春录》的问世，是庄仲方几十年来在杭州第一次见到，当然为此高兴。他还专门写了一段精辟的评论："医之道难言矣，非有绝人之智，则不克澈其精深；非有济世之仁，则不肯殚其心力。仁且智矣，而无著述以传，则泽及一时，而勿能垂百世，此轩岐所以有著述也。古者医必三世，治尚十全。医者皆深通是道，故《内经》之书，简奥

不繁，至汉张机始备方，至宋许叔微始有医案。由后世以医为市业者多，而知者愈少，不得不详述医案，俾循途不误，亦仁人之用心也。"庄仲方是著名藏书家，对古籍医典了如指掌，能对王孟英的医案做出如此高的评价，真实反映了王孟英当时在医家及学者中的地位。后来，杨照藜在为《王氏医案》所作的序言中，对王孟英医案的评价更高，称之为"著之医案，卓卓可传"。

王孟英记录验案的习惯始自行医之初，是听从舅父俞世贵的建议。从学医之始，舅父一直关心着外甥的点点滴滴，每当舅父得知外甥在临证中有所成就，便对他提出了更高的要求："余每闻而喜跃，所有历年治验，曾令其须存底稿。"舅父对王孟英有殷切期望，也深知这位外甥今后必成大器，因此要求王孟英注意记录平时所积累的经验教训。舅父是王孟英极为敬重的长辈，也是王孟英走上医学之路的引领人，舅父的这一建议，使从医以后的王孟英，养成了终身记录医案的良好习惯。后来在为舅父整理的《愿体医话良方》付梓时，王孟英在所写的序中说："忆昔在婺，舅氏尝遗书训雄曰：凡病治愈，须存底稿。雄遵而行之。"正是舅父的这一教诲，铭记于心的王孟英从道光四年（1824）十七岁记载第一例医案开始，至同治二年（1863）五十六岁在上海记录的最后一例医案止，整整四十年从未中断，才有了以后王孟英编年体医案的陆续问世。也正是王孟英的这一良好习惯，为后人留下了一笔巨大的医学财富，为后人研究王孟英医学思想提供了第一手珍贵资料。这些医案，至今成为研究王孟英学说最宝贵的原始资料，王孟英的学术思想、临床经验、用药特色，除了他的学术著作外，均可从这近四十年数百个案例中去发掘和印证。

从现存王孟英所留下的医案看，在古代医家中，无论从数量上还是质量上，都可以称得上佼佼者。他的医案主要收录于《回春录》《仁术志》《王氏医案三编》有624例，散在于其他著作中如《温热经纬》《随息居重订霍乱论》《归砚录》《重庆堂随笔》《沈氏女科辑要》《古今医案按选》《乘桴医影》等著作中，有170余例，共计有近900例医案。医案记录最早是道光四年（1824）周光远案，最晚是同治二年（1863）朱浦香案，时间跨度近40年，历年不断，基本涵盖了王孟英从初次行医到生命最后一刻的医疗记录。医案所涉及的病种或病证，包括瘟疫时证在内的内、妇、儿、外等科 70 余证，有成功的验案，也有失败的教训，内容极为丰富。许多医案记述详尽，且条分缕析，从中可以发现当时医界各种流派纷呈，以及相互间不同理念的冲突和碰撞，为后世研究中医流派的发展留下了很丰富的资料，也是王孟英对中医临床医学和医学史发展的一个贡献。

好友张柳吟对王孟英的学识与医术佩服至极，他曾对王孟英的医案做了这样的评价："使病者听半痴论病之无微不入，用药之无处不到，源源本本，信笔成章，已觉疾瘳过半。古云：橄愈头风，良有以也。"（《随息居重订霍乱论·医案篇第三》）后来张柳吟为《仁术志》写例言时说："孟英之案，不徒以某方治愈某病而已。或议病，或辨证，或论方药，或谈四诊，至理名言随处阐发；或繁或简，或浅或深，别有会心，俱宜细玩。"一句"俱宜细玩"，道出了王孟英医案博大精深的内涵。

诚如张柳吟所言，纵观王孟英医案，其理法方药、四诊八纲至理名言随处可见。读他的医案犹如随师临证或病案讨论，跟着他的思路论病议药，其随机应变、出神入化的高超技能，往往会有身临其境的感觉。他时而鸿篇大论、深入浅出，时而三言两语、别出心裁。凡遇到患疑难杂证，能发常人所未发，出奇制胜，为常人所不达。从王孟英众多医案中可以发现一个有趣的现象，凡遇官宦雅士、文人儒医请其诊视，他所写的医案特别精彩，这与以前的读书人注重看医生的医案有关。道光二十九年（1849），王孟英为金溪（今江西金溪县）县令吴酝香、宜黄（今江西宜黄县）县令杨照藜两位进士所书的医案，精彩之极，可谓登峰造极。

王孟英之所以能与杨照藜成为一生挚友，是缘于为他夫人所写的医案，因医案之精彩，引起了杨照藜的重视。杨照藜进士出身，博儒通医，当时正在宜黄任县令，被称"吏治有声，精于医学"。此时杨照藜与王孟英尚未相识，但他对王孟英仰慕已久。他夫人患病其治不愈，他的幕僚吴子和知道王孟英正在邻县金溪，因此向杨照藜推荐。杨照藜便写信恳请金溪县令吴酝香，请王孟英顺道往宜黄为其夫人诊视。当时王孟英离开杭州已近两个月，家中老母亦身体欠佳，要急于回杭，所以没有答应去宜黄，只能根据杨照藜信中所述之病状，为杨夫人拟方立案。根据杨照藜信中提供的病史、症候、脉象以及以前治疗情况，写了一篇数百字的长篇医案。其分析之详尽，认识之深刻，文采之精彩，岂止是一篇医案，更可作为一篇经典医论来读，甚至可以成为中医医案的典范。

细阅病原，证延二十余年，始因啖杏，生冷伤乎胃阳，肝木乘虚，遂患胁疼挛掣，身躯素厚，湿盛为痰，温药相投，是其效也。驯致积温成热，反助风阳，消烁畏津，渐形瘦削。而痰饮者，本水谷之悍气，缘肝升太过，胃降无权，另辟窠囊，据为山险。初则气滞以停饮，继则饮蟠而气阻，气既阻痹，血亦怼其行度，积以为瘀。前此神术丸、控涎丹之涤饮，丹参饮、桃核承气之逐血，皆为杰构，已无遁情。迨延久元虚，即其气滞而实者，亦将转为散漫而无把握矣。是以气升火浮，颧红面肿，气降火息，黄瘦日增，苟情志不怡，病必陡发，以肝为刚脏，在志为怒，血不濡养，性愈俏张。胃土属阳，宜通宜降，通则不痛，六腑以通为用，更衣得畅，体觉宽舒，是其征也。体已虚，病似实，虚则虚于胃之液，实则实于肝之阳。中虚原欲纳食，而肝逆蛔扰欲呕，吐出之水已见黑色，似属胃底之浊阴，风鼓波澜，翻空向上，势难再攻。承示脉至两关中取似形鼓指，重按杳然，讵为细故？际此春令，正鸢飞鱼跃之时，仰屋图维，参彻土绸缪之议，是否有当，仰就斤绳。（《仁术志·卷六》）

然后，王孟英根据上述分析为杨夫人开了一张处方，道光三十年（1850）正月十四日从金溪快邮寄出，并再三解释不能赴宜黄之原因。

快邮通过驿道仅两天就送到了宜黄。正月十六日，杨照藜收到王孟英的回复，看到如此精深分析的医案，大为震惊，如获至宝，并欣喜如狂，"以为洞见脏腑，必欲孟英一诊，以冀霍然"。于是星夜备车，专修一函，派专人赴金溪恳请王孟英暂缓归期，信同时送达县令吴酝香。吴酝香碍于同僚情义，再三劝说王孟英，并委派自己的四公子陪同前行。迫于情不可却，王孟英于二十二日抵达宜黄。这次宜黄之行，促成王孟英与杨照藜结下了深厚情谊，并成为一生之至交。

在王孟英所有医案中，记录疗程最为完整的一则是为杭州蒋寅夫人治中风案，这样完整的医案，非常难得。在王孟英全部医案中，仅见两例。另一例就是上述在江西宜黄为杨照藜夫人治病的医案。蒋夫人案共十一诊，其中第九诊三帖，最后一诊十帖，总疗程二十三天，便治愈了蒋寅夫人的中风重症，从半瘫不能言语到康复痊愈，用了不到一个月。这样的病例即使放到现在，有西医配合、住院治疗，其康复之快也算得上神奇了。医案由蒋寅自己提供，真实性不言而喻，蒋寅是在王孟英治愈了自己夫人的中风症后，亲眼看到王孟英每天"投药如匙开锁，数日霍然"的奇迹，因此提供此案是希望能"垂为后学之津梁"。蒋寅在医案前加了一段题识：

> 咸丰纪元冬十月，荆人忽患头痛，偏左为甚，医治日剧。延半月，痛及颈项频车，始艰于步，继艰于食，驯致舌强语塞，目闭神蒙，呼之弗应，日夜沉睡如木偶焉。医者察其舌黑，灌犀角、牛黄、紫雪之类，并无小效。扶乩求仙，药亦类是。乃兄周雨禾云：此证非孟英先生不能救，吾当踵其门而求之。及先生来视，曰：苔虽黑而边犹白润，唇虽焦而齿色尚津，非热证也。投药如匙开锁，数日霍然。缘识数语，并录方案如下，用表再生之大德，而垂为后学之津梁云。（《王氏医案三编·卷一》）

这个案例对今天研究王孟英学术经验提供了全面而完整的治疗记录，也是目前研究中医介入急症医学治疗的珍贵资料。

王孟英不仅重视自己的临证医案记录，也注重前人医案的收集整理和研究，其中对余震的《古今医案按》所作的评选，经过王孟英择其优者再加评按，析疑解惑，评论精辟，起到了画龙点睛式的效果，对于研习古代医案者，有很大的参考价值。

晚清以来，王孟英的医案受到近代医学界的高度重视和推崇，民国七年（1918），曹炳章在《重刊王氏医案三编》序言中，对王孟英医案做了如此评价：

> 余尝读先生案，益佩先生敏而好学，尝寝馈于医学，更能参究性理诸书，以格物穷理，故审病辨证，能探虚实，察浅深，权缓急，每多创辟之处，然仍根据古书。其裁方用药，无论用补用泻，皆不离运枢机，通经络，能以轻药愈重证，为自古名家所未达者。更有自始至终，一法到底，不更方而愈者。良由读书多，而能融会贯通，悟超象外。

曹炳章写此序时，已经是王孟英去世55年以后了，其中有"为自古名家所未达者"这样的评语，是对王孟英医案在历史地位上做出的最高评价。

五、为斯道集大成 ——著书立说

　　王孟英一生学验俱丰，著作等身，留下了大量的医学著述和文献，根据盛增秀主编的《王孟英医学全书》，共收集了王孟英本人及其整理参注他人的著述有19种，大致可以分为四大类。论著类有《随息居重订霍乱论》《温热经纬》两种；医案类有《王氏医案》（又称《回春录》）、《王氏医案续编》（又称《仁术志》）、《王氏医案三编》、《乘桴医影》四种；随笔类有《归砚录》《随息居饮食谱》《鸡鸣录》三种；整理参注类《重庆堂随笔》《潜斋简效方》《四科简效方》《女科辑要》《古今医案按选》《医砭》《言医选评》《校订愿体医话良方》《柳洲医话良方》《洄溪医案按》十种。

　　按时间顺序排列，王孟英最早的著作是《霍乱论》，初刻于道光十九年（1839），最后一部著作是《乘桴医影》，因王孟英于同治二年（1863）突然患霍乱去世，仅留下二十六个医案，为未竟稿。王孟英从十七岁行医开始至五十六岁去世，在短短的不足四十年时间里，又是在平日诊疗工作极其繁忙的情况下，还留下了数百万字的著述，可见其一生勤奋之程度。

　　庄仲方是王孟英回到杭州行医后较早结识的忘年交，他在道光三十年（1850）为王孟英第二部医案集问世时所写的序言中有感而论，写了这样一段话："医之道难言矣，非有绝人之智，则不克澈其精深；非有济世之仁，则不肯殚其心力。仁且智矣，而无著作以传，则泽及一时，而勿能垂百世，此轩岐所以有著述也。"（庄仲方《仁术志序》）在庄仲方看来王孟英不仅仅是以智慧和仁心泽及一时，而且能效仿先贤以著作垂范百世，真正称得上"仁且智矣"一类的人物。而杨照藜在咸丰五年（1855）为《温热经纬》所写的序中，称王孟英"能成不朽之盛业，而为斯民所托命者，其精神必强固，其志虑必专一，其学问必博洽，其蕴蓄必深厚"，由衷发出"为斯道集大成，洵千秋快事哉"的赞叹。

　　《霍乱论》是王孟英的第一部著作，初刻于道光十九年（1839），是王孟英三十岁时，随张淘宦游玉环期间所作。从道光初年（1821）到道光十七年（1937），是王孟英从金华回到杭州行医的最初阶段，正好经历了道光初期的霍乱病流行，在这十余年时间里，王孟英见证并参与了霍乱病的流行与治疗，也积累了大量的资料和经验。道光十七年（1837）王孟英应玉环知县张淇之邀，宦游玉环大约有一年时间。他随张淇客居玉环期间，也经历了当地霍乱病的流行，有感于当时医家对霍乱病认识的迷茫，在玉环县署这段时期，除了诊病他也有了一些空余时间，便开始著《霍乱论》。

王孟英于道光十八年（1838）开始撰写《霍乱论》，书写得很顺利，于道光十九年（1839）在张淇的资助之下刊印。现存清道光十九年浙江杭州湖墅长胜纸行刻本，是《霍乱论》最初刻本，也是最早以霍乱命名的专著。当时的《霍乱论》初刻本仅两卷，其内容较同治元年（1862）在上海重新修订的《随息居重订霍乱论》少得多。现今流行的是重新修订后的版本，初刻本目前已很难见到。《霍乱论》从写作到付梓能在一年时间内完成，得益于王孟英在玉环县署相对清闲的环境，以及张淇财力上的大力支持。这本初刻于道光十九年曾经为治疗道光年间的霍乱病起到了重要作用的《霍乱论》，是奠定王孟英治疗霍乱病地位的标志性著作。尽管《霍乱论》是王孟英在玉环县署中仓促写成，但在周光远看来，虽急就成章，但辨析简当，可以成为当时医家之指南，他呼吁同行认真研读，以期对霍乱病能更有把握地开展治疗。

道光十九年初刻的《霍乱论》有三篇序文，前两篇分别为张淇、诸葛竹泉所作，第三篇为王孟英自序。张淇是邀请王孟英一起去玉环的县令，书写成后作序当仁不让，并立即付梓刊印，此书也是王孟英所有著作中出版最为及时的。张淇在序言中，叙述了与王孟英结交的过程，并对这位有志于"摅其蕴藉经纶之学，发为补偏救弊之言"的年轻人，表达了由衷的钦佩，认为"将来之名数一家，皆于孟英无惭焉"，对王孟英寄予了厚望。另一篇为诸葛竹泉作序，现已无从查找此人身份，因目前国内公开文献中也无从查到此序，特以录入，以备研究者查阅：

武林王孟英先生，抱倜傥之才，精轩岐之学，年未冠游长山，即以良医闻。迄今十余年来，车辙千里，计指下所生全，盖不知若干人矣。然视疾之外，足不轻出户，手未尝释卷，此其好学深思，诚有人所不能及者，故能洞彻病情而投剂多效也。如近行时疫，俗有称为吊脚痧一证，古书未载，举世谓为奇病，纷纷影射天札。实多赖先生大声疾呼，曰此即霍乱转筋之候也。呜呼！先生其先觉者乎！一言喝破，堪回大地之春，乃犹虑沉迷者之未尽觉也。慨然作《霍乱论》一书，铸古镕今，阐经斥异，其有功于世人，所共知矣。至先生之为人，尤世之罕觏，恂恂然不趋乎时，不戾乎时，望之可畏，即之可亲，凡从而游者，皆钦爱不忍离。今予得与合并甫数月，而先生遽尔言归，再图把臂，其在何时？怅然久之。因索其将锓之薰一读，而叙此数言，以志送别之依依。即世之读是书者，亦可因此而想见其为人。道光十有八年夏五月，濑水诸葛令竹泉氏题于环山之把翠轩。①

从序文中可知，诸葛应该与王孟英一样，是随张洵客居玉环时的同僚，对王孟英的人品、学问极为钦佩。王孟英写《霍乱论》时，年仅三十岁。从张洵与诸葛竹泉的两篇序言中，我们可以看到年轻时的王孟英英俊倜傥，才学超群，精岐黄之学，平时"足不轻出户，手未尝释卷"，在长者眼中是"奇人"，外表看上去不合时宜，超凡脱俗，但是很有涵养，"望之可畏，即之可亲"，是一位极富人格魅力的年轻人。

王孟英在自序中，则主要阐述了对霍乱的认识，霍乱的分型、属性和疗法。初刻版的《霍乱论》自序，后来在上海重刻时，王孟英未予收录，故今已很少见到。作序时间为道光十八年（1838）三月，较张洵和诸葛竹泉稍早，地点在天台道中，是王孟英在玉环时赴天台期间所作。初刻本《霍乱论》按王孟英自己说法是仓促写成，因此他自己也认为并不完善，直至同治初年，霍乱病在江浙沪一带再次爆发时，初版《霍乱论》在社会上已很少流传，以至于同道也欲访而不得。王孟英下决心重新修订《霍乱论》的初衷，一方面是当时霍乱流行的现实所需，他在《随息居重订霍乱论·自序》中写道："今避乱来上海，适霍乱大行，司命者罔知所措，死者实多。"王孟英看到的灾情远比想象中严重得多，"薄游上海，则沿门阖户，已成大疫"。霍乱起病急骤，甚至朝发夕死，因此在治疗上如辨证稍疏，则生死立判。而真正懂得治疗此病的医家少之又少，所谓"医者茫

① 王孟英《霍乱论》.道光十九年南野草堂钞本.浙江中医药大学图书馆藏

然，竟有令人先服姜汁一盏者，有以大剂温补主治者，皆刊印遍贴通衢，病家信之，死者日以千计"。另一方面，是好友金簠斋的恳求："元和金君簠斋，仁心为质，恻然伤之，遍搜坊间《霍乱论》，欲以弭乱，而不能多得。闻余踪迹，即来订交，始知其读余书有年，神交已久，属余重订，以为登高之呼。"

在好友金簠斋、周二郊、吕慎庵、汪谢城、陆以湉等人的极力劝说之下，王孟英决定重订《霍乱论》，以普及防治霍乱病的知识，希望推而广之以正视听。重订《霍乱论》从同治元年（1862）闰八月秋天起，历时五个月，于同治二年（1863）正月完成，改名为《随息居重订霍乱论》。重订后的书稿由好友汪曰桢写序，序言中再次为善用寒凉的王孟英正名。

《随息居重订霍乱论》在同治二年（1863）五月王孟英去世前，由学生镇海人陈亨资助刊印。全书上、下两卷，分为四篇。上卷论霍乱病情及防治法，下卷引述古代名医及王孟英个人有关霍乱的临床医案。书中对霍乱病常用药物的药性和治疗方剂的适应证也做了明确的分析和介绍。陈亨在《随息居重订霍乱论》跋语中云："壬戌夏，此间霍乱盛行，求先生书不易得，适先生避乱来游，恻然伤之，慨将原稿重为校订，语加畅，法加详，类证咸备，寓意特深，读此书者，苟能隅反，不但为霍乱之专书也。"这次重刻，王孟英根据二十余年来的经历和思考，在原书基础上增加了不少新的内容，尤其是对"真性霍乱"，已经较二十多年前有了更深刻的认识。对霍乱病发生的环境与气候等因素也有了进一步的阐述，基本具备了较为完整的霍乱病理论体系。尤其是能认识到水质的恶化与霍乱流行的密切关系，进而呼吁官府和社会共同努力，清理河道，消毒饮水，说明王孟英已经初步具备了现代预防疫病的基本观念，实在难能可贵。在霍乱病的预防方面，王孟英强调环境卫生的重要性，在《随息居重订霍乱论·守险》一节中，他提出了许多非常成熟、现在看来也很科学的见解，这些措施和注意事项，充分体现了王孟英对霍乱病的预防已经卓越超前。

尽管由于时代的局限，初刻《霍乱论》一书并没有把传统霍乱与真性霍乱进行严格区分，但王孟英提出了"热霍乱"与"寒霍乱"的区别，而寒霍乱的病证已经表明了真霍乱的特性。因此，到民国年间曹炳章编纂

《中国医学大成》时，在对王孟英的《随息居霍乱论》所做的提要中指出：

霍乱本有因寒因热之分，而属热属湿者多，寒者俗称吊脚痧，西医谓真性霍乱，死亡甚速。此书对于属寒属热属湿，俱各分析详明，实为治霍乱之最完备之书也。

曹炳章的《中国医学大成》一书，距王孟英著《霍乱论》初版已近百年，但他依然认为《霍乱论》是治疗霍乱最为完备的著作。

《回春录》是王孟英第一部医案录，后改名为《王氏医案》。道光二十四年（1844），王孟英三十七岁，在周光远的帮助下，他将自己二十年间记录下来的验案结集付梓，周光远为之取名《回春录》，后经杨照藜建议改名为《王氏医案初编》，这是王孟英第一部医案专著。周光远在序言中说"今就予耳目所及之妙法，仿丁长孺刻仲淳案之例，录而付梓，名曰《回春录》"，意为效仿明末丁长孺为好友缪仲淳编撰《缪仲淳先生医案》的体例。《回春录》中所录之医案，大部分是周光远亲见或耳闻。作为好友，周光远见证了王孟英近二十年从医经历，在《回春录》序言中他写道："二十年来，活人无算，岂非以用世之才，运其济世之术，而可垂诸后世者哉！"

周光远在为该书所写的例言中说，他在选录医案时，曾有过删减，对所录案例的真实性进行了详细解释，"所录皆二十年来见闻所及，详载字姓，历历可征""浅易之证，寻常治法所能瘳者，概不泛录""难辨之证，误药即成危候，而初病乃能洞烛，遽尔霍然，虽若无奇，不可不录""案中辨证固多发人之未发，他如论阿片之燥烈伤津，猪肉之柔润充液之类，尤为有功于世"。可见，《回春录》所选的医案是经过周光远倾向性选定，案例有一定的典型性。尽管在选择时，周光远的眼光有其局限，后来也受到张柳吟等人的批评，认为"遗漏颇多"，但这部医案集保存了王孟英早期的医疗记录，为研究王孟英早期的医疗活动提供了宝贵的资料。

《回春录》所载之医案，多为王孟英早期行医的验案，是王孟英早期医疗思想与特色的体现。从中可以看出，王孟英年轻时因多次遇到时疫流行，所以案例以外感为多，对外感温病的治疗以顾阴为重，验案中治法多以凉润清解为主，已基本形成王孟英以寒凉为主的临证特色。"六气皆从火化。凡外感之邪，虽伤寒必以顾阴为主，况温热暑燥之病，更多于伤寒，而热之灼阴，尤为势所必然耶！观案中治感多以凉润清解为法，是参天人一致之理以谈医，非泥古耳食之徒所能窥测也。"这是周光远对王孟英这一时期临床特色的总结。同时，王孟英临证重视辨证，不轻易用温药重剂，处方用药极为平淡，出奇制胜的医疗特色也常颇得同行称赞。周光远归纳为"孟英虽用药极平淡，而治病多奇中，故其辨证处方，同道莫不折服"。王孟英临床用药轻灵简洁的特色，已经基本形成。《回春录》医案中记载了许多疑难杂症的案例，涉及内科、儿科、妇科、男科、外科等各个领域。

《回春录》的问世，使王孟英再次声名大振。之前社会上对王孟英医术的了解，可能仅局限于道光十九年（1839）出版的《霍乱论》一书，大多数人以为王孟英仅仅是专长于治疗霍乱时证的医家。好友杨照藜也是看了《回春录》后，才对王孟英有了更全面的认识："因纵谈古今之同异，百家之得失，滔滔滚滚，折衷悉当，始知霍乱一论，不过孟英一端之绪余。"（杨照藜《王氏医案·序》）杨照藜的话也代表了当时医学界的普遍看法，作为临床医生，在通信、交通、信息非常闭塞的古代，仅以看病获得的名声，只能局限于自己的活动范围或来自病人的口口相传，而著作的出版，则可以将其影响力大大提升。王孟英作为一位全能型的医学大家，通过《回春录》中精彩验案的展示，其医术和学术地位进一步获得认可。

《仁术志》，共八卷，是王孟英第二部医案集，后经杨照藜改名为《王氏医案续编》。辑录自道光二十四年至道光三十年（1844—1850）间的医案，于道光三十年（1850）刊印，这一年王孟英四十三岁。《仁术志》收录医案的时间跨度七年，从三十六岁起始，各卷医案分别由王孟英朋友或学生逐年选定编成。第一卷于道光二十四年（1844）由张柳吟作为发起者首先辑录，第二卷于道光二十五年（1845）由盛少云、周光远辑录，第三卷于道光二十六年（1846）由赵梦龄辑录，第四卷于道光二十七年（1847）由陈载安辑录，第五卷于道光二十八年（1848）由董兰初辑录，第六卷于道光二十九年（1849）由凌九峰辑录，第七卷于道光三十年（1850）上半年由沈辛甫辑录，第八卷于道光三十年下半年由徐亚枝辑录。

与《回春录》不同的是，此书不再由一人辑录完成，而是有九人先后参与其中。九位参与者，或朋友、或同行、或学生，都是王孟英亲近之人，对他的日常医疗行为了如指掌，因此，所辑录的医案以及各位参与者所写的按语，较《回春录》更为详细和广泛。

张柳吟是《仁术志》的第一位辑录者。关于参与辑录的起因，他在第一卷序言中做了解释。道光二十四年（1844），张柳吟正坐馆于江苏巡抚孙贠谷家，因闲来无事，"偶见《回春录》二卷，乃吾畏友王君之医案也"。这一年，正是《回春录》刊印之年，作为好友，张柳吟当然是最早读到新书者之一。张柳吟称王孟英为"畏友"，是指在道义上、德行上、学问上相互规劝砥砺，令人敬重的朋友，尽管王孟英小张柳吟二十余岁，但张柳吟对王孟英这位小弟非常敬重。两人于 10 年前结为忘年交，这些年他见证了王孟英在医学上的成就，深为王孟英所取得的成就感到骄傲。当他读完周光远所编的《回春录》全书后，写下了这样一句话："亟为卒读，因叹孟英抱用世之才，工寿世之术，周君辑而存之，其功大矣，其传必矣。"（张柳吟《王氏医案续编·序一》）张柳吟感激周光远做了一件很有意义的事，能使王孟英的医术"垂为后世法"，并羡慕周君先他而至，于是着鞭追步，产生了把近年来所见所闻的王孟英医案继续编下去的想法，并为第二部医案集取名为《仁术志》。

至于《仁术志》为何未继续沿用《回春录》之名，张柳吟也在序言中作了说明，因为"回春之名似与《万病回春》相袭"。《万病回春》是明代万历年间龚廷贤的著作，张柳吟认为《回春录》似有同名之嫌，不妨改成《仁术志》，这便是《仁术志》书名的由来。

《仁术志》分别有张柳吟、赵梦龄、庄仲方三位好友作序，张柳吟为辑录医案的原则撰写了凡例。这篇凡例有助于了解《仁术志》的内容、特色以及与《回春录》的区别，是一篇很好的导读性引言。大致内容包括医案集的起讫，依然沿用编年体之例，逐年编采，所选病例均详入姓氏，是为了有信可证，《回春录》以杂证为多，《仁术志》则偏于温病，因"孟英于内伤外感，无所不长，至于治温，尤推巨擘"。在张柳吟看来，周光远所选辑的《回春录》医案集，没有完整体现王孟英医学思想的水平。周光远毕竟不是内行，所辑录的医案杂证多而时证少，而且二十年内只有两卷，遗漏一定很多。为尽可能全面反映王孟英的精湛医术，张柳吟要求所收集的医案范围更为广泛，希望以后参与辑录者在内容上内伤外感温病尽量完备，因此《仁术志》所录医案的内容更为丰富，案例也较《回春录》增加许多。入选的医案"不徒以某方治愈某病而已，或议病，或辨证，或论方药，或论四诊，至理名言，随处阐发，或繁或简，或浅或深，别有会心，俱宜细玩"。最后，凡例中为《仁术志》医案的特色做了小结和评价："案中有直用古方者，是胸有成竹，信手拈来，头头是道也。有不用古方之药，而用其意者，盖用药如用兵，不能执死方以治活病也。有竟不用古方者，乃良药期于利济，不必期于古方也。苟非读书多而融会贯通于其心，奚能辨证清而神明化裁出其手？天机活泼，生面别开，不愧名数一家，道行千里矣。"（张柳吟《王氏医案续编·例言》）

《王氏医案三编》共三卷，辑录始自咸丰元年，止于咸丰四年（1851—1854）。第一卷由徐亚枝编录，收录咸丰元年（1851）的医案；第二卷由吕慎庵续辑，收录咸丰二年（1852）的医案；第三卷由蒋敬堂续辑，收录咸丰三年（1857）的医案。最后经王孟英审定合编，由庄仲方取名为《王氏医案三编》。继初编《回春录》、续编《仁术志》后，取三编之意则是"仍编年之例，以期递增无已也"。此书于咸丰四年（1854）秋刊印，庄仲方除了写序，还为全书写了例言。

庄仲方是嘉兴著名藏书家，嘉庆年间移居杭州，与王孟英父亲、祖父都很熟悉。他看着王孟英成长，后来与王孟英成为忘年交。咸丰四年（1854）《王孟英医案三编》刻印时，年已七十五岁的庄仲方在序言中对王孟英的人品、学问评价极高，认为王孟英是继朱丹溪以后可以载入史册的人物："然则吾之所以重山人者，非惊其绝技之工，而钦其内行之笃也。君子先德行而后材艺，其成而下者，有成而上者为之主也。昔朱君震亨，以医名一世而游于白云先生之门，《元史》且进而附于道学传。吾愿山人敦行不怠，将见学益懋而业益充，不以方技自域以媲美于丹溪，则固吾之所深望哉。"（庄仲方《王氏医案三编·序》）庄仲方将王孟英医学之精深，归于好学善学，师古而不泥古，"山人幼而好学，尝寝馈于性理诸书，及观其言行，殊无一毫迂腐气，故其于医也，辨证裁方，亦无窒滞气。"王孟英能在当时温补成风的社会习俗面前，另辟清凉一派，庄仲方对此尤为敬佩，更是难能可贵，"更难者，山人体禀虚寒，起居惟谨，而不轻服药，乃临证不执己赋之偏，而能泛应曲当。圣人云'毋固毋我'，半痴有焉。""毋固、毋我"语出《论语·子罕》，"子绝四：毋意、毋必、毋固、毋我"，意为孔子杜绝了四种毛病：不凭空臆测，没有一定要怎么样的期望，不固执己见，不自以为是。在庄仲方看来，王孟英的学问修养远超他的"绝技之工"，而其"内行之笃"，可列入古君子一类。

庄仲方的"例言"归纳了《王氏医案三编》中的各种治法特点，总结出王孟英治法灵活多变、议论颇多创立、用药煞费苦心、立案运笔如飞等特色，分别就治法、议论、用药、疏方四个方面来阐述，有助于了解王孟英学术思想和特色。

案中治法，不但温凉补泻，随病而施，可为后学津梁也。须观其论证，必通盘筹算，量而后入，故能愈人所不能愈之病。至于随机应变，移步换形，用药如用兵，固当如是。更有自始至终，一法到底，不必更方而愈者，尤见定识定力之不可及也。案中议论固多创辟之处，然皆根据古书，既非杜撰谰语，亦不剿袭浮言，良由读书多，而性情朗澈，故能融会贯通，悟超象外，临证则洞如观火，用药斯左右逢源矣。然凌虚仙子总须实地修行，苟非苦志力学之功深，亦焉能臻于此极乎？读是书者，当知此义。（庄仲方《王氏医案三编·例言》）

庄仲方的孙子庄益孙也参与了《王氏医案三编》的编辑，并最后写了跋语，跋文中有"以志三世至交，不胜钦佩"之说，流露了庄氏祖孙三代对王孟英为人为学的崇敬之情。

钱塘名士朱瑞荪与王孟英也是多年深交，咸丰二年（1852）曾患重病，经王孟英救治于濒危，因此，对王孟英的医术人品同样钦佩之至。《王氏医案三编》刻印之时，他也欣然提笔为之写序，认为古代医家之医书、医案能流传于世者，不过数百家而已，而王孟英的著作，足以不朽于世。在朱瑞荪看来，杨照藜在刻印《王氏医案》时，曾将王孟英的治疗特色总结为"运枢机，通经络"，认为王孟英用药轻灵，以通为主，从不轻言补虚，"故能以轻药愈重病，为自古名家所未达者"，再一次提到王孟英用药轻灵的治疗特色。

《温热经纬》是王孟英流传最广、影响最大的著作，也是王孟英一生中最重要的著作。咸丰元年（1851）开始编写，完成于咸丰二年（1852），刊印于咸丰五年（1855）。

相对于温热病学说来说，在王孟英以前，论温病的专著主要是以吴鞠通的《温病条辨》为准则，而王孟英认为此书并不全面，甚至存在很多误区，不足以指导当时的温热病治疗。于是王孟英决定重写一部论述温热病的专著。关于为什么要写《温热经纬》的原因，王孟英在《归砚录》中做了说明："吴氏此书不过将《指南》温热、暑湿各案，穿插而成，惜未将《内经》《难经》《伤寒论》诸书溯本穷源，即叶氏《温热论》《幼科要略》亦不汇参，故虽曰发明叶氏，而实未得其精奥也。至采附各方，不但剪裁未善，去取亦有未当。此余不得已而有《温热经纬》之纂也。"

咸丰年间那次温病流行，王孟英治疗温热病的技术已到了炉火纯青的程度，他在《温热经纬·卷四》中自信地说："咸丰纪元，此证盛行，经余治者，无一不活。"因此编写《温热经纬》的过程，王孟英不仅仅是把前人著作中的温热病理论简单汇集，而是一次理论与实践的结合，书中所有引用的条文都经过精心挑选，除了《内经》《伤寒》《金匮》，叶天士的《温热论》《幼科要略》，陈平伯《温热病指南集》，薛生白《温热论》以及余师愚《疫疹一得》六家八种著作外，吴鞠通、章虚谷等医家的见解，常常作为注文在其中出现。所谓先经后纬，其实重心在纬，古代以及前辈这些温病学的重要著作，经过他的重新撷取编排，体现了王孟英温病学说的整体学术思想。他所加的按语，是结合自己对温病诊治实践进行深入思考后新作的论述，则充分体现了他的学术见解。尤其是在对伤寒学说和温病学说的融合方面，称得上是一位承前启后式的人物，这些温病学思想对清末民初温病理论的发展产生了重大影响。

咸丰二年（1852）初夏，王孟英完成了《温热经纬》的初稿后，请赵梦龄写序，赵的序言比较详细地说明了王孟英写作此书的原委：

自来生民之疾，莫重于伤寒，存亡判乎呼吸，得失决于一朝，变化万端，不容或紊。而伤寒中，温热暑湿之病，证因非一，尤易混淆，前贤所以各有专书，互相阐发，而斤斤于此也。顾明于此者昧于彼，聚讼纷纭，各鸣己得，徒使好学之士无所适从，而或过信一家之言，未免偏之为害矣。王君孟英，该博淹贯，引经斥异，众美兼收，谓前人之说既已中肯，何必再申己意，因而弃瑕录瑜，汇成《温热经纬》一编。盖本述而不作之意，而其中间以按语，亦谓旁考他书，参以阅历，则亦犹之述耳，而初非有私心臆断于其间也。（赵梦龄《温热经纬·序》）

《温热经纬》的问世，无论是理论还是临床实践，在当时起到了对温病治疗有章可循的作用，被看成具有指南的意义。此书也基本反映了嘉、道以前中国温热病学说的发展水平，王孟英因此也被后人尊为"集温热病之大成者"，奠定了温病学家的地位。

《温热经纬》全书分为五卷。卷一为《内经》伏气温热篇，卷二为张仲景伏气温病篇。前两卷旨在说明经典中对温病理论的认识及综述，先"经"后"纬"。卷三是叶天士外感温热篇；卷四为陈平伯、薛生白、余师愚论温热、湿热及疫病，收集了前辈各家有关温热病的学说；卷五是方论，精心选撷各家温病验方一百一十三首，其中有张仲景之经方五十余首。选方之数是效仿张仲景《伤寒论》，或许王孟英当时也希望《温热经纬》能与《伤寒论》一样成为不朽。

王孟英的几位至交均参与了《温热经纬》的点评和参校，其中有杨照藜、汪曰桢的点评，有沈辛甫、顾听泉、许芷卿、赵笛楼、任殿华等人的参校。沈辛甫即沈宗淦，是当时杭州的著名儒医，康熙时期著名学者沈近思的曾孙，也是王孟英寒凉派的力挺者之一。《温热经纬》付梓时，沈辛甫已去世，王孟英非常怀念这位老友，他后来在撰写《归砚录》时，特为其列出数条有关温热的见解，并写文回忆道："辛老长余九岁，与余交最深，品学兼优，真古君子也。尝为余校《温热经纬》，而家贫无子，今墓草宿矣，遗稿未梓，偶于拙草中捡得数条，附录于此，亦可以见其读书具眼，立言忠厚也。"（《归砚录》）字里行间流露出对老友的思念之情。

《温热经纬》初稿完成后，并没有及时刻印：一是由于太平天国战争的爆发，杭州处于战乱前夕，动荡不安；二是王孟英在等待一个时机，他因此也有了不断完善和修改的时间。咸丰四年（1854），好友杨照藜省亲回任途经杭州，适逢战乱，在王孟英家住下，在这期间，杨照藜认真研读了《温热经纬》手稿，这部数十万字的新著令杨照藜极为震撼，他欣然命笔为之写下了一篇热情洋溢、深情满怀的序言。在序言最后，杨照藜认为《温热经纬》相比于《霍乱论》，"而理益粹，论益详，其言则前人之言也，而其意则非前人所及也。余于此事怀之数年，莫能措手，孟英已奋笔而成此书，洋洋洒洒数十万言，无一支字蔓语羼杂其间，是何才之奇而识之精耶！异日由此例而推之各杂证，力辟榛芜，独开异境，为斯道集大成，洵千秋快事哉！余于孟英之学，无能望其项背，而孟英谬引为知己，殆所谓形骸之外别有神契者耶？因备述颠末于简端，以志交谊之雅云。"（杨照藜《温热经纬·序》）杨照藜这篇序文，落款时间是咸丰五年（1855），从现存的版本考证，所谓的咸丰二年版《温热经纬》中，都有杨照藜写于咸丰五年的序言，可见此书最早应是刊印于咸丰五年以后。杨照藜是咸丰五年在杭州时读到《温热经纬》手稿的，从序言可知此书当时尚未刊印。

从道光初期，霍乱病传入中国以后，多种瘟疫又开始大肆流行，这在客观上促使了温病学的发展。这一时期的温病学著作层出不穷，成为中国温病学发展史上最辉煌的时期。根据《全国中医图书联合目录》统计，有关温病学的专著在明代以前仅有4种，清代则共有166种，王孟英的《温热经纬》无疑是其中最有代表性的一部。

道光三十年（1850）王孟英利用去江西旅途中的空余时间，开始校订《医砭》，至咸丰六年（1856）回到老家海宁避乱之前的六年时间，除完成《温热经纬》以外，他还完成了《潜斋医学丛书》中的大部分著作，主要有《医砭》《女科辑要按》《言医选评》《校订愿体医话良方》《柳洲医话良方》《古今医案按选》《四科简效方》《洄溪医案按》等。

如将王孟英一生的著作进行分类，则咸丰之前以医案、论著为主，咸丰之后以编著、参校、整理前人遗稿为主。王孟英花了很多精力收集、整理、校勘散落于民间的孤本、抄本，为保存前辈医学经验做出了很大贡献。

《医砭》完成于道光三十年（1850）二月，此书是早年张柳吟完成校订后交给王孟英的。在道光十八年（1838），王孟英著成《霍乱论》一书后，张柳吟有感于当时医林的种种弊端和缺陷，发现徐大椿的《慎疾刍言》是一本针砭时弊的好书，经过审订后交给王孟英。王孟英认真看过后，也认为此书"以砭庸流之陋习"，且"今罕流传"，于是在这一年重拾书稿，重加审订，并更名为《医砭》予以刊印。

《医砭》的稿本原是乾隆年间著名医家徐大椿的《慎疾刍言》，撰于乾隆三十二年（1767）。此书着重剖析医界流弊，以期医家谨慎治疾。书中有大量因误用补药、内科杂证误治方面的内容；有针对不同群体，如老人、妇女、小儿以及外科等方面的疾病，论述了在治疗上的区分。书中很多观点王孟英都非常认同，并应用在自己的医学实践中。王孟英利用江西之行舟旅空闲之时，重新校订了张柳吟的手稿，并且认为"际此医学荒芜之日，非此书无以砭俗尚之痼习，宜易其名曰《医砭》"，这是王孟英将《慎疾刍言》改名为《医砭》的原因。为此，王孟英在序言中还做了解释："吾名此书为《医砭》，则医之通病胥砭。医而受砭则病去，医必病去，而后可以去人之病；医而不受砭，则病锢，医之病锢，而谓能去人之病，不已惧乎！"王孟英认为，作为医家，要为病人治病，首先要改掉自己身上的不良习俗。在宜黄的这段时间，王孟英把校订好的书稿交给杨照藜，杨照藜看后同样大加赞赏，认为此书可作"洵时师之药石，何可久密帐中耶"，于是欣然出资付印。

尽管《医砭》是校订前人之作，但王孟英针对自己所处的社会依然流行的种种弊端，以按语的形式增加了很多批评，一些议论精辟的评语，已成为王孟英学术思想的一部分。如针对时人好用温补之风，王孟英在按语中写道："奈世人乐于温补，富贵之家，耻服贱药，若愚人不谙药性者，惟以价贵为良，卖药之家，又雌黄其口，辄以善用贵药者揄扬之，故无识之徒，但求其术之行，不求其道之明，遂甘为庸医而不辞，良可慨已。"又如对医与药的分离，王孟英认为医生应该有自己的药房，"曩时医皆备药，今则医与药分，亦可以见世道人心之不古也。从此用药者不识药，而伪药日多矣"（《医砭》）。古时医生前店后医的模式，有利于医与药之间的沟通，也有利于药品质量的保证，医药结合是王孟英推崇的行医模式。

《女科辑要按》的审订完成于道光三十年（1850）冬。《女科辑要》原为乾隆年间沈尧封的著作。沈尧封即沈文彭，字尧封，为乾隆年间浙江嘉善人，曾潜心医术数十年，有《医经读》《伤寒论读》《女科辑要》等著作。《女科辑要》为未刻本，成书于乾隆二十九年（1764），书著成后由王孟英岳父徐虹桥抄得稿本后一直珍藏，秘而不传。早年王孟英在徐家见过此书，当时也觉得"颇多入理深谈，发前人所未发者"。在江西时，王孟英把此书的内容告诉了好友杨照藜，杨照藜非常重视历代医家珍本秘籍的收集整理并乐意出资刊印，建议王孟英借来抄录。于是王孟英找到自己的妻兄徐友珊，说服他将书拿出来以传之于世，也算是对父辈的一种孝道。徐友珊欣然应诺，把父亲的抄本交给王孟英，经王孟英参订而刊印，使这一秘本得以流传至今。

在《女科辑要按》中，王孟英把自己多年来在临床上取得的女科经验，通过按语形式传授给后人，真知灼见随处可见。如对于女子月经不调病的治疗，认为必先分析月经先期、愆期，过多、过少的病因病机，然后施治，而不是盲目通经，如"闻其不行，辄欲通之，竭泽而渔，不仁甚矣"。针对张景岳提出的女子"血枯宜补"观点，他提出"补水勿泥于六味，补火勿泥于八味，补中气勿泥于归脾"。在针对有些人求子心切、盲目服药时，王孟英循循善诱，告诫不必心急，应顺其自然，"子不可以强求也，求子之心愈切，而得之愈难。天地无心而成化，乃不期然而然之事，非可以智力为者，惟有病而碍于孕育之人，始可用药以治病，凡无病之人，切勿妄药以求子，弄巧反拙，岂徒无益而已耶"。这对于治疗因求子心切而导致的假性不孕者尤有警示意义。

王孟英在书中所加的按语，是他女科方面的宝贵经验，也是他学术思想的一部分，尽管是只言片语，却往往妙语连珠，精彩绝伦，并多有发挥。如王孟英在推崇沈尧封一张治疗难产的医方"通津救命玉灵丹"时，把自己"亲救数人，无不奇验"的经历写上，以证实其确切的疗效。这张处方虽看似简单，但疗效很好，王孟英专门做了介绍，仅用"龙眼肉煎浓汁，冲入牛膝酒内服之，停半日即产"。龙眼是王孟英颇为推崇的一味食用药物，他认为"龙眼甘温，极能补血，力胜参、芪"。他还专门提供了一张自己的经验方，用龙眼制成膏剂能大补气血，详细介绍了龙眼膏的制作方法。龙眼膏取材容易，制作方便，能补气血，男女都可服用，是一张值得推广的养生保健方。

《言医选评》完成于咸丰元年（1851）春。《裴子言医》是明末清初海宁医家裴一中的著作，因无刻本，流传不广，至清中叶已很难见到原作。王孟英遵照杨照藜嘱咐，托人在苏州访到原稿，再加以整理选评，并改名为《言医选评》，由杨照藜审定后重新付梓，因此目前所见到的《裴子言医》即为王孟英所选定稿。

裴一中是明末医家，海宁人。后随兄迁居海盐，因痛心当时医道衰落，遂言医著书。书中内容皆为论医之道，其中如论用药、论医道、论读书、论养生等内容，都是言医的绝妙论述，而王孟英的评语也很精彩，不少精辟的语句现在成了医家的座右铭。

如论用药，王孟英的评语是："药无定性，贵于用之者得其当，固是定论，若学识未优，而孟浪以施峻厉之剂，则岂止霸道哉？直是费人之事矣。""用药如用兵，暴虎凭河且不可，况侥幸偶中而不知惶悚者，何足以言医也！""存心立品之士，首要体贴人情，临证用药，务期切病，不可故尚珍贵，以糜人财，如病家不甚充裕，而率用贵药，为人子父者，不得不竭蹶而勉从之，幸而病瘳，其家已穷，否则人财两失，欲葬无赀。疏方尚须顾惜，况供我口腹者，忍肆其贪馋乎？至于趋竞奔驰，尤不足道矣。"尤其是对贫困人家，充满了医者仁心的体恤之情，字里行间，温情溢于言表。

论读书，则有"读书者须知出入法，若入而不出，则死于句下矣。此由才不足以胜学，故圣人有才难之叹。余谓人必具才、学、识之三长，始可以为医者，正此意也"，对学医之人才，提出了严格的要求。

论养生，有"药为治病而设，非养生之物也。袁简斋云享高年者，生平不服丸散，真见道之言也""无病而服补药，富贵人之所为，是揠苗之助也。畏死而求神仙，聪明人之所为，是大愚若智也""名利淡，忿欲消，是豪杰胸襟，贤明学问，亦是引年妙药，却疾奇方"（王孟英《言医选评》）。裴一中的著作中，其中有反对滥服补药这一不良习惯的论述，也是王孟英极为认可的观点。

《古今医案按》的整理校订完成于咸丰三年（1853），《古今医案按》原是俞震的一部著作，俞震（1709—?），字东扶，号惺斋，浙江嘉善人，与沈尧封同出师门并为挚友。俞氏选取上至远古仓公，近至叶天士共六十余位医家，收入一千多则医案，所选医案大多出自明代江瓘的《名医类案》。俞氏通过加按语形式分析各家医案，对各家的学术思想褒贬分明，择善而从，并结合自己的临床经验，析疑解惑，明确指出辨证与施治的关键所在，并把自己的见解写入按语中。《古今医案按》于乾隆三十九年（1774）开始整理，至乾隆四十三年（1778）完成，当时仅存抄本，并未刻印。

直至咸丰三年（1853），王孟英好友吕慎庵把侄女婿鲍蕙谷收藏的《古今医案按》抄本寄给王孟英。经王孟英"展读数四，虽不如《续案》之网罗繁富，而所附近案暨按语颇可补魏氏之未逮"，认为这是一部可读之书。于是"不揆谫佞，选其尤善者，参以一管之窥，用俟大方之教"。从王孟英所写的序言可知，他曾对《古今医案按选》书稿进行过删减，重新做了选定，并在选定的医案后加上自己的按语。成书后没有刻印，依然是稿本，一直到咸丰五年（1855）夏天杨照藜途经杭州在王孟英家停留期间，看到此稿本，再作了点评，然后把书稿带至南昌，准备付印。不料，太平天国的战火烧到江西，书稿再遭搁置。后来杨照藜投入曾国藩幕府，与王孟英失去了联系。直至咸丰七年（1857），王孟英已经回到海宁，徐亚枝、胡次瑶来海宁看望王孟英，好在当初徐亚枝抄录了一份副本，故胡次瑶建议王孟英再加入一些原案重做整理后付印。于是王孟英再次向吕慎庵求助，欲借其侄女婿鲍蕙谷的藏本，不料因战乱颠沛流离，藏本也已经不在。吕慎庵很热心，又从嘉善吴云峰家里借到抄本，王孟英再次做了补充。咸丰七年以后，海宁也开始战乱，付印之事又遭搁置。

一拖又是六十年，直至光绪三十年（1904），绍兴藏书家董金鉴的出现，此稿本才得以面世。关于此书的发现与流传，有一段曲折的故事，董金鉴于光绪三十年刻印此书时写下了这一经过：

鉴幼习于观巷田氏，田丈杏村中翰晋藩以名孝廉，精岐黄术。尝谓近世医家，推王孟英先生为祭酒。以时多热证，而先生善用凉药也。光绪辛丑，友人薛朗轩明经炳，假馆省垣陈氏，临行田丈嘱求先生遗书，薛访得先生嗣子耕雨者（自注：杭州府诸生），年六十余，往还数四，知先生手校诸书，半多散佚，惟《医案按选评》稿本未刻，而先生卒于上海，耕翁什袭藏之，从不示人，以薛君为人恳诚，因出与过录。原书间有虫蚀脱粘之处，薛君细心校定，另缮清本。予往杭，薛君为道其事，余请任剞劂焉。复请田丈批阅，丈以老病侵寻，遂不果。癸卯夏丈亦作古，以书还薛君，仅有手校夹签一条，今亦附注其下。兹当校刻工竣，爰将得书缘起，赘诸简端，而附录薛君写定凡例于下云。（董金鉴《古今医案按选·原序》）

董金鉴，字镜吾，是晚清绍兴著名藏书家，尤热心于公益之刻书印书。董金鉴自幼师从绍兴名士田晋藩，田晋藩儒医兼精，对王孟英极为推崇，因此他大力收集王孟英的著作，对王孟英著作的流传有很大贡献。光绪二十七年（1901），他的友人薛朗轩去杭州前向老友告辞，田晋藩嘱托为其留意收集王孟英的遗著。薛朗轩在杭州通过文人圈子很快找到了王孟英的继子王耕雨；但王耕雨也没有保存父亲的大部分遗稿，因王孟英卒于上海时，他尚年幼，所幸这本《古今医案按选评》稿本却一直珍藏，从未拿出来给人看过。这次经不住薛朗轩的诚恳相求，才让其抄录一份。薛氏抄得此书后，请田氏批阅，因田氏年老多病，不久亦去世，后由学生董金鉴付印，才得以流传。

薛朗轩在为此书所写的凡例中，也提及此书流传过程的曲折：

此为先生癸丑年初稿，由徐亚枝先生写定，而杨素园先生加以评点者也。丁巳将付剞劂，复从友人之请，补录原案，凡一万四五千字，更作后序一篇，则当时又有重定本，迁延未刻，稿亦无存，幸得初稿两册及丁巳序文纸稿，得以想见此中曲折而已。（薛朗轩《古今医案按选·凡例》）

薛朗轩也是越中名宿，是蔡元培的好友，他为收集王孟英的遗著可谓不遗余力。正是有了这样一批追随者，王孟英的学术遗产才得以保存至今。

《三家医话》是王孟英收集整理古人和整理自己医话的汇编，他选择了《愿体医话》《柳洲医话》《潜斋医话》三种，合编成《三家医话》，其中《愿体医话》是舅父俞桂庭遗稿，《柳洲医话》是魏之琇的医话，《潜斋医话》则是王孟英自己平时的读书、临证心得笔记。因这三部医书文字不多，内容精练，主题一致，故自刻印之始就是合刊，也是王孟英学术思想的一部分。

医话是古代医生读书或临证时的笔记或随笔，作为一种感悟式的记录，日积月累成了积累作者经验的重要资料。医话没有一定的体例，医家有感而记，内容大多为临床治病的心得、读书的体会、治病的验案、传闻见识以及对医学问题的思考和讨论等。王孟英不仅自己有写医话的习惯，也注重收集古代医家的医话著作。

《校订愿体医话良方》是王孟英整理舅父抄录的遗稿整理而成。舅父去世时，王孟英在整理其遗物时，发现一卷舅父抄录的《愿体集》稿本。因仅为一卷，是舅父俞桂庭年轻学医时的抄本并加有自己的点评，当时王孟英觉得书中记载的内容多为急救之法，又过于简略而误为不全之本。但因有舅父参补点评之语，觉得珍贵，舅父过世后，此遗稿一直由王孟英保存。二十年后，朋友许领三知道王孟英正在收集古代医家的珍本遗著，遂把自己珍藏多年的一本史撄臣《愿体集》送给了王孟英，唤起了王孟英的记忆。他重新拿出舅父的《愿体集》，两书一对照才知道，舅父的稿本并无残缺，而且还有他加上的注释题跋，并增补了一些精妙之方，更显珍贵。于是王孟英决定将此书稿重新校订，并将自己的读后感以按语形式补录，改名为《愿体医话》，于咸丰元年（1851）闰八月完成。

《愿体医话》原名《愿体集》，原作者史典，字撄臣，扬州人，清初医家，生卒年不详。经王孟英整理后的《愿体医话》，由两部分组成：开篇是医话十二则，以后皆为急救小方。撰述内容分三个方面，一为史典原文，二为俞桂庭按语，三为王孟英按语。医话类中有关医德的论述，汇集了史典、俞桂庭、王孟英三代医家的医学感悟，都是很精辟的言论。如史典认为一些疑难复杂的病证久治不愈，今人便认为古病易治，今病难愈，对此史氏说："从古及今，医圣医贤，无理不阐，无书不备，总由后人学识未到，审证未真，若肯以外貌应酬之工，用于内求诵读之际，推寻奥妙，研究精微，审医案，搜脉理，一思百虑，感而遂通，则鲜有不能取效之证。"俞桂庭对此非常认同，认为现在的医生治病，往往前医用药无效，后医接手后只想推翻前医方案以求胜，或以取巧出奇之计取胜，他批评了这些医生的做法："若不据脉审因而妄生歧论，只求异于人而网其利，竟置病人吉凶于度外，其居心不可问矣。"俞桂庭又加上按语："古云不服药为中医。不遇良医，莫若弗药，盖医理深微，非上智不能讨究，以百人习医，无十人成就，成就之中，无一人精通，得一明医，谈何容易！然事在人为，贵乎自立。"（《校订愿体医话良方》）这些观点对王孟英的行医过程影响至深。

《柳洲医话良方》是王孟英删定魏之琇《续名医类案》后的副产品。咸丰元年（1851）十一月，王孟英完成了魏之琇《续名医类案》一书的重新修订。魏之琇（1722—1772），号柳洲，浙江杭州人。世医出身，幼年因家贫不得已从商。魏之琇曾在明代江瓘之《名医类案》基础上补充了一部分内容，编著了《续名医类案》，该书成为明代江瓘《名医类案》之后的一部中医医案巨著。书中集录了清初以前历代名医临证的验案，原书六十卷，完成后曾被收入《四库全书提要》。当时医家对此书的评价是"网罗繁富，变证咸备，惜编次潦草，不免芜杂"。因是草稿本，内容庞杂而凌乱，后来曾受到质疑。王孟英的朋友胡敬曾经对魏之琇的著作提出疑义，认为《续名医类案》六十卷，仅三年之内完成几乎不太可能，一定是插入了后人抄录的内容。王孟英也深有同感，决定重新删定。因为魏之琇也是王孟英崇敬的前辈医家，尤其是两人有相同的遭遇颇令王孟英感慨，两人同样少年失怙，无奈终止学业，发奋学医，境遇大致相似。因此，王孟英在删定书稿时，倾注了很多的心血。经过王孟英整理审定，全书精简为三十六卷，计三百四十五类病证，目前见到的《续名医类案》就是王孟英的删定本。当时，删定后的《续名医类案》也因卷帙犹繁，未能付梓，于是王孟英先录其所附按语，成为《柳洲医话》，并将其选入《三家医话》，先行付梓。

《柳洲医话》由三部分组成。一是原文，二是针对原文的述评，三是王孟英的按语以及所辑录的有效方。书中王孟英的按语较《愿体医话》要多，而且都是王孟英的经验之谈。如针对魏之琇的"阴虚证，初投桂、附有小效，久服则阴竭而死，余目击数十矣"，王孟英加了很长的一段按语，其中有一段关于温补害人的论述："总之愚人喜服热补，虽死不悔，我目中所见不一，垂涕泣而道之，而医者与病家无一能听从者，岂非所谓命哉！"在这里，王孟英又一次对喜好温补者提出了批评。在魏之琇有关用药经验方面的条文下，王孟英的按语则说："用药治病，须知量体裁衣，执死方以治活病，有利必有弊也。"（《柳洲医话良方》）诸如此类的精彩按语，在书中随处可见。

《潜斋医话》是王孟英平时读书、临证的心得笔记。咸丰三年（1853）冬，王孟英将自己在长期临床中使用有效而简单的经验方汇编成卷，取名《潜斋简效方》。在后记里，王孟英这样说："附梓于史、魏良方之后。惟四方博雅咸以利济为怀，传播秘方谅不吝教，如荷匪余未逮，随时皆可续登，跂予望之虚左以俟。"后来，王孟英在编《潜斋医学丛书》时，把此书改名为《潜斋医话》。全书分为两部分。前一部分为常见证候的简易疗法，提供的处方用药均常见易得，仅一两味药，方便病人自筹自治，为就医不便或请不起医生的穷苦人家提供自疗之法；后一部分为医话形式，短小精悍，却不乏真知灼见，二十二则医话，都是王孟英的经验之谈。

《潜斋医话》所收录的简效方大多是内科、外科、妇科、儿科方面的方药，简而易得。如治头风用"蓖麻仁、乳香，研涂患处，立愈"；预防喉疹"每晚食生芦菔数片，可以免患喉疹，或以橄榄、芦菔常煮汤代茶饮"；治牙疼用"经霜西瓜皮烧灰，敷患处牙缝内，立效"，诸如此类。后面的医话虽篇幅不长，但内容丰富，有灸火论、痨病说、慎疾法、治疫方、解鸦片、劝医说二则、救荒法、救火策、寡欲说、杜痨方、成方弊等，大多短小精悍，却随处可显真知灼见。如慎疾法，说的是养生，王孟英强调"慎言语、节饮食，二者为养身之切务"，他信奉陆游"多寿只缘餐饭少"的养生法。他强调一般民众对饱暖过度视为酿病之源知之甚多，而过度逸惰亦易致病却认识较少，只知道过劳致病而不知过逸也能致病，这才是导致"温补之门所以日开，而炎黄之道所以日晦"的原因。

咸丰三年（1853）仲冬，赵梦龄为王孟英的《潜斋医话》作序，此序虽为《潜斋医话》而作，实为以上三家医案的总序。赵序中称赞王孟英"以生民疾苦为心，勿私其艺，抑亦王君识量之不可及"的仁心仁术。在完成了以上三家医话的刻印以后，王孟英继续收集整理散落于民间的简效验方。

《四科简效方》完成于咸丰四年（1854）八月，是一部方剂学著作，分甲、乙、丙、丁四卷，分别收入内、外、女、幼四科的单验方，每科皆因证列方，有条不紊。书稿完成后，未及时刻印，好友汪谢城最先看到后抄录了一本副稿，并校阅后珍藏。

王孟英去世后，其藏书及手稿散出，《四科简效方》原稿本于二十年后由绍兴人田杏村获得。不久，近代著名教育家、藏书家徐树兰见到此稿本，认为此书"抉择精审，简明且备"。后来他又得到汪谢城手校本，于光绪十一年（1885）将其刻印问世，此时距王孟英去世已经二十二年。后来此书于民国初年编入《潜斋医学丛书十四种》。

王孟英编辑此书的目的，在自己的序言中说得很明白："天下之难事莫如医，同一证也，所因各异，传变攸殊，况体有虚实，病有浅深，脏性有阴阳，天时有寒燠，虽方与病合，尚须随证损益，以期无纤毫之扞格，庶可药到病除，而无遗人夭殃之误。苟非守经达权之士，恶足以语此，此成方之不可执也。古名臣大儒，录单方以便民用，洵属利济为怀。"这篇序言也是很好的一篇医论，再次强调辨证论治、因人而异的治病与养生法则。

《洄溪医案按》完成咸丰五年（1855）十月，《洄溪医案》是徐大椿的医案集，仅一卷，总共四十八例医案，其中内科三十二例、妇科四例、外科十二例，是由门人收集辑录的抄本，无刻本。早在道光三十年（1850），王孟英整理了徐大椿《慎疾刍言》，并改名为《医砭》刻印问世。咸丰五年（1855）夏天，吕慎庵从徐大椿门人金复村处得到抄本，知道王孟英正在收集前人遗稿，便寄给王孟英。王孟英读后欣喜若狂，如获至宝，虽仅一卷稿本，而且书中所录方药也不是很详细，但王孟英认为虽"方药不甚详，然其穿穴膏肓，神施鬼设之伎，足以垂医鉴而活苍生"。《洄溪医案》以内科杂证为主，记载的案例大多治法灵活多变，随证而施，体现了徐大椿精彩和独到的临床见解。尽管案例不多，但颇有影响力，民国初年被收入《清史稿》，认为是一本"剖析虚实寒温，发明治疗之法，归于平实"的医案集。

王孟英在重编《洄溪医案》时加了自己的按语，按语并不多，共二十三条，但可以看出他对徐大椿医学思想和临床技能的赞赏。徐大椿与袁枚是好友，袁枚曾作有《灵胎先生传》，传记中袁枚也流露出"采其奇方异术，以垂医鉴而活苍生"的想法，但终因"仓猝不可得"。袁枚也是王孟英崇敬的文人。王孟英得到《洄溪医案》抄本后，仅花了不到半年的时间便完成了批校，也算是了却了袁枚的一个心愿。

徐大椿早王孟英一百余年，曾亲历昆山的一次瘟疫大流行，"雍正十年，昆山瘟疫大行，因上年海啸，近海流民数万，皆死于昆，埋之城下，至夏暑蒸尸气，触之成病，死者数千人"。徐大椿也参与了这次瘟疫的救治，医案记载了二十七例病人，在徐大椿诊治前用的都是"香燥升提之药，与证相反"，而徐大椿则以清凉药物辟邪解毒为主，结果治愈二十四人，死亡仅三例，救治成功率极高。对这些治疗经验，王孟英极为认可，并大加赞赏，因为与自己治疗温病的理念颇为一致。因此，王孟英在按语中专门作了强调："风湿之邪，一经化热，即宜清解，温升之药，咸在禁例""凡温邪燥火之证，犯之即死，用者审之"（《洄溪医案按》），表达了自己的认同。

在治疗痰饮、痰喘等案例中，徐大椿的临证思路也引起了王孟英的极大共鸣。徐大椿所记载的五个案例，都提到医者分别以为是"纯虚之证""以温补治之""非参、附、熟地、干姜不可"，而徐大椿则不以为然，以"清润之品""清火安神极平淡之方""消痰降火之方"，将病人一一治愈。这些医案令王孟英读后拍案叫绝，他同时结合自己的临床案例给予佐证，在按语中痛批当下世风与百年前如出一辙，"医者迎合其意，投以大剂温补""医者谓为极虚所致，补益加峻，致酿为遍体之痰也""服温补药而强旺加餐，病家必以为对证矣，而孰知隐受其害哉？更有至死而犹不悟者，目击甚多，可为叹息"。让王孟英扼腕叹息的是，当时距徐大椿时代已经过去一百多年，而社会上执迷不悟的人依然如此之多，可见根除世风陋习之艰难。

书稿完成后，王孟英将书名改为《洄溪医案按》，首先将此书寄给了海宁藏书家、刻书家蒋光焴。该书的刻印，海宁的几位藏书家、刻书家功不可没。蒋光焴（1825—1892），字绳武，号寅昉，亦号吟舫、敬斋，海宁硖石镇人。其衍芬草堂，与堂兄蒋光煦的别下斋一样，以藏书、刻书齐名。蒋氏兄弟与当时的知名学者钱泰吉、邵懿辰、张廷济、俞樾等时有往来，也是王孟英晚年回归海宁后交往最为密切的朋友之一。

另两位海宁学者许楣和时任海宁教谕的钱泰吉也为此稿本做了认真细致的审核补校，两位学者审定后，一致认为此书颇有价值。许楣（1797—1870），字金门，号辛木，海宁长安镇人。道光十三年（1833）进士，官户部主事。精医理，尤长外科，曾校刊《外科正宗》一书。钱泰吉（1791—1863），字铺宜，号警石，别署深庐、冷斋，著名藏书家，浙江嘉兴人。《洄溪医案按》经过他们的最后审定，由海宁衍芬草堂刻印。

《洄溪医案按》完成后，王孟英把自己从道光三十年到咸丰五年（1850—1855）间编著的著作，再加上《霍乱论》《重庆堂随笔》两书，合成《潜斋医学丛书》，包括《医砭》《言医》《愿体医话良方》《柳洲医话良方》《潜斋简效方》《女科辑要》《霍乱论》《重庆堂随笔》八种，是王孟英最早以"潜斋医学丛书"命名的结集。

太平天国战乱以后，较以往而言，王孟英的交游、出诊业务没有以前忙碌了，相对有了比较多的闲暇时间，他终于可以潜心著述。早在几年前，好友庄仲方为王孟英《仁术志》写序时，就有过这样的建议："无著述以传，则泽及一时，而勿能垂百世，此轩岐所以有著述也。"著书立说以冀传百世，是古代读书人的愿望，根据王孟英的才学和积累，朋友们希望王孟英能抽出时间用于著述，能为后人留下不朽。在江西时，杨照藜也向王孟英表达过类似的建议，王孟英晚年的几本重要著作基本上是在这一段时间著成。

《归砚录》是王孟英在海宁期间的随笔，记录了他这一时期的行医见闻、杂感、读书心得及医案，并选收部分名家医案和民间单方、验方，并附有自己独到的见解，包括对古代医学文献的客观评价与分析。成书之后，无论其医案、医话，还是文采、学识，对当时乃至后世都产生了很大的影响，这是王孟英继《霍乱论》《王氏医案》《温热经纬》以后的又一部力作。

《归砚录》书稿起于咸丰六年（1856）春，以编年体形式逐年记录，并不断修订增补，于咸丰九年（1859）春正式定稿。他亲自为《归砚录》写序，这篇序言因写于动荡不安的乱世，王孟英有感于身世，忧患于时局，感慨万千，从出生到回归，自叹身世，行笔凄楚，读之令人心酸，可以说是王孟英的一篇小传，也是他为何将新著定名为《归砚录》的自我注解。

自序写于同治元年（1862）八月，《归砚录》的刻印过程颇为曲折，书稿完成后，由学生徐亚枝带回杭州校对，于咸丰十年（1860）春完成制版，但因杭城陷于战火，未能及时开印。书版被带回海宁，准备在海宁开印，岂知海宁不久也遭战火，海宁刻书家蒋光煦因别下斋被付之一炬，郁而暴病，随即去世。蒋光煦将衍芬草堂藏书及时搬迁至武昌，才免遭灭顶之灾，但衍芬草堂已无印书条件，《归砚录》开印再遭搁浅。随后王孟英避乱濮院，再到上海，书稿一直带在身边。到上海后得到新结识的朋友金薏斋的帮助，在上海完成印刷。《归砚录》卷四也是王孟英医案，辑录了自咸丰五年至咸丰七年（1855—1857）间的医案。

《蓬窗录验方》是王孟英在海宁期间，利用泛舟出诊、蓬窗闲坐时，读书笔耕不辍，将所录入的常用简验方编辑而成。自谓此书"多医家宜备之药，可以应世，可以济贫"，选方以"药贵精不贵多，并不贵贵也"为原则。该书辑成后，经好友蒋光煦编入《汇刊经验方》，由衍芬草堂刊行问世。

《随息居饮食谱》是王孟英寓居濮院时期的著作。咸丰十一年（1861）五月，王孟英应濮院好友董耀之邀，移居濮院，一则是避乱，二则濮院霍乱流行。蛰居董宅的王孟英，白天出诊应酬，晚上读书著述，独坐灯下，有感于世道处变，前景渺茫，其心境可想而知。在这样的情况之下，王孟英开始了《随息居饮食谱》的撰写。在序言中，王孟英道出了"今旅濮院，麩核充饥"的窘迫，也说出了为何更字为"梦隐"的原委，"华胥学步，神挈希夷，因易字曰'梦隐'"，不免感慨万千，"梦隐"字号就是在这样的背景之下所起。身居乱世，每当夜深人静，经一天诊疗疲惫不堪又常食不果腹的王孟英，回忆自己四十年的经历，深感"前路悠悠""后路茫茫"，但他并没有放弃作为医生"惟有不忘沟壑"的初衷。从表面上看，王孟英的再次避隐是出于无奈，然而其内心仍隐而有志。好友许培之为"梦隐"二字做了这样的注解："却求韬隐无容隐，一枕酣恬托梦乡。"（王孟英《随息居饮食谱·序》）

董耀和吕慎庵为此书所作的跋语，分别描述了当时的社会境况和王孟英的处境。董耀对王孟英的人品做了高度评价，认为处乱不惊，甘愿淡泊，始终保持一介儒士的风骨，能在乱世中倡导一种"俭以养廉，淡以寡欲，安贫乐道"的生活方式。

吕慎庵的跋语则从另一个角度描述了王孟英的君子品格，将其与历史上的著名隐士相比，认为其愈隐声名愈望。他在跋语中这样评价："吾友海昌王君，抱有用之才，无功名之志，操活人之术，而隐于布衣。此海丰张雨农司马以为奇人，而吾乡庄芝阶中翰称曰隐君子也。余谓惟奇人斯能隐，王君身虽隐而名望日隆，遨游公卿数十年，知劫运酿成，莫从挽救，飘然归籍，贫无立锥，尝著《归砚录》以见志。"并用"希夷先生以睡乡隐，尤为隐中之尤著者也"做比喻，"希夷先生"，指北宋著名隐士、道家学者、养生家陈抟，称号乃宋太宗所赐。

写《随息居饮食谱》的目的，王孟英在自序中做了说明，作为一名医生，虽"卫国"无能，但"卫生"是其职责。王孟英深知"国以民为本，而民失其教，或以乱天下；人以食为养，而饮食失宜，或以害身命"的道理，既然治国无门，那么就教百姓养生，这也是古时圣人所提倡的"教与养并重"的道理。王孟英认为，尽管人人知道"民以食为天"，但却很少有人真正懂得饮食的旨趣，如能让百姓懂得食物的性味，学会从日常饮食中养生，则既能节其饮食，又能调治颐养，所谓"善养生者必能善教民"，这才是王孟英写此书的本意。《随息居饮食谱》就是在这样的背景下书写的，王孟英戏称是在"画饼思梅"。

当时的环境极其艰苦，寄宿在董耀家的王孟英，常常食不果腹。董耀也说，日常只能"食糠秕以充饥"。因战争、灾荒和时疫流行，当时物价奇高，民生疾苦，王孟英在自序中提到："今夏石米八千，斤薤四十。茫茫浩劫，呼吁无门。吕君慎庵，知我将为饿莩也，招游梅泾，寓广川之不窥园，无事可为，无路可走，悠悠长夜，枵腹无聊。丐得枯道人秃笔一支，画饼思梅，纂成此稿，题曰饮食谱。"可见此书是王孟英在饥寒交迫、凄风苦雨的夜晚，忍饥挨饿的境况下写成的。

《随息居饮食谱》写成以后，为此书题诗者众多，有海宁周在恩、周开第，钱塘吴淦、张荫榘、戴其浚，宜春袁凤桐，余杭褚维培、褚维奎、褚维垕、褚成亮、郎璟，仁和朱志成、徐嗣元、许之棠，湖州汪曰桢、蒋堂，桐乡陆以湉，嘉兴张保冲，秀水张王熙、金福曾、赵铭，海盐王元煊等。

好友汪曰桢受王孟英之托为其校稿，看完书稿后，汪曰桢认为《随息居饮食谱》的价值远在明代的《食物本草》之上。在明代，薛己、卢和、汪颖、钱允治、姚可成等人都写有食物本草类著作，后经明末姚可成修订增辑，撰成《食物本草》二十二卷。该书是当时食疗类著作的代表，一直以来都是一部很有影响的著作，但是，汪曰桢认为王孟英的《饮食谱》远胜于《食物本草》。

仁和的朱志成兄弟都是王孟英的好友，其兄朱仲和曾想与王孟英一起移居海宁比邻而居，后死于杭州战乱。朱志成看到王孟英的《饮食谱》后，更是感慨万千，写下了四首绝句，其一为："甘苦深尝世味余，闭门且著一编书。青灯风雨西窗下，笺疏功深午夜初。"写出了王孟英著《饮食谱》时的真实境况。

桐乡陆以湉（1802—1865）道光十六年（1836）进士，博儒通医，著有《冷庐杂识》和《冷庐医话》，也是王孟英的好友。陆以湉为王孟英身处乱世、忧世著书的精神所感动，题写了五言律诗二首，其中有"烽火连天急，萧然独隐居。不胜忧世念，更著活人书"的诗句。陆以湉在诗前小序中还写道：《饮食谱》采撷浩博，妙能以简约出之。少陵云：'读书破万卷，下笔如有神。'正此之谓。所列单方，亦皆精妙。发刊后定当风行海宇，传之无穷。"而所赋律诗第二首，评价更高："万卷充肠后，名山业始成。立言皆有物，析理必求精。世鲜能知味，人当重养生。一编传刻遍，利济及环瀛。"充分肯定并期许此书一旦刊印，定当是一部极有影响力的著作。

嘉兴举人张王熙读了《随息居饮食谱》后，认为此书"顾及是而谋所以复元气者，则亦仍求之饮食之道可矣"，希望能与治理国家的"中外诸公，方且徐徐焉起而图之"，将治理国家的希望与身体调养一样起到良好的功效。

余杭的褚维奎、褚维垕兄弟当时正在上海避乱，王孟英第五女定亲于褚家二哥褚维培的儿子褚成博，故在《随息居饮食谱》题诗中，褚氏兄弟均以"姻家"称谓。褚家本是余杭望族，书香人家，有感于时局忧虑，对王孟英写此书的目的也很有同感。褚维奎认为，在"东南民力疮痍遍"的乱世之中，食物养生同样"也在调元赞化中"。"赞化"语出《礼记·中庸》"能尽物之性，则可以赞天地之化育，则可以与天地参矣"，"调元"的本意是指执掌大政的宰相调和国家大事的能力。可见儒家的经世治国与医家的治病救人是殊途同源，"医国医人理本同"。

褚维垕也不无感慨地写道："虽然悬壶末伎也，生人之意靡穷，生人之量有限，出门一望，疮痍溢目，蓬蒿满田。恫瘝在抱者，盍起而饮食教诲吾民哉。"尽管医学只能治病，其技艺微不足道，但从饮食而起的养生之道，是人人可为的，人民只有活下来，国家才有希望，"肥家"方能"肥国"，这也是儒家的经世治国之道。

褚成亮是王孟英女婿褚成博的二哥，也是一位饱学之士，当时虽年仅十七岁，却已才华显露，后来相继中举人、进士。他在读了《饮食谱》后写下长歌一篇，有"及今蹉躏年复年，生民涂炭思逞狡。太和元气谁为回，调摄得宜细参考"之句，盛赞王孟英此书于国于民的贡献。

嘉兴人金福曾，字茗人，也是王孟英的朋友，当时正随曾国藩军队与太平军征战在杭嘉湖一带，亲历了同治元年（1863）的霍乱流行。军队惨遭霍乱侵袭，因病而战斗力明显下降的惨象历历在目，因此更能体会到医家治病养生的重要，他由衷感谢王孟英的妙手回春之术，"问谁大展回春手，参苓妙剂调君臣。疮痍到处尽苏息，仁民之意推亲亲"，并认为"先生之学在经世，先生之书可问津"。

王孟英的侄子王承烈为《饮食谱》编写体例时如此写道："吾叔苦志力学，自垂髫以来，忧勤剔厉垂四十余年。虽经世变，身超物外，得以随处而息焉、游焉，乃饮水思源，谱是书寓意。"认为此书"不但经纶足以济世，烈且以知叔之晚境如饴，更有甘蔗旁生之兆焉。"在侄子的眼里，此时的王孟英尽管生活艰苦，但晚境如饴，读此书者会有甘蔗旁生、津津自流的甜蜜感。

《随息居饮食谱》是成书于乱世的一部营养学专著，全书仅一卷，共列食物331种，分水饮、谷食、调和、蔬食、果食、毛羽、鳞介七类，多先释食物名，后阐述其性味、功效、宜忌、单方效方，甚或详列制法，以及比较产地优劣等。论述清晰，重点突出，语言通俗易懂，是研究中医食疗、养生保健、祛病延年的一本必备参考书。

吕大纲为《饮食谱》的编排体例做了说明，认为此书"以水始，以蝗终，寓意深矣。梦隐身尝世味，如辨淄渑，岂治乱之理，果可征之人事欤"。相传淄水和渑水味各不同，混之则难以辨别，万物也皆有特性，如何在混淆中辨析清楚，唯王孟英具备这样的本事。如果掌握政权治理乱世的人，能像王孟英分辨食味一样清晰辨别时势，那么治理人事其实是一样的道理。这就是吕大纲认为此书"寓意深矣"之所在。

许之棠与周开第是当时随王孟英游学的学生，两人都为《饮食谱》为何"以水起，以蝗终"的用意做了注解，认为王孟英用意深刻。许之棠认为："谱以水始，以蝗终，谓鱼子得水，可不为蝗，犹莠民向化可不为盗，寓意深厚，独具苦心。"周开第亦在最后的跋语中不无感慨地说："呜呼！犹民之失教以为盗贼，诛之必不胜诛；得有善教者，何难复化为民耶？"（《随息居饮食谱》）

王孟英在濮院的时间是咸丰十一年（1861）秋至同治元年（1862）四月，在这段时间里，王孟英除了为灾民治病，完成了《随息居饮食谱》外，还编著了另一部书《鸡鸣录》。

《鸡鸣录》是一部普及自疗方法的著作，所谓"鸡鸣"者，出自《诗经·郑风·风雨》篇："风雨如晦，鸡鸣不已。既见君子，云胡不喜。"古人大多以此比喻在黑暗之中，不乏君子喜迎光明的到来，是贫寒之士仍心怀远大志向的写照，与王孟英当时的心境颇为吻合，只愿为天下与自己一样的饥民能在乱世之中，从自然界获取食物养料，既能活命又可自疗。

撰写简效方疗疾与食疗方养生是王孟英一向颇为重视的事情，也是舅父俞桂庭的遗训："施药不如施方。"仓促救人之方，应广为传播，能让人们掌握自救之法，也是医生应尽的职责。因此，王孟英年轻时就有心于此，在平时的读书临证中，非常重视简效方的收集，希望对处于穷乡僻壤就医困难，或行旅宦游偶有病痛的人，提供自疗方便，尤其是在战乱之中，对于颠沛流离的百姓更显得重要。

《鸡鸣录》全书不分卷，共十七篇，分别是女科、儿科、养生、虚劳、哮喘、反胃及痛噎膈、痞积、肿胀疸疟、癫狂痫厥疫、中毒、头面七窍病、风痹脚气转筋鹤膝、前阴、后阴病、外科、伤科、祛虫害物等，共收集了 277 个常见病证。其中女科、儿科、外科的简易治法最多，可能是乱世之中，这些问题百姓最易遇到，情急之下，也更急需应对。《鸡鸣录》的选方原则是"简而有效"，如使用后可能会发生或效或不效者，是病因不同，因此王孟英在书中反复强调，单方也不要盲目使用，辨清病因至关重要。尽管是简效方，但也必须注重辨证论治。

《乘桴医影》是王孟英的最后著作，只可惜因王孟英的突然去世，该书成了未竟之稿，全书仅有二十六个案例，王孟英本来准备把自己在上海的诊治经历按编年体形式做一个完整的记录。《乘桴医影》医案始于同治元年（1862）五月底，因"乞诊者纷纷"，王孟英按计划开始记录在上海期间的医案，并为新书取名《乘桴医影》，还事先写好了序言。"乘桴"语出《论语·公冶长》，"道不行，乘桴浮于海"，是指天道时势的不济；"医影"为自己行医踪影。序言写得悲怆凄楚，有"意欲乘桴海上，法圣人之居九夷"的志向，是王孟英移居上海前后真实情况的记载，也是真情实感的流露。这是一篇了解晚年王孟英颠沛流离生活最为真实的史料。

在流离颠沛的岁月里，既能效法圣人，又能在纷乱之中，聊记一二，留下"医影"，实属难能可贵。"居九夷"语出《论语·子罕》，孔子要想住到偏远的地方，有人问，那里很简陋，怎么办？孔子回答说，有德行的人可居住在任何地方，有什么简陋可言呢？尽管现在离乡背井，乘桴海上，他依然以效法圣人为准则，可见王孟英的抱负和志向。

《乘桴医影》尽管只收录了二十六则医案，但记录了王孟英在沪期间的医疗点滴。失败、成功的案例都有，尤其是被误诊或自误的案例，给后人留下了启发。医案仅记载到同治元年（1862）的秋天，后面就没有继续下去。一是说明当时王孟英身边没有随从学生，因而没能及时记录；二是实在太忙，无暇记录。从仅有的二十六个案例的文笔看，应该都是王孟英自己的文风，简洁而精练。这些为数不多的文字，也是王孟英一生中最后的医疗活动记录。

在忙碌而动荡的生活中，王孟英依然没有忘记对海宁先贤遗著的收集整理。海宁世医郭诚勋的《证治针经》撰写于道光三年（1823），成书后没有刊印，一直以抄本形式流传。浙江省图书馆馆藏清代名人信札中有一通王孟英致蒋寅昉的信札，谈到了此书的校刻过程："近又重校《证治针经》。此书为贵镇郭云台先生所辑，板已早毁，世罕传本，谢翁亦未见过。以为真有用之书，无如卷帙稍繁。在此地誊一清本，需钱十千文也。"此信写于同治二年（1863）二月初四。从中可知，王孟英当时正在重校《证治针经》一书。郭云台即郭诚勋，为海宁郭氏世医。郭诚勋这部著作中治温病的内容，曾对年轻时期的王孟英有过很深刻的影响，这本书也因为有了王孟英的重校，才得于流传至今。

第二章 无所不长

自从王孟英被公认为温病学家以后，研究王孟英的学者和医家，大多集中在他的温病学理论和临床上的成就。其实，王孟英对医学的贡献，绝非局限于此，除了温病学说在前人的基础上有所突破和创新外，他更重要的贡献还是在于临床实践。从他近四十年的医案看，临证范围涉及内、外、妇、儿等各科，难怪乎当好友张柳吟第一次看到《回春录》医案，就惊呼"孟英于内伤外感，无所不长"；杨照藜第一次看到《回春录》和《仁术志》，也不由自主地发出感慨："霍乱一论，不过孟英一端之余绪。"由此可见，王孟英在临床各科治疗上的功力，已得到当时社会主流的认可。他不仅是治疗温热病的大家，更是一位擅长临床各科的一方名医。善于学习古人经验，善于观察和思考，善于批判与反思，又重视理论与临床的结合，重视辨证论治在临床上的应用，重视前人经验中的得失成败，这些因素的综合才是王孟英成为一位全才型医家的重要因素。

一、霍乱一论不过孟英一端之余绪——内外妇儿俱精

王孟英的学术成就、临诊范围，绝非局限于霍乱和温热病，从其所记录的医案来看，几乎涉及内、儿、妇、外临床各科，是一位名副其实的全科医学大家。他的医案集记载了很多治疗内科、儿科、妇科杂证方面的案例，比较全面地反映了王孟英一生的医疗技术，从中可以看出他的诊疗范围非常广泛。后人在研究王孟英时，往往多偏重于他治疗温病方面的卓越贡献，在其被推为治疗温病巨擘以后，其治杂证的高超技术反而被后人忽略。难怪杨照藜读了《回春录》《仁术志》两部医案后，在为《王氏医案》所写的序言中，发出了"始知霍乱一论，不过孟英一端之余绪"的感慨，言不由衷地称其为"一时宗匠"。

内、妇、儿诸科，本来相通，古代名医，大多不局限于大方脉，幼科、外科，乃至推拿、针灸，样样精通。王孟英医学功底扎实，临证思路宽广，辨证精确，因此在治疗内、妇、儿诸病时，同样能显示其高超的医术。他早年曾对妇科疾病有过深入研究，在诊妊脉、辨男女方面具有独到经验，在《回春录》及其他医案中都有记载。尤其是治疗女科疾病，应该说王孟英很有特色。他后来在编辑《女科辑要按》一书时曾说："雄于女科阅历多年，见闻不少，始知古人之论不可尽泥，无妄之药不可妄施也。"治病不落俗套，不随波逐流，具有自己独特的见解，这是王孟英往往能胜人一筹的优势。

《仁术志》记载了一例九年不孕又病将不起者，王孟英不但救治成功而且使其生子的案例。患者是孙位申夫人，婚后九年不孕，平素阴虚肝滞，痛胀少餐，暮热形消，咽痛喉癣。一次停经后，诸医以为人将不起，但家人并不死心，转请王孟英诊视，要求很简单，只要带病延年即可。王孟英看过病人后，认为"脉尚不细，肤犹淖泽"，并不认为她已病入膏肓而成绝症，于是，欣然应诺为其治疗。经过王孟英精心调理，病人月事已行，诸恙皆缓，且能作劳。到了秋天，王孟英再去诊视，病人说：自今年三月以来，月经又停至今，而一切旧恙更见其增，病人以为久病复发，恐将不治，有些绝望。王孟英脉诊后觉得"弦滑左甚"，应该是妊脉，便笑着说："岂仅可延其算哉？且有熊罴入梦矣。"熊罴入梦是指将生男丁之意。家属听后颇感诧异，将信将疑。王孟英开了一张调治方后颇有信心地说："等待喜讯吧。"到了冬天，孙位申夫人果然喜得一子，而且顺产，母子安康。类似这样神奇的病例，在医案中还有很多。

翁嘉顺是王孟英的老病人，全家人曾患温病，经王孟英救治脱险后，除了自己常患的内科疾病必请王孟英诊治外，他的母亲、妻子、妹妹有妇科方面的疾病，也仰赖最信任的王孟英。

一次翁嘉顺妻子产后发热，起初翁嘉顺并不知道王孟英在女科方面的医术同样精深，请的是萧山竹林寺僧医。竹林寺僧医女科源远流长，始于晋，盛于宋，在清代具有响当当的名声，其用药风格基本是生化汤一类。但因渊源极深，名声又盛，凡有钱人家的女人患妇科疾病，竹林寺女科是首选。可翁嘉顺的妻子经竹林寺温、龚二位僧医诊治后，病情非但没有好转，反而日益加剧，翁嘉顺便想请王孟英一试。

王孟英从脉象"脉软滑微数"入手，经过认真分析辨证，认为病人"素体阴亏，热自内生，新产血去，是以发热"，而眼下病人确实是出现了很严重又难以判断的证候，"谵妄昏瞀，最是吓医之证，渴喜热饮，宛似虚寒之据"，极易产生误诊。一般见识者往往是"猜风寒而表散，疑瘀血以攻通"，因此处方用药时，"帖帖炮姜，人人桃桂"是为常态，最后大多导致病人"阴愈受劫，病乃日加"。在王孟英看来，这是一个"痰饮内盛，津液未至涸竭"的病证。仅开了一张蠲饮六神汤加凉血养阴生津的处方，几天以后，病人便逐渐康复。但过了半个多月，又开始反复发热，这时，便有旁人开始说闲话了，认为是王孟英用凉药太过，导致病情加重。翁嘉顺也有些犹豫，正在考虑是否更换医生之际，戏剧性的事情发生了。当时适逢翁嘉顺的妹妹来探望嫂子，小姑平时从事的职业是扶乩占卜之类的迷信活动，在探望嫂子时忽然倒地，口中喃喃自语，旁人问她嫂子的病将会如何，她答道："此病必须服王先生药。"因她平时在扶乩占卜方面有些名声，大家都以为可信。既然是神灵旨意，翁嘉顺只好再次请来王孟英。当然，小姑也许是设计故意为之，因为她也是王孟英医术的信奉者，用这样的方式让家里人接受，至少也可以少费口舌。

王孟英还是从脉诊入手，"脉浮数而弦"，认为这是新感风温，与前面的病不同。这次，王孟英用的是自创天生建中汤，即用甘蔗汁频频灌服，再加大剂甘凉法，病人最终得以痊愈。

王孟英曾对产后普遍用生化汤的现象有过批评："凡产后世俗多尚生化汤，是以一定之死方，疗万人之活病。体寒者固为妙法，若血热之人，或兼感温热之气者，而一概投之，骤则变证蜂起，缓者蓐损渐成。"（《仁术志·卷二》）

一次，好友张养之的侄女因月经愆期导致食欲不振。先是一位于姓的妇科医生用活血通经的药物治疗，服后厌食更甚。后张养之介绍王孟英为她诊治。王孟英四诊合参，认为病是"痰气凝滞，经隧不宣，病由安坐不劳"所致，治法应该以"豁痰流气，勿投血药，经自流通"。而于某听到王孟英的观点后大笑说："其人从不吐痰，血有病而妄治其气，胀病可立待也。"王孟英则认为无妨，并坚持要求照方服用。果然，病人服药后"吐痰而遂愈"。王孟英见识之高超，预测病情之精确，令见证病人治疗过程的周光远极为佩服，对此医案做了如下点评："世人头痛治头，脚疼疗脚，偶中而愈，贪为己功，误药而亡，冤将奚白？"王孟英以辨证论治为准则，以治病必求其本的精神，又一次以疗效做了最好的示范。

道光二十七年（1847）夏，王孟英的好友吴酝香女儿产后发热，因误治致"热壮神昏，汗出不止，势濒于危"。其兄吴季眉连夜请援于王孟英，王孟英赶到一看，对家属说道："病犹可治，第药太惊人，未必敢服。"病重药重，但是产后，王孟英担心病人不敢服用。其兄很信任王孟英，表态说但用无妨，于是，王孟英大胆以白头翁汤加犀角地黄汤加减，第二天复诊，病人已有好转。

第二剂药，王孟英依然用寒凉清解法，然病人婆家高氏也是名门望族，族人意见发生了分歧，有人认为产后最忌寒凉，而且大剂连续使用，病人体质无法经受。于是又请来前医商量。前医是典型的温补派，恪守产后宜温古训，信誓旦旦地说："幸我屡投温补在前，否则昨药下咽，顷刻亡阳。"前医固执己见，用药依然大剂温补，病家已经开始煎药。

当时在场的一位亲戚觉得这有悖于王孟英的治疗方法，有些担心，于是跑到病者娘家，将此事告诉吴酝香。吴酝香进士出身，儒、医兼通，平时服膺于王孟英，知道温补派误人不浅，便当机立断，派两个儿子吴季眉、吴汾伯飞快赶至亲家。吴家两位公子很强势，果断阻止了前医的治疗方案，再派人轮流守候监视，看着自己的妹妹服用了王孟英所开的药方才放心。王孟英颇为感动，尽管承受了很大的压力，在得到病家如此信任的情况下，深感知音之间的情谊，心情舒畅，只有尽快治愈病患，才能不负期望。王孟英知道如果没有吴酝香的信任以及吴氏兄弟的强势支持，恐怕连说理的机会也没有，当然疗效才是最好的说服力。有了好的治疗环境，王孟英竭尽全力发挥本事，病人连服七天大剂凉解药后，慢慢好转，又经过一段时间的调理，终获痊愈。

治愈高夫人的病后，王孟英还就产后疾病的治疗，专门做了一段论述："世俗泥于产后宜温之谬说，况兼泄泻，即使温补而死，病家不怨，医者无憾也。或具只眼，其谁信之？此证苟非汾伯昆仲笃信于平时，而力排众论于危难之间，余虽见到不疑，亦恶能有济耶？"接下来他说得更直接："病不易识，尤不易患；医不易荐，尤不易任；药不易用，尤不易服。诚宇宙间第一难事也，而世人浅视之，可不悲哉！"话虽说得有些激愤，但其目的在于警世，希望这样的事情以后不要再发生。

在治疗儿科疾病方面，王孟英同样显示出高超的技术与经验。道光年间疫病流行，伤及儿童尤多，而当时杭州城内专治儿科的医生很少，古时医生往往内、妇、儿各科不分，好的医生大多各科俱精。王瘦石是王孟英的族兄，也是当时杭州的名医。杭州疫病流行时，许多患病孩子的家属找到王瘦石，希望他能寻访一位擅长儿科的医生。王瘦石也有同感，认为疫病流行时期，应该向大家推荐一位善于治疗外感时病的医生，他认为"人有大小，病无二致，切勿舍大方而信专科"，因此极力推荐王孟英，他认为王孟英足够承担此重任，而王孟英也确实没有辜负大家的期望。

道光二十一年（1841）夏，瘄疹（即麻疹）盛行，杭城仅有的几位儿科医生一时手足无措，病急乱投，只能照搬套用古方，致使疫病无法及时控制。当时，王孟英的友人陈仰山一家十余个孩子发病，病情有轻有重。陈仰山虽是儒医，却也毫无办法，只能求助于王孟英。经王孟英治疗，一一以清解而愈。

一位驻军官员王子能找到王孟英，说自己一个亲戚的儿子，年仅五岁，得了风疹病，经儿科医生套用以柽柳（柳叶）为主的疏风透疹药治疗后无效，病情转重，希望王孟英能为之诊视。王孟英看过病童后一反以轻清为主的常态，当即重用犀羚白虎汤。这样的重剂被当时的儿科医生视为禁忌，而王孟英却遵循温病的治疗规律，大胆使用，使病情迅速好转。而此前为孩子治疗的儿科医生看到王孟英的处方后，因方中有石膏，便极力劝说家属，说小孩不可用石膏，又按常规思路给孩子用了温散剂，导致再次气喘痰升加剧。王子能只好再次恳请王孟英前往治疗，王孟英依然用白虎汤，最后治愈了这个孩子。类似这样成功救治儿童疾病的典型医案，在《回春录》及以后的医案中还载有多例。

在王孟英看来，人有大小，但感受则一，既然"感受既一，治法亦无殊，奈大方明于治温者罕矣，况幼科乎"。"大方"即"大方脉"，是我国北宋时期官方卫生机构医学分科中的一种，专门治疗成年人疾病，相当于现在的大内科。王孟英的意思是，现在治疗成年人的温热病，能明白的人还很少，更何况儿科。其实在治疗方法上，大人、小孩是一样的。由于王孟英的积极介入，在疫病流行之年，不少孩子得到了救治。

下面是一例用重剂治儿科的案例，在大多数验案中，王孟英治疗儿科疾病往往用药极其轻灵，轻可去实是王孟英的用药特色。一次王孟英仅三个月大的儿子因感风寒，出现"微热音嘎，夜啼搐搦"症状，因王孟英中年得子，王妻特别重视，专门请了一位著名儿科医生诊视。儿科医生认为，婴儿才三个月，"即感外邪，又兼客忤"，所谓"客忤"是一种儿科重症，常指孩子去墓地时受到异常惊吓或感外邪所致。因王孟英一家前几天正好去过墓地扫墓，便认为是一例极重危症，所开药方也极其庞杂。王孟英看过药方，却并不以为然，安慰妻子不用担心，仅用三枚蚱蝉煎汤饮服，取其清热息风，开声音而止夜啼。果然，覆杯而愈。蚱蝉是一味常用中药，具有清热、息风、镇惊的功效，主治小儿惊风、癫痫、夜啼。当时王孟英的好友赵迪楼也是杭州名医，亲见王孟英以如此轻灵之药治愈自己的孩子，也极为佩服："用药原不贵多而贵专，精思巧妙，抑何至于此极耶！然即古之奇方也，今人不能用，而孟英每以此法奏神效。"作为同行，赵迪楼看到过王孟英治病的神奇疗效，故有此感慨。

王孟英临证及治疗疾病的范围极广，根据《归砚录》统计，仅在海宁期间，经其治疗的疾病几乎涵盖了内、外、男、妇、儿各科，乃至针刺艾灸、敷贴熏蒸，几乎无所不能。如治疗桐乡冯广文患瘰疬破而不敛一案，在诸医束手无策的情况下，以清肃上焦痰滞法而愈，以及治一少年阳痿病人，诸医用补肾壮阳法无效，王孟英以清泄郁热法而愈，都是别出心裁案例。难怪乎杨照藜有"始知霍乱一论，不过孟英一端之绪余"的赞叹。

二、遇濒危之证必竭思以拯——治急症立竿见影

王孟英有非凡的才智和过人的胆识。行医之初，从金华到杭州，短短

几年，凭借其初生牛犊不怕虎的闯劲，看病不畏疑难杂症。但凡遇有急危重病，或其他医生怕冒风险而推诿谢绝的病人，他往往自告奋勇，主动应诊。凭着扎实的功底和认真仔细的态度，救治了一个又一个危重病人，看好了越来越多的疑难杂症。很快名声日盛，迅速崛起，二十多岁的王孟英已经成了一方名医。舅父俞世贵看到初出茅庐的外甥声名鹊起，兴奋地说："后生可畏，余每闻而喜跃。"在为之高兴之余，他不忘叮嘱外甥好好保存医案，以备今后总结整理。

王孟英有了一定声望后，当地的街坊邻居也乐意请他看病，一些医生遇有自己没有把握的重危或疑难复杂的病人，也会介绍给他，以致当地有些人觉得王孟英有点"痴"。因为他专找危急重症治疗，风险很大，稍有不慎，便可能名声扫地。但是，王孟英对此却并不在乎，反而对越难治的病人越感兴趣，而且乐此不疲，还为自己取了个别号，叫"半痴"。王孟英自称"半痴"这一雅号就是这样来的，他自己解释说："我于世无所溺，而独溺于不避嫌怨，以期愈疾，是尚有半点痴心耳，因自号'半痴'，凡人有所求，力能者必应之。"庄仲方在《王氏医案三编》序言中也说过类似的话："未冠即能瘳剧疾，不悬壶、不受扁，遇濒危之证，人望而却走者，必竭思以拯焉，人皆痴之。""半痴"之号似贬实褒，王孟英也乐意接受，毕竟王孟英并非孟浪之辈，而是以实实在在的疗效赢得了声誉，因顺水推舟自取"半痴"别号，也有自傲的意思在内。王孟英"半痴"之号便由此传扬开来。

从行医之初成功救治周光远厥证案以及衙狱中毒案时，王孟英就显示了有胆有识的魄力和能力，在王孟英的医案中还有大量记载其治疗危重急症时的胆识。《随息居重订霍乱论·第三医案篇》中记载了一例王孟英用寒凉法治疗霍乱重症的案例。道光二十二年（1842），黄莲泉家六十余岁老佣人戚妇，平常忠勤敏干，身体颇健，主仆之间胜于亲戚。这年秋天，老佣人患霍乱转筋，王孟英用了自制蚕矢汤，病人两天后病情已有好转。岂知过了三天病情突然转重，老妇"忽然倦卧，不能反侧，气少不能语言，不饮不食"。

病情突然反复，主人黄莲泉有些恐慌，因他家离王孟英的住处较远，不好意思麻烦王孟英，就请了邻近的济仁堂朱姓医生诊视。朱医生看后，认为是寒霍乱，又因为见到病人已经昏昏欲脱，便开出了大温大热的附子理中汤急救。黄莲泉略通医术，一看处方，知药性温燥猛烈，不敢轻用，再与儒医王安伯商量。王安伯亦知此方非同小可，建议暂时不用，若真是寒证，前几天王孟英的蚕矢汤用后早就出事了，怎么可能反而好转。

黄莲泉觉得有理，派人飞速请来王孟英。王孟英诊视后，认为"此高年之体，元气随泻而泄，固当补者。第余暑未清，热药在所禁耳。若在孟浪之家，必以前之凉药为未当，今日温补为极是，纵下咽不及救，亦惟归罪于前手寒凉之误也"。在那个时代，大多数人对霍乱病的认识模糊不清，王孟英认为，"能知此证有阴阳之异，治法有寒热之殊"的明白人，少之又少。因此深感此病治疗之不易，同时感叹为医者更不易。而黄莲泉能对处方提出质疑，王安伯能看到病情治疗前后已有转机，有不要随便改变处方的想法，已经是很了不起了。王孟英深为之庆幸，并说了一段意味深长的话："好问者心虚，识机者智瞻，二美相济，遂使病者跳出鬼门关，医者卸脱无妄罪，幸矣幸矣。"经过王孟英及时正确的治疗，老佣人在六天后已能言语行动，调理一个月后，恢复健康。

这是一个重症案例，王孟英为之治疗的风险极大，病人是老年人，又是熟人介绍，病家信任，加上治疗方案与前医有本质的不同，病人的生死与医生的信誉都在一念之间，但事实上是王孟英成功了。周光远为此案专门做了评价："是证以半痴之学问，莲泉之厚德，安伯之见识，三美相济，始能起九死于一生。世之执死方治活病，视仆婢如草芥，不分皂白，信口雌黄者，读此能愧死耶？"众人合力成功救治一位老佣人，在当时被传为美谈，这也体现了王孟英用寒凉之剂治疗霍乱已经胸有成竹，没有高超医术支撑，就没有王孟英在治疗过程中的自信。

同样，发生在道光二十一年（1841）夏，杭州官宦石北涯的公子石诵羲患外感温热，也是王孟英以非凡的胆识和魄力，坚持治疗原则，经过激烈的交锋，最终挽救了病人的生命。石公子本来只是很平常的小病，因父亲权重位尊，先后请了好几位医生，岂知差点酿成大病，一个普通的外感病拖延了一个多月不能痊愈，演变成生命垂危的急重症。家人开始为之担心，于是派人请来王孟英。这一年，王孟英三十三岁，在杭州城里已经很有名气了。

王孟英看到病人时，已经"耳聋口苦，热甚于夜，胸次迷闷，频吐黏沫，啜饮咽喉阻塞，便溏溺赤，间有谵语"，从症状来看，病情似乎已经很严重。但王孟英透过现象看到了此病的本质，认为病情在表不在里，并不是很重，依然是"暑热始终在肺，并不传经"，根据经验判断，此病"一剂白虎汤可愈"。白虎汤是经方中治疗外感热病的名方。

石诵羲的父亲拿出以前医生所开处方，王孟英一一看过，除了"初诊顾听泉一方用清解肺卫法为不谬耳，其余温散升提、滋阴凉血，各有来历，皆费心思，原是好方，惜未中病"。顾听泉是杭州有名的儒医，也是王孟英温病学派的盟友。除他以外的医生都是一些对治疗温热病没有经验的纸上谈兵，那些方药根本起不了作用。看过前医的处方，王孟英有了更大的信心，更何况治疗温病本是自己所长。

石诵羲的父亲官宦出身，略通医学，一知半解认为白虎汤中有石膏，儿子的病证中有便溏，因此不适合使用，也不太信任初次为儿子看病的王孟英，便擅自决定不服此方。这也是情有可原的事，毕竟当时社会主流的温补派视寒凉药如虎狼，更何况是石膏，因为在大多数人眼里，石膏是一味性大寒的清热泻火药。

第二天，王孟英前来复诊，石父很坦率，希望王孟英能改一下方案，不要用那么猛的寒凉药。

王孟英也很坦诚，说道："我法最妥，而君以为未妥者，为石膏之性寒耳。第药以对病为妥，此病舍此法，别无再妥之方。若必以模棱迎合为妥，恐贤郎之病不妥也。"王孟英深知当时环境之下病人家属的心理，何况又是富贵之家，极其看重身家性命，只能耐心说服。

石父在王孟英真诚而又耐心的劝导之下，有了姑且服用之意。但是，当病人石诵羲拿起药方一看，见首列一药便是石膏，立刻说道："我胸中但觉一团冷气，汤水皆须热呷，此药安可投乎？"对寒凉药的恐惧所造成的心理障碍，竟然有如此强的心理反射。由于心理上的排斥，石诵羲同样疑惑而不敢服用王孟英的处方。但石诵羲出于对王孟英的敬佩，心里很矛盾，又不好意思妄自另请医者，病情又拖了一天。

第三天，石父仍请来王孟英诊治，并且告诉他不服药的原因。王孟英听后并不生气，依然耐心解释："夫邪在肺经，清肃之令不行，津液凝滞，结成涎沫，盘踞胸中，升降之机亦窒，大气仅能旁趋而转旋，是一团涎沫之中，为气机所不能流行之地，其觉冷也，不亦宜乎？且予初诊时，即断为不传经之候，所以尚有今日，而能自觉胸中之冷。若传入心包，舌黑神昏，才合吴古年之犀角地黄矣。然虽不传经，延之逾月，热愈久液愈涸，药愈乱而病愈深，切勿以白虎为不妥，急急投之为妙。"幸运的是，石诵羲的病情没有发生内传的演变，不然早已危不可救了。王孟英再次做了一番耐心且仔细的解释，石诵羲这才决定采用此方。

没想到的是，来探视的亲友又七嘴八舌。有人对石氏父子说："曾目击所亲某，石膏甫下咽而命亦随之。况月余之病，耳聋泄泻，正气已亏，究宜慎用。"这些添油加醋又带偏见的话语，确实说出了当时较为普遍的看法。父子俩又一次陷入矛盾之中，犹疑再三后，还是决定暂时不用王孟英的处方。

石家人商量决定，于次日公开招贤，广征名士，会商方案。王孟英依然被邀请作为首诊医生，石氏父子对王孟英还是信任的。不久，群贤毕至，但是石北涯的家人心慌神乱，担心众医意见不统一更难办。他们内心是希望有更多的医生能支持王孟英的观点。一家人都乱了阵脚，没了主意，只能一边请医生会诊，一边求神拜佛，准备听天由命了。

王孟英看到这样的场面，一方面觉得石氏父子可怜，很简单的一个外感病，叫上一批迂腐之士高谈阔论，名为商榷，实则敷衍，只是说一些毫不相干的空话而已，不免发出了"殊可怜悯"的感叹；另一方面，王孟英觉得这也是一个机会，可让众多的名医见识一下用寒凉法治温热病的确切疗效。

群医看过病人后议论纷纷，所提意见也大多为推诿敷衍之词。王孟英本想与群医商榷，看到如此情形，又恐转生掣肘，如再拖延下去，恐怕真的要葬送病人的性命了。此时，王孟英已觉得没有必要再为此浪费时间了，为了争取时间救治病人，他一反平日温文恭谦的态度，当机立断，在准备好的纸上奋笔疾书。

王孟英满腹韬略，医案一气呵成，写了一篇长长的议论："病既久延，药无小效，主人之方寸乱矣。予三疏白虎而不用，今仍赴招诊视者，欲求其病之愈也。夫有是病则有是药，诸君不必各抒高见，希原自用之愚。古云：鼻塞治心，耳聋治肺，肺移热于大肠，则为肠澼，是皆白虎之专司，何必拘少阳而疑虚寒哉？放胆服之，勿再因循，致贻伊戚也。""伊戚"意为自寻烦恼。此言犹如一篇檄文，犀利而又在理，目的是希望病家幡然醒悟，也告诫群医不必再纸上谈兵，以免延误病机。

王孟英慷慨陈词，无所顾虑，一片热胆心肠，并果断开出药方，以白虎汤加西洋参、贝母、花粉、黄芩、紫菀、杏仁、冬瓜仁、枇杷叶、竹茹、竹黄为方，要求病人"放胆服之，勿再因循"，否则后果不堪设想。凭着对病人高度负责的精神，王孟英甚至立下了军令状，这种情况在王孟英治病生涯中也是少见的。

顾听泉也在场，他是杭州城内德高望重的名医，也是王孟英的知音，平时最服膺王孟英，两人在温补与寒凉的流派之争中，属于志同道合的盟友，平时在共同参与会诊时的意见和观点也颇一致。这时，他站了出来，对石北涯说："孟英肠热胆坚，极堪依赖，如犹不信，我辈别无善法也。"一旁的顾友梅、许芷卿、赵笛楼等名医皆为王孟英的赤胆仁心所感动，纷纷点头称是，主流医家基本上都站在了王孟英这一边，这才使石氏父子放心服用王孟英所开药方。

实践是检验真理的唯一标准。治疗的效果完全按照预先分析，印证了王孟英的判断，结果是"一剂甫投，咽喉即利，三服后，各恙皆去"，真正达到了药到病除的神奇疗效。

在三疏白虎而病人不用的情况之下，依然力排众议，坚持己见，用事实证明其治疗温病的正确理念，这需要多大的实力和魄力！王孟英对疾病判断的准确、医案行文的犀利、执着坚毅的精神和赤胆热忱的仁心，让在场的人深为惊叹和钦佩。难怪乎，好友周光远在点评这则案例时说："此案不仅治法可传，其阐发病情处，识见直超古人之上。"（《仁术志·卷二》）

类似这样的重症，经王孟英一剂或几剂治愈的案例，在《王氏医案》

中还有很多记载。如道光十二年（1832），是王孟英回到杭州的第二年冬天，一位八十岁的老人因伤风而面赤气逆，烦躁不安，遂请年轻的王孟英诊视。二十五岁的王孟英少年老成，沉稳持重，当他看到眼前这位老年病人高年伤风又出现肝阳上亢的症状时，随即想到前辈喻嘉言曾说过的"伤风亦有戴阳证也，不可藐视"的警示。"戴阳证"，是张仲景《伤寒论》中的病名，指的是阴盛格阳，体内阴寒过盛将阳气阻隔于外而出现的真寒假热证，久病面色苍白，时而又面红如妆，游移不定，是阴阳即将离决的一种险象，多由命门火衰、虚阳上浮所致，是一种很容易被假象所迷惑的危险证候。

王孟英镇定沉稳，一眼识破假象，直接用经方真武汤、通脉四逆汤，以回阳救逆，结果是"一剂而瘥"。治疗高年重症，能一剂而愈，说明了年轻时的王孟英，在临证中已经具备了隔垣洞悉般精确辨证的能力，面对高年看似伤风的病人，不为假象所迷惑，透过现象看本质，王孟英的敏锐、胆识和魄力已显露无遗，其诊治危重病的技术已非常高超。如把此病仅当作高年伤风论治，后果不堪设想。从用药风格上看，能在伤风之后看到病人出现的险象，果断大胆采取正确的治疗方法，用药也是在经方真武汤、四逆汤基础上大胆加人参、细辛、五味子、胡桃肉等回阳救逆，可见王孟英早年的治疗风格受经方影响很深。尽管治疗成功，但王孟英事后仍心有余悸地说，这样的治疗方法"不可轻试于人，致于操刃之辜，慎之！慎之！"谆谆告诫后学。

王孟英年轻时善用经方古方治病，且在临床上屡获神效。一年冬天，一位朋友的亲戚醉饮夜归，途中被查夜之巡员所吓，回家后神志渐昏，请了不少医生治疗都没见效，后渐渐发展至不避亲疏，裸衣笑骂，力大无制，粪秽不知，病至夏天一直没有好转，于是家人来请王孟英。这是一例癫狂重症，因突受惊吓，神机逆乱所致。王孟英看过后，认为其病在心，符合《内经》"诸躁狂越，皆属于火"的论点，应该从火邪扰心论治，用生铁落饮加泻火涤痰。仅用了十余剂，病人吐泻出大量胶痰，然后再予磁朱丸后续治疗，渐渐痊愈。此方出自《内经》，锻铁时，取其打下之铁落，去其煤土杂质，洗净晒干可作药用，这例重症病人已经到了神志不清、癫狂似疯的程度，王孟英竟然在短时间内就治好了。熟读《内经》的王孟英，善用古方，且运用自如，对重症的判断十分准确，治疗胸有成竹，这些都建立在对中医经典烂熟的基础上。

不仅是重症，对于危症，王孟英同样也显示其高超的救治技术。一次，王孟英应朋友之邀赴宴，朋友相聚，谈兴正浓，一位姓祝的古稀老人与王孟英同席，饮酒间忽然中风，仆地痰涌，肢强眼斜，舌蹇不语，王孟英仅用六君子汤加蝎梢、羚羊角、胆星、石菖蒲、竹沥、姜汁组方，将其救治成功。这样的病人，就是放在急症医学相当发达的今天，也属颇费周折的危重病症，而王孟英能将其及时成功救治，这也用事实证明了中医自古救治急症的能力。

三、不恃虚言以眩世——脉学精深

脉学是望、问、闻、切四诊之一，利用切脉诊治疾病，是中医诊断学中一项独特的基本功。脉学起源于远古，最早的脉诊记载可见于《战国策》《史记》等书，其中扁鹊为虢国太子诊病起死回生的故事，几乎妇孺皆知。扁鹊就是用脉诊知道太子并没有死亡，然后通过针刺等治疗手段，救活了太子。这说明早在两千多年前的扁鹊已掌握了高超的切脉技术，故司马迁赞扬说："至今天下言脉者，由扁鹊也。"到了东汉末年，又出了一位医学家，即中国医学史上首次总结脉学理论的王叔和。他在对历史上有关脉学典籍进行认真鉴别和整理的基础上，撰写了我国现存最早的一部脉学专著《脉经》，使中医诊脉成为一门系统学科，奠定了脉学诊断的基础。

在古代，一位优秀的医生通过三指一寸之脉，可以区分出几十种脉象，这是显示医生是否有扎实基本功的技能之一。《脉经》将人的脉象分为二十四种，切脉就是通过感受血液在血管中流过时出现的各种变化所反映的人体气血、脏腑盛衰之间的关系，从而判断人的身体状况。这确实需要医生具备高超的感悟和精细的辨别能力，并不是每一位医生都能够具备这样的本事。

王孟英的脉学有其家学渊源，曾祖王学权对脉学也有很深的研究，在《重庆堂随笔》一书中列有专篇论述脉学。王学权强调望、闻、问、切四诊合参，但准与不准，"或从或舍，自有机宜，神而明之，存乎其人"。王孟英在曾祖脉学观点的指导下，将曾祖的"神而明之，存乎其人"看成是对脉学"一言以蔽之"的精髓。他自少年学医开始，就练就了脉学诊病的基本功。成年后的王孟英在整理曾祖上面这段话时，加了一段按语："人病脉不病，不可据脉以断证也，然脉病人不病，握臂可知其死期。"(《重庆堂随笔·卷下》)王孟英以脉诊断生死以及按脉诊病的水平在他一生的临床实践中得到了验证。

王孟英诊病，大多数是以脉诊入手，尤其是急重病人的救治，脉象常作为判断预后的首要依据。《回春录》中有毛允之、康康侯两个案例，王孟英都是以脉诊入手，随后徐徐展开，显示了王孟英脉学诊断疾病的高超技艺。在脉诊中最能反映脉诊水平的是被人津津乐道的切妊脉和决生死，而最不易切者是妊娠脉，能以脉判断是否妊娠，是古代衡量一位医生脉诊真功夫的标准之一。《回春录》中记载了多例王孟英以脉诊病的精彩案例。

一次，黄履吉的夫人请王孟英诊脉。王孟英诊后果断说是妊娠脉，但黄履吉的夫人月经照常而行，故不以为然，还以为王孟英瞎说。到了下月，月经依然按期而至，但经血量明显减少，黄夫人再次请王孟英诊脉，王孟英仍肯定说是妊娠脉。又到了下月，黄夫人月经还是照常而至，但量较往常更少了些，一直到了四个月以后，黄夫人才停经，妊娠征象也已经很明显了。至十月如期而娩，黄夫人全家被王孟英高超的脉诊技术所折服。

王孟英不仅以脉断妊，还能以脉识男女。一次，一位满族官员携眷赴任广东途中经过杭州，暂时寄住在浙江盐政史李云台家里。偶然听李家人说起王孟英的脉诊功夫如何了得，便邀请王孟英为其夫人诊脉。王孟英诊后说，夫人没有病，并用了一句古时的暗语说道，夫人是"熊罴入梦矣"。旧时"熊罴入梦"专用于祝人生子。那位官员听后颇不以为然，认为夫人月经刚停就诊断为妊娠，并判断为男孕，以为是年轻的王孟英在信口胡言，故弄玄虚而已，所以并没有把此事放在心上，不久就前往广东上任了。岂知到了第二年，该官员从广东任上来信，说夫人果然生育一男婴，并深叹王孟英脉诊之精妙。

周光远在为王孟英辑录《回春录》时，收录了多例王孟英脉诊精准的案例，如为周光远妻子脉诊男孕案，为邵鱼竹媳妇诊妊娠脉，为表弟胡寿妻诊断女孕脉案，为石诵羲妻诊妊娠脉，为朋友吴云阶妻诊女孕案等。其中，吴妻已四十多岁，停经后，腹胀日甚，医生都以为是得病了，多次治疗都疗效不显，只有王孟英认定是妊脉，后确实如此。这些案例都是发生在亲朋好友间的真实事件，《回春录》刊印时，当事人都还健在，绝无虚构夸张不实之嫌，从中可以看出王孟英在脉学上的造诣。好友周光远称"孟英邃于医学，从不侈谈脉理，足以见其欿然不自足也"。尽管脉学功夫了得，但王孟英从不以此炫耀，遇到赞扬，总是谦虚地说，偶尔幸运而已。

周光远是王孟英治病的见证者，对王孟英脉理之精深钦佩之至。他这样写道："娠孕之脉最为难凭，有初娠即现于脉者，有三四月始现于脉者，有始终不现于脉者。此与凭脉断证有时可凭，有时不足凭，同一至理。予尝以此质之孟英，孟英亦以为然。可见真学问人，必不恃虚言以眩世也。"（《回春录·卷一》）"不恃虚言以眩世"，是王孟英为人严谨而谦虚的真实写照。

同样，以脉象决生死，也是古代医生的基本功之一。王孟英在这方面的功力同样精深，读其案例往往令人拍案叫绝。一次，年已古稀的姚树庭，患久泻不愈，经过许多医生治疗皆无效，都以为必死无疑了。病延至秋天，家人请来王孟英，想让他判断一下还有多少时间。王孟英切脉后，觉得"弦象独见于右关，按之极弱，乃土虚木贼也"，因此认为只要调治得法，还是有救治的可能。做出这样的判断，对于一位医生来说，除了魄力、责任，还需要实力。

于是，王孟英调阅了前医治疗的处方，发现问题并不在于疾病本身，而在于用药的思路。处方用药大多为温补升阳之剂，如干姜、附子、肉豆蔻、补骨脂之类。而王孟英认为，这些气味辛辣的药物虽能温脏，反助肝阳，肝愈强则脾愈受戕，在脉象上显示出"土虚木贼"的征象，脾属土，肝属木，脾虚肝旺，则土受木克，脾失健运，难怪乎愈服愈泻，最后"穷必及肾"，危及性命。王孟英按自己的思路使用扶脾抑肝加收摄下焦之法。

由于调理得法，姚树庭最后终于转危为安。

一年夏天，参军李燕标进京途中寓居杭州石北涯家，其间忽然于颈项部患疽。请来的外科医生认为头颈部患疽是不治之症，不敢接诊。石北涯是王孟英的朋友，于是他求救于王孟英。王孟英为他推荐了一位很有经验的外科医生，叫朱嵩年，专治疮疡外科。经朱嵩年治疗后，疽证渐渐好转。因李燕标急着赴京，临行前，他再请王孟英为其脉诊。王孟英诊后告诉石北涯，李燕标这次所患疽证应该有可愈之机，但他的脉象"左尺坚搏，真阴已伤，非善象也"，认为"脉难久享其年"。几天后，疽证已愈，李燕标遂告别北上，当然，王孟英和石北涯并没有把脉象一事告诉李燕标，果然，下一年春天消息传来，李燕标在京去世。

同年，杭州人顾石甫在娄县（今江苏昆山）任县令期间患病，因医治少效，遂告病回杭，请王孟英诊视。王孟英为其脉诊后，见其"左寸如钩"，坦率对顾石甫儿子说，这病恐怕过不了夏季。当时在场的另一位医生许子双刚好听到，质疑道：这个病从表面上看好像没那么严重，与去年康康侯所患之疾差不多，甚至似乎还轻些，怎么康康侯能治好，而这个病不能治？

王孟英认真分析了顾石甫的脉象，并与康康侯之脉象做了对比："彼为邪气之壅塞，脉虽怪而搏指不挠，证实脉亦实也。此为真气散漫，脉来瞥瞥如羹上肥，而左寸如钩，是心之真脏见矣。壅塞可以流通，散漫不能收拾，客邪草木能攻，神病刀圭莫济，证虽相似，病判天渊，纵有神丹，终无裨也。"（《仁术志·卷一》）通过分析得出的最后结论是，彼脉可治，而此脉不可治。果然，顾石甫病至春末便去世了。

治疗邵奕堂妻案，王孟英也是仅以一脉断证，从而确定治疗方案，并最终获效，这也是神奇一案。邵妻年逾六十，这年深冬患气喘咳嗽，服药无效，只能坐而不能平卧。每天进以参汤，则喘稍定，虽服补剂，仍易出汗，因虑其虚脱，请来王孟英诊视。王孟英察其脉弦滑右甚，立即说道："甚矣！望、闻、问、切之难，不可胸无权衡也。此证当凭脉设治，参汤切勿沾唇。"从脉象上看，这是一例必须"舍证从脉"的病例。而以前的医生之所以治疗无效，是因为他们仅从病人的症状便判断是虚证，因此以参汤定喘，却忽略了病人的脉象，而脉象是实证的表现。王孟英切脉断病后，用栝蒌薤白汤加减，服用十剂而痊愈。(《仁术志·卷三》)舍脉从证和舍证从脉都是中医治疗学上的术语。舍脉从证是以症状作为治疗的依据，在辨证过程中，当脉象和证候表现不一致，经全面分析，认为症状反映了疾病的本质，而脉象只能说明病情的复杂，则应该舍脉从证；而舍证从脉是指在辨证过程中，脉和证表现不一致，经全面分析，认为脉象反映了疾病本质，即以脉象作为治疗的依据。王孟英治疗邵奕堂妻案，仅凭脉象认为是痰而非虚，用药对证，药到病除，是舍证从脉的典型案例。

王孟英脉诊如神的本领，学生徐亚枝在《仁术志》医案中同样有极精彩的记载。徐亚枝原来的老师赵菊斋是王孟英的朋友，后来徐亚枝再跟随王孟英游学，并参与《仁术志》的辑录。在随师期间，他亲临了一次出诊。秋季的一个早上，在路上遇见一位陈姓老人，牵着一只羊前来道谢。王孟英颇感不解，不知谢从何起？老人道出了原委。去年三月，儿媳患病，气逆不能眠，请了几个医生都没治好，特请王孟英治诊。当时王孟英按脉后就说是怀孕了。而那时，儿媳前一年才刚有生育，月事尚未一行。王孟英当时所说的话，回去后还被老人全家取笑。当然，王孟英的药很管用，不久他儿媳的病就渐渐好转了。虽然其间也问过儿媳，是否有怀孕可能，儿媳断然否定。但是，到了六月间，腹部渐渐胀大，不料前一日居然产下一个男婴，因此全家敬佩先生高明，今日特来致谢。

王孟英一听才恍然大悟，徐亚枝在旁也极为敬佩，并及时记录了这个故事。老人告辞后，王孟英又跟徐亚枝说了发生于前一天的一个案例，不过这是一件令王孟英后来颇为遗憾的事情。

王孟英说道，昨天魏子恒的夫人来诊，因以前几位医生都以为是虚证而当作虚损治疗，而他按脉后"虽虚微软数，而滑象仍形"，因此判断一定是妊脉。但病人不以为然，认为自己家的两位姐姐都是因患虚证而死，因此坚信自己也是虚证。王孟英知道她的两位姐姐之病，对徐亚枝说，她大姐十年前"未嫁而卒，证非不治，亦为药误"，最后重危时曾邀王孟英一诊，她大姐看到我的治疗方案，极为折服，说道："先生来迟了，我已知病不能起。"后面她所说的话令王孟英颇为惊讶："前此延致诸名家，徒曰虚证宜补，而不治其所以虚，方则群聚补药，必以地黄为之冠，虽有参、芪，亦列于后，即使用药不乖，而阳生阴长，气为血帅之旨，尚未分晓，况其他乎？"王孟英当时觉得很诧异，"闻而愕然，何以闺中女子，亦解谈医"，后经仔细询问，方知病人原来是乾隆名医吴颖昭的孙女，王孟英深为之可惜。她二姐也是一样，嫁陈少帝后也是因虚证误治而死。今吴家第三女又要重蹈覆辙了，王孟英只能扼腕叹息。

到了下一年，徐亚枝果然听说魏子恒夫人因分娩母子皆亡，感叹"孟英之卓见为不可及也"。当时王孟英已经明确诊断为妊脉，而病家不信，依然以为是虚证，因误治而致惨剧，甚为可惜。

一次，儒医许芷卿自己按脉，左寸如无，请了几位医生朋友帮助诊脉，都说心气涣散，搞得举家惊慌。许芷卿本人也由于惊恐，导致"火升面赤，不寐胁鸣"，于是请来王孟英诊视。王孟英诊后笑答："劳心而兼痰火之郁，故脉伏耳。"所出现的症状是因为"乃惊骇激动肝胆之阳，勃然升越，非本病也"。王孟英药到病除，仅"一剂知，二剂已"。几位知情的医生不得不佩服王孟英高超的脉诊技术。

《王氏医案三编》始于咸丰元年（1851）四月十二日，这一天正是王孟英为母亲守丧结束第一次出门谢吊，在一天之内遇到三个颇为奇异的脉诊，而且先后一一被王孟英应验，那也是他一生中的奇遇。

守孝结束的王孟英，先来到朋友高石泉家答谢，高石泉顺便请王孟英为之诊脉。王孟英感觉高石泉脉象"左关尺忽见浮弦而空"，颇为惊讶，显然这是一种凶脉。因当时高石泉身体并无不适，于是王孟英私下对其儿子高隽生说："尊翁之脉，颇有可虑，子其慎之。"因为高父没什么病证，隽生也是将信将疑没当一回事。这年秋闱，高隽生中榜举人后，父亲忽然生病，起初类似伤风，也没引起重视。先请了冯姓医生开了一剂解散药，次日出现腹泻，又请一位黄姓医生开了一剂分清药，又过了一天，病情开始转重，唇肿不能食饮。这时，隽生才想起王孟英曾经的关照，于是，急请王孟英前来诊视，但已经是"脉如蛛丝过指，舌色晦黯无津"，为时已晚了。王孟英说："阴既脱于下，阳将脱于上，莫可救药。"第二天，高父便去世了。

王孟英告辞高家后来到孙书三家，为孙家儿媳诊视产后发热，病人是产后三天开始发热，兼有腹痛腹泻。他医已作瘀治，用回生丹等药治疗后，腹痛腹泻有所好转，但到了第八天，寒热依然不停。正好这天王孟英来了，孙书三请他为儿媳顺便看一下。王孟英诊脉后，发现其"右寸关空大，有静中一跃之形"。诊毕，正好前医也到达，王孟英提醒说"右脉不佳，恐有骤变"。前医也按了下脉搏，说道："较昨已大和矣，必无害也。"王孟英也不好再说什么，唯唯而退。孙书三的儿子送至门外，王孟英再次嘱咐，"令正元气大伤，莫投峻药"，然后告别。结果，到了晚上，产妇寒热复发，腹部大痛，第二天便去世了。

第三位是书商陈南桥，因患冬温，数日后谵语不眠，已经亲戚任殿华医生用清解之剂治疗，热已退，大便也通，但忽然不语，因王孟英正好到来，即请其诊视。王孟英"入房见其危坐于榻，面无病容，两目开阖自如，呼之不闻不答，若无知识者，按脉左寸细数无伦，尺中微细如丝"，便知病情已经很严重了，认为是"肾阴素伤，心阳过扰，真水下竭，真火将熄，纵有神丹，不能接续"。当时，在座的还有儒医赵菊斋以及他的学生许少卿，两人都恳请王孟英再想想办法，尽力救治，因陈南桥上有八十老父，下有一岁幼儿，"盍忍契然，勉为设法，如犀角、紫雪之类以图万一，不亦可乎？"王孟英则明确告诉他们："此非痰滞于络，亦非热传手少阴，适从高、孙两家来，并此为三败证，余一日而遇之，皆无药可用，不敢立方。平素不畏大证，君辈共知，稍有可为，毋劳谆嘱也。"第二天，陈南桥果然去世。一天之内，巧遇三例重症，王孟英均靠脉象决生死，徐亚枝作为学生当时侍诊在侧，见证了这三个真实的案例，特此录入作为《王氏医案三编》开篇。

后来，王孟英在《归砚录》中也记载了几例以切脉决生死的案例，因其超凡的脉诊技术而被称为"神医"，可谓名副其实。儒医顾听泉，王孟英也是从脉诊得知其死期。顾听泉病危时，请王孟英诊脉，从脉象看，已见死象，诊后，王孟英对其儿子说，恐怕过不了冬天。果然，顾听泉死于立冬之时。

一次，王孟英好友彭芝亭的三女生病，派专人来请王孟英出诊。为其诊脉后，王孟英发现其脉象"左脉细软而数，寸尤甚，右尺洪数，寸关不耐寻按"，认为是"燥邪薄肺，初失肃清，阴分素亏，源流两涸"，而眼下"胃气已败"，又适逢春天，"万物发蛰之时"，王孟英认为病已不可救治，病人过不了惊蛰。彭芝亭的二女儿深谙医理，极以为然。此时王孟英因急于要离杭出诊，便告辞了。几天后，接到杭州好友赵笛楼来信，告知"彭女果殁于惊蛰前三日"。当朋友问他切脉为什么如此神奇时，王孟英谦虚地说，这也是偶然之事。

嘉兴庄芝阶也是王孟英的朋友，病危时请王孟英诊脉。诊后，王孟英如实将病情告其孙子庄嵋仙，恐难过夏。果然，庄芝阶死于立夏前三日。又一次，王孟英为堂兄王瘦石诊脉，切后对其儿子说，"春令可虞"，果然于次年惊蛰那天无疾而终。

这些都是记载在王孟英医案中的真实案例，虽然现在看起来似乎很玄妙，但在古代，以切脉决生死，是一名功力精深的优秀医生必须具备的技能。关于脉学之玄，王孟英自己也觉得"脉之可凭者如是，而竟有不可凭者，此其所以为微妙之学乎"，认为这是一门微妙之学。

四、"守险"与"卫生"——重视预防与养生

面对瘟疫流行，以王孟英为代表的这一代医家，除了积极应对疫情，探索新的治疗方法，在如何预防疫情传播以及养生保健方面，也开始有了自己的思考。"守险"与"卫生"，是王孟英的原话，翻译成现代汉语就是预防与养生。王孟英在《随息居重订霍乱论》中，专门列有"守险"一节，提出了疫病预防方面的基本观念，这些见解非常成熟，至今看也很符合疫病防控常识。在《仁术志·卷二》治疗天花一案时，他特别强调："已病者固当图治，未病者尤宜防患。"也是强调了预防的重要性。

在经历了多次疫病的爆发，尤其以霍乱病为主的肠道传染病的流行，王孟英首先认识到这与恶劣的环境和水源污染密不可分，认为臭毒是导致霍乱等肠道急性传染病盛行的主要原因。因此，王孟英把注意水源的洁净放在"守险"之首位，认为水清泉甘是维持人体健康的必要条件，尤其是在人口稠密地区，疫病流行时，只有确保水源的丰富和洁净，疫病才"可

借以消弭几分"，否则"必成燎原之势"。

在《乘桴医影》一书的序言中，王孟英有一段关于初到上海印象的具体描述："此地曾遭兵燹，不但沧海渐变桑田，中原宛如外国，二十年来，开辟日甚，商舶麇集，而江浙之幸免于难者，率避于此，帆樯林立，踵接肩摩，弹丸小邑，居然成一大都会矣。"这段文字对鸦片战争以后开埠不久的上海做了具体描绘。但是，在一片繁华的表象下面，王孟英看到了一个非常恶劣的卫生环境，在《随息居重订霍乱论》中，他对上海之所以成为疫情的重灾区，做了如下的分析。

上海特海陬一邑耳。二十年来，屡遭兵燹，乃沧海渐变桑田，外国之经营日广，苏省又以为会垣，而江浙之幸免于难者，率迁于此。各省商舶麇集，帆樯林立，踵接肩摩，居然一大都会矣。然人烟繁萃，地气愈热，室庐稠密，秽气愈盛，附郭之河，藏垢纳污，水皆恶浊不堪。今夏余避地来游，适霍乱、臭毒、番痧诸证盛行，而臭毒二字，切中此地病因，奈医者茫然。

这是当时上海真实的现状，因上海正逢霍乱流行，加上江浙一带避太平天国战乱者聚集于此，人多稠密，环境恶浊混乱可想而知。日本比野辉竞等人写的《1862年上海日记》记载了当时日本人所见的上海卫生、疫病状况："当地人把死猫烂狗、死马死猪死羊之类以及所有的脏东西扔入江中。江上还时常漂着人的尸体。当时霍乱流行，难民等得不到治疗，很多人死于饥渴，也许因无法安葬而投入江中。此景真是惨不忍睹。"战乱中表面的繁华掩盖不了真实的悲惨景象，上海的霍乱病爆发，与客观环境恶化有很大的关系。沈梓也在《避寇日记》中记载了当时上海疫病流行的惨象："闻上海时疫流行，死者二万余人。"可见当时上海霍乱流行的严重程度。

在霍乱流行之时，王孟英除竭尽全力投入救治，还积极思考如何制订预防措施，以减少疾病的流行。他已经认识到防比治更重要，因此把预防比喻为"守险"，在《霍乱论》卷二《治法篇》中专门列出一章《守险》，用来讨论如何防治霍乱病的发生和扩散。

王孟英认识到居住环境和用水卫生的重要性，对居住区域，提出"此流离播越之时，卜居最宜审慎。住房不论大小，必要开爽通气，扫除洁净，设不得已而居市廛湫隘之区，亦可以人工斡旋几分，稍留余地，以为活路，毋使略无退步，甘于霉时受湿，暑令受热，平日受秽，此人人可守之险也"。他还特别提到了用水卫生的重要性，"人烟稠密之区，疫疠时行，以地气既热，秽气亦盛也。必湖池广而水清，井泉多而甘冽，可借以消弭几分，否则必成燎原之势。故为民上及有心有力之人，平日即宜留意，或疏浚河道，毋使积污，或广凿井泉，毋使饮浊，直可登民寿域，不仅默消疫疠也。此越险守疆之事，为御乱首策，非吾侪仰屋而谈者，可以指挥而行也。"王孟英清楚认识到水源是霍乱病传播的重要载体，饮用水的卫生可以避免疫病的传播，已经初步具备了预防医学的意识。

对水和环境的消毒，教导民众采取投药解毒、焚药除秽的措施，王孟英建议用药物来净化水质，具体做法是每到夏秋时节，在食井中投入整块白矾、雄精给井水消毒，白矾、雄精的主要功能是解毒、杀虫。在水缸内浸入石菖蒲根、降香，可以起到芳香开窍、辟秽化浊的功能。还要保持空气的通畅和洁净，如室内空气污浊，"天时潮蒸，室中宜焚大黄、茵陈之类""或以艾搓为绳燃之""可以解秽气"。这些消毒措施的推广也有利于缓解当时疫病流行的趋势。

霍乱流行之时，饮食卫生也是一个很重要方面，宜清淡饮食。王孟英认为："近人腹负者多，厚味腊毒，脏腑先已不清，故秽浊之邪，易得而乘之，同气相求，势所必然之事。若能效法先贤，不徒为饮食之人，以其余资，量力而行，疏河凿井，施药救人，敛埋暴露，扫除秽恶诸事，不但保身而杜病，吾闻积德可回天，不仅可御霍乱也。"清淡饮食，乐善施行，既是积德，又能防病，是一举两得的好事。

对于水环境的治理，王孟英进一步提出了具体的措施。首先是疏浚河道、广凿井泉，并希望"有心有力之人，平日即宜留意"，还要注意不使水体藏垢纳污，造成污染。民众则要注意不饮用秽浊的水，饮用水的安全是"登民寿域，不仅默消疫疠"的条件。

王孟英在上海期间，看到上海脏乱差的外部环境，生活垃圾、粪便任意堆放抛弃，甚至动物、人的尸体也任其暴露于外，这些都是外邪滋生的原因。因此，在环境的治理上，王孟英主张"敛埋暴露，扫除秽恶"，这样才可以"保身而杜病"，达到"御霍乱"的目的。只有从源头上做起，才是预防疫疠发生的根本。

在如何应对疫疠流行，除了具备"守险"意识，教导民众如何养生，则是提高自身抗病能力的重要条件。关于养生，王孟英称之为"卫生"，在《随息居饮食谱》自序中，他对"卫生"的重要性做了如下解释：

国以民为本，而民失其教，或以乱天下；人以食为养，而饮食失宜，或以害身命。卫国、卫生，理无二致，故圣人疾与战并慎，而养与教并重也。《中庸》曰：人莫不饮食也，鲜能知味也。夫饮食为日用之常，味即日用之理。勘进一层，善颐生者，必能善教民也，教民极平易，修其孝、悌、忠、信而已。颐生无玄妙，节其饮食而已。

这是王孟英在避乱濮院时期，眼看瘟疫频繁，战火蜂起，百姓饥寒交迫，民不聊生，蛰居在濮院的王孟英有感于时势，深感作为医生，"卫国"无能为力，而"卫生"且是其职责。通儒精医的王孟英，感叹民失其教，导致乱天下，而人失其养，则可以伤害自身的性命，既然报国无门，那就教百姓养生。这也是王孟英一生重视疾病的预防以及致力于百姓养生常识普及的原因，这些内容是王孟英对晚清以来中医预防学和养生学的贡献。

王孟英的养生观非常简单，认为"养生之道，不必旁求"，只要遵循《易经》所说"慎言语、节饮食"，以及孔子所说的"食无求饱"即可。他分别用了三国时期文学家应休琏和乾隆时期文学家袁枚的诗为以上观点做了注解。应休琏有一首《昔有行道人》的五言诗，"量腹节所受"一句，道出了养生的要诀。应休琏这首诗讲了一个故事：有人曾在田间小路上遇见三位百岁老人，正在田间耘苗锄草，于是立即上前拜访求教，询问他们为什么能够获得如此高寿。三位老人分别用一句话总结了各自的养生长寿经验。第一位老人说：他所娶的妻子相貌丑陋，言下之意，他从不贪色，更不纵欲；第二位老人说：他始终能做到量腹而食，意即他在饮食方面很节制，决不过于饱食；第三位老人说：晚上寝卧时，哪怕是隆冬严寒季节，也从不用被子蒙头睡觉，始终保持呼吸通畅而又空气清新。三位老人的回答可谓言简意赅，王孟英对第二位老人的养生之道尤为赞赏，饮食有节是养生的真正要领，并以袁枚的"无求便是安心法，不饱真为却病方"作为诠释。并把袁枚的前一句换成陆游的诗句，写成一副对联："多寿只缘餐饭少，不饱真为却病方。"悬挂在书斋用于自勉。

王孟英的养生观点，总体上更注重阴阳平衡，综合了朱丹溪"人身阴常不足"和张景岳"人身阳常不足"的观点，做了精辟论述："人身一小天地，试以天地之理论之，阴阳本两平而无偏也。故寒与暑为对待，昼与夜为对待。然雨露之滋，霜雪之降，皆所以佐阴之不足，而制阳之有余，明乎此，则朱、张之是非判矣。或又曰：子言扶正即是扶阳，则补阴补阳，皆扶阳也。抑阴即是抑邪，则逐寒逐热，皆抑阴也，顾专事逐邪，不崇补正，得毋未合扶阳抑阴之旨乎？"（《随息居重订霍乱论·治法篇》）无论是滋阴还是补阳，都是为了达到阴阳平衡，这也是王孟英在养生中强调食疗或食补，反对滥用温补或大补的原因。

在《鸡鸣录》一书中，王孟英专门作有一篇有关饮食宜忌的四言长诗，读之朗朗上口，通俗易懂，便以记忆，可作为养生箴言：

无病平人，饮食宜节。体稍不适，尤勿强食。病之初来，未必甚剧。
不慎口腹，遂至结辖。变证多端，不能尽述。非遇明眼，贻误莫识。
凡在病中，慎口须知。猪羊鸡鸭，外感忌之。坚硬壅滞，诸病不宜。
姜萸椒蒜，热证勿施。瓜果生冷，寒病休窥。产妇痘后，发物勿沾。
沉疴痼疾，禁例同严。正衰邪尽，补食宜餐。胃弱忌苦，脾困喜酸。
滑涩辛甜，各有宜忌。物性多偏，不可专嗜。病从口入，膏粱莫及。
厚味腊毒，古训须识。淡泊能甘，病奚能肆？撙节得宜，病愈必易。
无知愚人，罕明食性。当禁不禁，禁非所禁。倒行逆施，反以加病。
彼此贸贸，甚至殒命。我见实多，弊难笔竟。聊赘俚言，以为世镜。

食疗是王孟英极为推崇的养生方法，在众多的食疗方法中，他特别提倡粥疗，认为粥是"世间第一补人之物"，尤其是贫苦之人患了虚证，以浓米饮代参汤，每收奇效。但如何煮一碗好粥，也是很有讲究的，王孟英做了具体指导。煮粥宜用大锅，等粥锅滚起沫团，浓滑如膏的时候，在粥锅表面舀取汤汁，加入少些食盐，即可服用。如果煮粥时能用井泉水，则味更佳。一碗浓浓的粥汤，"大能补液填精，有裨羸老""病人、产妇，粥养最宜"。

在临床上对慢性病的调养，王孟英擅用膏方，因为膏剂是养生调理的佳品。在《鸡鸣录》一书中所介绍的膏方为所有著作中最多，有八达杏仁膏、健阳膏、黍谷回春膏、元霜紫雪膏、化痰膏、补肺膏、琼玉膏、三圣膏、琥珀膏等。杨照藜说他"宜补之药，每令熬膏"。凡需要滋补，王孟英不喜丸药，认为"滋补丸药，最难消化"，相比之下，认为膏剂则容易消化吸收。

王孟英推荐的养生滋补品，大多由食物果品组成，如著名的玉灵膏，即是用龙眼肉制成。玉灵膏又名代参膏，制作方法很简单，在《随息居饮食谱》中，王孟英专门介绍了此膏的制作方法："自剥好龙眼肉，盛竹筒式瓷碗内，每放龙眼肉一两，加入白洋糖一钱，素体多火者再加入西洋参片一钱。碗口以一层丝绵覆盖，每天放在饭锅上蒸，蒸至上百次。适用于衰羸老弱，别无痰火，便滑之病者，每以开水化服一匙，大补元气，力胜参、芪。产妇临盆服之尤妙。"

尽管王孟英在日常生活中反对饮酒，也大力提倡戒酒，但是在《随息居饮食谱》中，王孟英还是推荐了七张养生酒方，并提供了其中六种养生酒的详细配方及制作方法，用药都极为平和，没有大温大补之药。王孟英认为，"惟此七方，用药深有精义，洵属可传"。但是王孟英还是强调饮酒要适度，"但饮贵微醺，不可过恣，始为合法"。

《随息居饮食谱》中有关食疗养生的内容非常精彩，是王孟英养生学思想的集中体现。嘉兴举人张王熙读后写下了如此感受："顷读《饮食谱》大略，已觉津津有余味"，读完此书，则表示"非仅脍炙人口，将使知味者因是而洗涤肠胃，含茹性情"，由此可见此书的魅力。

无论是《随息居饮食谱》，还是《鸡鸣录》，是王孟英有关养生学思想的重要著作，王孟英通过饮食与养生的关系，来强调饮食在疾病预防、治疗及养护中的作用，认为食物"处处皆有，人人可服，物异功优，久任无弊"。在荒年又加战乱的年代里，王孟英及时推出人人适用的《饮食谱》，不仅非常实用，而且用意也十分深刻。

五、录单方以便民用——推崇药食同源

王孟英学医之初，受舅父俞桂庭的影响很深，舅父曾有遗训："施药不如施方"，嘱咐外甥平时要注重民间单验方的收集。因此王孟英年轻时就留心于此，在平时读书临证、与同道交往时就非常留意于民间偏方或古籍中记载的有效简验方，传播这些单方、验方是希望对处于穷乡僻壤就医困难或行旅宦游在外的人，偶遇病痛能提供简便有效的自疗方法。

在长年的出诊舟楫途中，王孟英养成了读书札记的习惯，《三家医话》及《四科简效方》就是在这样的环境下辑录而成。在《四科简效方》的凡例中，王孟英对自己所选的处方做了这样的解释："是集欲便于山陬僻壤，旅客贫民，药取其廉，方取其易，罕觅之品，难制之方，概不泛登。"其用意很明确，是为了让身居穷乡僻壤而就医不便的居民能就地取材，因此所录用的处方通俗易懂，药物简廉易得，方便平民百姓有些小病时可以自疗，也可以为一些略通医学的官吏、文人、商贾行旅在外随身携带，仓促之间以备急需。王孟英也经常会用一些简单效验的疗法为贫苦百姓治疗。在王孟英看来，"录单方以便民用，洵属利济为怀"之善事。

王孟英在平时的治病过程中，一向都很注重药物与食物的结合，主张尽量发挥食疗在防治疾病中的作用，因此食疗成为他常用的一种方法。药食本同源，在王孟英众多医案中，常能发现有以食为药、药食同用，或用食疗治愈急症，或以食物调理慢性病的种种案例。

在行医过程中，王孟英自创了许多以食物、果品组成的方剂应用于临床，方便而快速地治愈病人，是王孟英独特的临床经验之一。以新鲜水果榨汁治疗温热病阴津耗伤者，取其养阴生津之意，是王孟英最有创意的疗法。如以梨汁为药，取名"天生甘露饮"；以西瓜汁为药，取名"天生白虎汤"；以甘蔗汁为药，取名"天生复脉饮"或"天生建中汤"，都是治疗风温热证中救液之良药，在温热病治疗中用于滋阴补液，往往能达到意想不到的效果。还有用橄榄、生萝卜组成青龙白虎汤治疗喉症；以生绿豆、生黑大豆、生白扁豆组成三豆饮治疗痘疹，用于明目、消疳；用淡海蜇、鲜荸荠合为雪羹汤，用于治疗突发腹痛，或因误服消导、燥烈之品伤津耗

液诸证，以达救阴之效；用猪肚、莲子组成玉苓丸，可治胃气虚弱；以冬瓜煮汤代茶煎药，用于津液耗伤，唇焦大渴；用猪肉煎汤代水，用于清热生津等，都是王孟英的经验之谈。如《仁术志·卷二》中记载一例治疗血尿病人，王孟英在用了清热凉血药后，很有创意地要求病人用藕汤煎药，藕煎成汤既能清热凉血，又有健脾和胃的功效，还能调和药味，使整个药方不至于太过苦寒。这样的巧妙组方，将平淡之食品融入方药之中，在临证中得当用之，每能达到事半功倍的效果。

　　而药食同用，王孟英更是别出心裁，如将食品或果品加入药物配伍处方中，猪皮、猪油、海蜇、荸荠、甘蔗汁、扁豆叶、莲子心、绿豆、藕汁、鸡子黄等，食物和水果都是常用之品，或以食品煮水，作为药引用于煎药等。如治疗蒋敬堂母亲老年腹痛发热案，王孟英用了清凉泄热组方后，特地关照家属用冬瓜汤煎药，结果一剂而热退；治疗朱留耕腹痛吐厥案，在用了苦寒清泄药后，嘱咐病人用芦菔汁和服，结果也是一剂痛减，再服而愈。都是药食同用在临床上的经典组合。在《王氏医案三编》中，有用牡蛎一斤，甘澜水煮浓汤煎药，治疗阴涸便泄，也是独具匠心之举。

　　如治疗翁嘉顺夫人产后发热，因误治而病重，王孟英就是以大剂蔗汁频频灌服，以挽回津液渐枯的危象。用水果取汁治病，是王孟英常用的治病手段。杭州名医顾听泉是王孟英志同道合的盟友，有一位学生张文辉最后成为顾听泉的外甥女婿，一次，张妻因患痛风久治不愈。丈夫和舅舅都是医生，却毫无办法，认为病已危急，担心过不了夏天，于是请来王孟英。王孟英看过后，认为病尚在经络，犹可图治。除了开出清凉生津之剂，还嘱咐要用竹沥、梨、甘蔗榨汁与药和服，酷暑之时，再加生石膏、西瓜汁。张文辉严格按王孟英的方案执行，一个夏天，总共用去竹竿四五十竿（烧竹沥用）、甘蔗七八十枝、梨五六十斤、西瓜三四十枚。半年之后，已形神如常。这样大剂量药食同用的治疗方案，可谓前所未闻，尽管师生俩都是医生，顾听泉还是当时杭州名医，也对王孟英用这样的方法治病深为折服。后来当张文辉知道王孟英的朋友、学生正在编辑《仁术志》医案时，特意将此案主动提供要求辑录，并留下按语："是证也，不遇先生，必致夭枉。既铭诸心，复录之以为后人鉴。"可见这样的治疗方法在当时并不常见。

王孟英除了以甘寒之果汁入药治病外，还有用鲜猪肉煮汤频服治疗暑热伤津之证。关于此方来历，王孟英讲了一个故事，一位为官府铸制银元的朋友范庆簪告诉他："酷热炎天，正银匠熔铸各州县奏销银两之时，而银炉甚高，火光扑面，非壮盛之人不能为也。口渴不敢啜茗，惟以淡煮猪肉取汤凉饮，故裸身近火，而津液不致枯竭。"王孟英推广其意，在医案中有多次成功使用案例。方法是取鲜猪肉数斤，切大块，急火煮清汤，吹尽浮油，恣意凉饮，认为这是急救津液之无上妙品。

青龙白虎汤也是王孟英自创以果品组方的一张食疗方，仅橄榄、萝卜两种果品，水煎泡茶服均可。因橄榄色清，萝卜色白，故取名为青龙白虎汤，可"消经络留滞之痰，解膏粱鱼面之毒"，而且这两种果品，"处处皆有，人人可服，物异功优，久任无弊，实能弭未形之患，勿以平淡而忽诸"。橄榄核磨粉还可外敷消肿。王孟英曾治疗一位面颐肿大者，除了用普济消毒饮内服外，还用了一味外敷药，即橄榄核磨粉涂于肿处，可以促使尽快消肿。橄榄核本具有解毒敛疮的功效，用于外敷亦为王孟英所独创。

玉芝丸是王孟英自创的一张食疗方，制作方法：取猪肚一具，洗净，以去心莲子入肚内，水煎糜烂，收干，捣为丸服。胃气薄弱者，常服能令人肥健。这样配伍简洁，制作方便的食疗方，作为药膳是有值得深入挖掘价值的。

除了用自己独创的单验方治病，王孟英还特别重视收集历代医家或民间效验方，经临床检验有效者，收集入书，以此推广普及。在《四科简效方》自序中，他说自己从医三十年来，见到、听到的各种经验方，不胜枚举，遗憾的却是没有一本好的单验方书籍行世。自己读到的医籍，无论是东晋时期葛洪的《肘后备急方》，还是唐代孙思邈的《备急千金要方》，要么选方用药杂乱，导致后人无所适从，要么纸上谈兵，有实际功效的不多而误人子弟者不少。有些书，选方的人并不一定懂医，而懂医者又往往认为单验方微不足道而不屑一顾，也有些人，把一些单验方视为秘方故意不让传世，导致世上没有善本流传，更危险的是一些名人出于善举而向世人推荐一些传闻中的所谓效验方，因是名流传播，百姓深信不疑，而贻误后世。王孟英专门提到当年苏东坡极力推介"圣散子"一案，对后世造成伤害一事，提醒世人引以为鉴。

关于苏东坡与"圣散子"方的故事是这样的：苏东坡于宋元丰二年（1079）因为"乌台诗案"的牵连被贬黄州，其友巢谷不远千里来与之做伴，并担任苏家的家庭教师，成为其子苏迨、苏过的老师。是年，黄州及邻近州郡大疫流行，死人无数。忧国忧民的苏东坡痛心疾首，却苦无良策。恰在此时，巢谷用其家传秘方"圣散子"治好了许多处于生死边缘的病人。为此，苏东坡特作文推荐，并动员巢谷献出此方。此方后经苏东坡好友、名医庞安常编入《伤寒总病论》一书，后又收入《苏沈良方》，"圣散子"因此借苏东坡和庞安常之名广为流传。

"圣散子"方因有苏东坡作文推介，成为天下神药，却也因此贻误后世，危害匪浅。王孟英介绍了两则案例，一例是宋代词人叶梦得的《石林避暑录话》中记载的故事："宣和间，此药盛行于京师，太学生信之尤笃，杀人无数。"北宋后期的士大夫阶层以及民间百姓对苏东坡极为尊崇，凡苏东坡的诗文、书法甚至言论都视为至宝，于是因其人而重其方，促使"圣散子"的传播，所谓"天下以子瞻文章而信其言"确非虚言。最后，此方由太医院下令废除；另一例是明代医学家俞弁《续医说》中记载的一个真实故事。事情发生于南宋咸淳七年（1271），浙江永嘉瘟疫流行，当地医生也是因为相信苏东坡的介绍，用"圣散子"治疗而致死不少。（《温热经纬·卷四》）

王孟英认为当时"圣散子"方之所以能够有效而流行，是因为苏东坡被贬谪居的黄州，濒江多雨而湿重，沿江居民因雨水浸淫而病，所以服用"圣散子"方多有效。直至明弘治六年（1493），还有滥用"圣散子"方的事情发生。当时吴中一带疫病流行，吴邑令孙磐下令医生收集"圣散子"方药，遍城施舍给居民，并到处张贴处方，导致病人服用之后，十无一生，大多数病人服用后发生狂躁昏瞀致死。王孟英在《温热经纬》一书记载了这个故事，并做了分析："噫！孙公之意，本以活人，殊不知圣散子方中有附子、良姜、吴萸、豆蔻、麻黄、藿香等药，皆性味温燥，反助热邪，不死何待？苟不辨证而一概施治，杀人利于刀剑。"在以后的著作中，王孟英多次提及这个历史教训，并提醒那些好仁而不好学者，切勿轻易传人以方，以免祸害百姓。苏东坡当年错误推荐"圣散子"方，从而导致后世误用"十无一生"的教训，是一例很有启迪意义的典型案例。因是名人推荐，民众往往深信不疑，由此造成的后果也更严重。王孟英以此劝诫后人不要轻易传播所谓的验方，尤其是有声望的名人。

王孟英在临床上经常会使用简便的方法治疗急诊，为的是尽快解决病人的痛苦，一旦有效，又很乐意把简而有效的方法传播于人。道光七年（1827）夏，王孟英二十岁，婺州一位名叫罗元奎的男性突然发热，旋即呕吐不能站立，请王孟英看病，自述胯间疼痛难忍。王孟英检查了他的疼痛部位，发现疼痛处有一红肿硬块，形状如皂荚，横于耻骨左侧。王孟英认为病证颇为凶险，必须乘其初起，赶紧治疗，他果断重用金银花六两、生甘草一两、皂角刺五钱，仅三味药，水煎用酒调和后让病人服用。病人服下一剂后痛势渐减，第二剂服用后就好了。事后，王孟英把这个方子介绍给周光远，因为周光远也喜爱医学，常读医书，平时也会用一些经验方为人治病。周光远后来也确实试用过，认为这张方子在治疗阳证疮毒时，"莫不应手取效"，称其为"真妙方也"。王孟英从医一生，从不保守，凡是自己临床上使用过的简便效验方法，都很乐意告诉朋友或同道，这在他以后的医案中有许多记载，在《三家医话》《四科简效方》《鸡鸣录》等著述中收录最多。

王孟英选取简效方的原则是必须有效，再则是"药取其廉，方取其易"，以清淡平稳之方为主，而"罕见之品，难制之方，概不泛登"。从《潜斋医话》一书中所收录的简效方看，大多是治疗外科、内科、妇科、儿科疾病的方药，其中的药物都是简而易得，如治头风，用"萆麻仁、乳香，研涂患处，立愈"；治口舌糜烂用"大红蔷薇叶焙燥，研末搽之"；治牙疼用"经霜西瓜皮烧灰，敷患处牙缝内，立效"等，诸如此类，都是简而有效的方子，而且取材容易，在缺医少药的情况下，可以急用。

赵梦龄在为王孟英的《潜斋医话》所作的序中，对王孟英有"以生民疾苦为心，勿私其艺，抑亦王君识量之不可及也"这样的评价，这也是王孟英作为医者仁心的具体体现。

第三章　治病求本

　　"治病必求其本""辨证为医家第一要务"，是王孟英的至理名言。纵观《王氏医案》治病案例，凡疗效确切的，辨证准确往往是最为关键的一步，他在《随息居重订霍乱论》一书中曾明确说道："或曰医者精脉理，谙药性，胸罗经史，口熟方书，斯可以济世矣。余曰不可，必也能辨证乎。苟不辨证，而但凭脉以用方药，虽引古证今，有典有则，恐不免为二竖所笑也。"尽管王孟英本身精脉理，重舌诊，熟悉药理，也是熟读经史典籍的饱学之士，但仅凭此看病疗疾，他认为是不够的。作为好的医家，"必也能辨证"，否则把医案写得再头头是道，不免纸上谈兵而贻笑大方。王孟英以一生的实践印证了辨证论治的重要性，其存世的大量临证实例也说明了他治病求本的精神。王孟英灵活运用四诊，既重脉、舌二诊，更强调四诊合参，凡诊病必"先议病后议药"，随证而治，不拘泥于常规常法，他曾说"治病必求其本也，今人之病，何必古书尽载，此医之所以不易为，而辨证之所以为最难也"，认为"量体裁衣，乃用药之首务"，反复强调的是只有在辨证指导下的遣方用药，才会取得良好的疗效。

一、先议病，后议药——辨证论治为第一要务

　　在临床上，王孟英看病最强调的是辨证论治，每次救治疑难危重病人成功，王孟英会不厌其烦为学生、同行、病家解疑释惑，凡有询问者他都会循循善诱，毫无保留地与其交流分享自己的临证经验。他最为强调的一句话就是"辨证为医家第一要务"，治病则无论清、疏、通、补，要做到"必升降先调，而后补之有益"，意在告诫医生千万不能为了讨好病人、迎合世俗而放弃原则，辨证论治才是医家认识和治疗疾病的基本原则。同一疾病用不同的治疗方法，不同的疾病却用相同的治疗方法，全在于辨证论

治。人的禀赋各异，身体素质、所处环境各有不同，用药时温热寒凉当然要有所差别。看病犹如量体裁衣，王孟英有详细解说："盖席丰履厚之家，密室深居，风、寒、湿三气所不能侵，惟暑燥之邪易于吸受，误用温散，最易劫津。若田野农夫，栉风沐雨，肌坚气实，当用辛温。设进轻清，焉能济事？故医者须量体以裁衣，弗胶柱而鼓瑟也。"（《王氏医案三编·卷三》）量体裁衣即针对不同的个体，确定各自的治疗方案，是作为一个好的医生最基本的思辨方式。

辨证论治是一个四诊合参的过程，读王孟英医案犹如随他临诊，望、闻、问、切随诊取舍，时而凭脉，时而从舌，时而舍证，灵活运用，以把握病机为准，对疾病发展和演变有极强的洞察力和预见性。

《仁术志·卷八》最后记载的二十多个案例，以内、妇科杂证为主，王孟英在治疗小产、郁证、喘证、虚证等方面，均反复强调辨证论治的重要性。屠子绿夫人怀孕三月而流产，由于当时王孟英正逢母亲去世，在家办理丧事，屠夫人未能及时请到王孟英保胎而流产，导致"产后恶露虽行，而寒热头疼，时或自汗，且觉冷自心中出"。当时也请了一位医生看过，认为是类疟之证，用过温化之药，但病情日益加剧。王孟英母亲去世刚过头七，第一次应邀出诊，首例就是为屠子绿夫人诊视。王孟英看过后，发现"脉来沉实而数，舌色紫黯"，凭脉、舌二证，便可确定"乃瘀血为患耳"，于是用了通血之剂。屠夫人服后，一阵腹痛，下出瘀血一大块，然后，王孟英继续给她用通瘀之药，复下瘀块累累，随之诸恙若失。

这是一例从脉、舌辨证的案例，因妇女胎前产后之疾假象极多，就是妇科医生有时也难以甄别。在通常情况下，临证时如用活血通瘀之剂，一定是恶露未行且伴有腹痛，而王孟英仅凭脉、舌二证，便判断为瘀阻之证。当时徐亚枝正从王孟英游学，便向他请教："原来的老师赵菊斋曾告诉我'产后腹无痛苦者，不可妄行其血'，此证恶露已行，腹无胀痛，何以断为瘀阻而再行其血呢？"赵菊斋是王孟英的好友，也是当时杭州名医，年长王孟英十余岁，儒医兼通，德高望重，对王孟英的医术钦佩之极，特意把自己的学生再送到王孟英那里学习。对徐亚枝的这一提问，王孟英专门做了一段关于小产的论述，分析透彻详尽，可作为医论之经典："正产如瓜熟蒂落，诸经荫胎之血，贯穿流通，苟有瘀停，必形痛胀。堕胎如痈疡未熟，强挤其脓，尚有未化之根桦，不能一齐尽出。所以胎虽堕而诸经荫胎之血，萃而未涣，浅者虽出，深者尚留，况是血旺之躯，加以温升之药，挽其顺流之路，室其欲出之机，未到腹中，胀疼奚作？吾以循经通络、宣气行瘀之法，导使下行，故出路始通，而后腹痛瘀来，然必有脉可征，非谓凡属堕胎皆有是证也。"（《王氏医案续编》）这段论述，王孟英重点强调了"必有脉可征"的重要性，并非所有堕胎病人都可以按此治疗，这是脉诊在辨证论治中的重要性。

　　同样是产后，也是恶露未行，而王孟英治疗的方法完全不同。王孟英好友儒医何新之的女儿，因患"新产晕汗，目不能开，心若悬旌，毫无恶露"，何新之极信任王孟英，便邀请其诊视。如按通常疗法治疗产后诸证，则首必通瘀，况此病人"毫无恶露"，但王孟英并不囿于产后必瘀的思路，而是用了滋阴镇逆之剂，用药极其清轻灵动，一剂下去，"覆杯即安，数服而愈"。事后，何新之虚心请教王孟英："何以知非瘀血为患？"王孟英告诉他："此阴虚之体，既产而营液大脱，风阳上冒，虽无恶露，胸腹皆舒，岂可误作瘀冲，而妄投破血之药耶？"王孟英仅以晕、汗两症，便判断为风阳上冒，而用了滋阴镇逆之剂，仅一剂见效。作为同行的何新之亲历后也深为王孟英的辨证精确而折服。

　　在治疗虚证时，王孟英也并不是按常规先补其虚，如高石泉儿媳素体虚弱，骨小肉瘦，冬季因烦劳以后，症见"不饥不寐，心无把握，夜汗耳鸣"。家属先请了一位冯姓医生，认为是阴虚，用滋阴法治疗。按理说并不错，但病人服药后非但没有好转，反而症状更重，转请王孟英诊视。"孟英察其左寸甚动，两关弦滑，苔色腻黄"，认为阴虚固其本病，滋阴并非有错，但病人阴虚火旺，气机不降，"然必升降先调，而后补之有益"。因此先用泻火降气之法，再用滋阴之剂，果然药到病除。这也是从脉论治的案例，"必先升降，而后补之"成为王孟英治疗虚证的一大原则。

　　有些内伤疾病引起的发热，在初起时有类似外感的表现，如不仔细辨证，很容易以外感发热治疗而失误。如王孟英治疗蔡湘帆一案。病人年仅二十，素体丰健，因偶发寒热，第二天还照常吃饭出门，自己并不以为生病。到了第三天，寒热大作，小便不通，气喘大汗，眩晕不支，全家人急得仓皇大哭，急请王孟英诊视。根据仔细辨证，王孟英认为此证并非因外感而起，而是一例类似外感的内伤，想到金元四大家之一的李东垣曾经"谆谆以内伤类外感为言"的告诫，因以清火涤痰治疗而愈。事后，王孟英再三告诫学生：不仅内伤类似外感，"而温热暑湿之病，初起极类内伤，往往身未发热而手心先热，或兼眩晕自汗，设泥古法而不辨证，祸可言哉"。在治疗复杂难辨的急重病人时，王孟英常说："治病必求其本也。今人之病，何必古书尽载？此医之所以不易为，而辨证之所以为最难也。"补偏救弊也好，论温论寒也罢，其实，他强调的还是辨证论治的重要性。

从王孟英编年体医案中可以看出，行医之初，王孟英就已经显示出辨证论治的高超技巧。道光五年（1825）秋，王孟英十八岁，初出茅庐在婺州行医不久。一次，五十多岁的杭州商人范庆簪来婺州期间，突发急症，"骤然吐血，势颇可危"。按常规思维模式，秋天突然吐血大多为秋燥所致，治疗应是补血养阴止血为主，大多数医生见到病人突发吐血，怕其失血阳脱也常会用辛热回阳之剂。周光远把范庆簪介绍给自己信任的王孟英诊治。王孟英看过病人后，认为此证既不宜用滋腻补阴之药，也不能用辛热回阳之方，而确诊为"气虚而血无统摄"。于是先用补气益脾的党参、黄芪、白术、茯苓、甘草、山药、扁豆、橘皮、芍药为方，五剂以后，血止病安，然后再用补阴潜阳一类的药物熬膏调理，使其不再发作。年轻的王孟英跳出常规思维，不囿于见血治血的固定程式，通过补脾益气以达到摄血之目的，这一早期案例中可见王孟英严密的辨证论治思想，一开始就建立在不因循守旧的基础上。

道光六年（1826）春，王孟英十九岁，一位衙门杂役叫郑德顺，夜半时刻突发急症，"扒床拉席，口不能言，惟以两手指心抓舌而已"，家里人赶紧叫来王孟英。王孟英立即赶到病人床前，一看症状，便知是中毒，尽快叫病人的家人取来绿豆两升，急火煎清汤，待冷却以后频频灌服，没多时病人的情况就渐渐好转了。

第二天早上，王孟英再去出诊时病人已能言语，王孟英便问他发病前吃过什么。病人告诉说，因近来手臂经常疼痛，自己采了些草药，下咽后顿时觉得"胸闷心慌，不可耐烦，舌麻不能言语"。王孟英当时就是从病人两手指心抓舌这一动作判断是吃了什么东西发生的中毒现象，然后在最短时间内给出正确的治疗措施。周光远在点评这个案例时说："足以证孟英临证之烛照如神。"在病情危急之际，只要抓住一个关键主症，《内经》所谓"望而知之谓之神"，正是此意。

几年以后，已经回到杭州的王孟英，名声渐振。有一位常年寓居京城的知名杭州商人，叫钟耀辉，已六十多岁，患水肿病，经京城医生久治不愈。他听说杭州有一位年轻的医生，技术高超，于是专程返杭，通过自己的亲家谢金堂邀请王孟英为其治疗。谢金堂是王孟英的启蒙老师，他对学生的医术深信不疑。王孟英为钟耀辉诊脉后，发现脉象微而弱，虚象明显，再问又得知其小便细而长。于是问他在京城所服是否为五苓散、八正散，抑或是肾气汤、五皮饮一类药物。钟耀辉答道："正如你所言，这些药方都已尝遍，而病情反而日益加剧，这是何因？"王孟英说"此土虚不制水也"，用通利或滋阴的方法是没有效果的，正确的治法应该是补土胜湿，即予大剂参、术之剂。由于王孟英辨证精准，选方正确，钟耀辉不久便病愈了，通过一些有影响力的知名人士亲身经历并为之介绍，这使得王孟英的医术传播得更快、更广泛，所以王孟英年纪很轻就已经闻名杭城。

对于王孟英治病的神奇疗效，有些病人被治愈后自己也为之惊叹。一次，一位六十多岁的老者患发热舌赤无津，分别看了四位医生，都被诊断是"高年液少，津涸堪忧"，治疗方法都是甘润生津之方，但病情并未因此好转，反而加重，最后请来王孟英。王孟英判断是"痰阻枢机，液不上承"所致，并非津涸，而是运转受阻，仅用了一剂小陷胸汤加减，结果"一饮而夜得微汗"，次日便身热即退，舌滑流涎。痊愈后，病人自己也觉得很诧异，说道："奇矣！许多润药求其润而愈燥，何以此剂一投而反津津若是耶？殆仙丹矣？"能做到一剂而中，并非易事，其背后正是体现了王孟英治病必求其本的精神。

有时治疗同一种病，因地域、个体禀赋之不同，治法也有差异，如《回春录》周光远记载了亲自看到的五例疟疾病人，王孟英并不胶守张仲景小柴胡汤，而是以白虎汤为主，分别以白虎加桂枝汤、白虎加苍术汤、白虎加西洋参汤及竹叶石膏汤治疗，都是仅用了一至三剂而快速治愈。因人而异，以一主方而药随证变，灵活加减，周光远亲眼所见这些病人的治疗，当时看到和听到的人都是"闻着无不惊异"。因问王孟英，王孟英回答道："如此数证，体分南北，质有壮衰，苟非识证之明，焉能药与病相当而用皆适宜哉。"识证之明就是辨证精准。

咸丰二年（1852），王孟英治疗沈峻扬痰嗽一案是灵活化裁经方的典型案例。病人五十七岁，素患痰嗽。医生顾某先用小青龙汤，服后喘逆渐甚，换了一位汪姓医生，用了金匮肾气汤，病势更濒危，小青龙汤和金匮肾气汤均是经方中治疗痰饮的主方。再换第三位医生，也认为前两方都没有用错，也有些疑惑，认为"医云治实治虚，不能舍此二法而皆不应"，怎会无效？无奈之下，只能说是"病真药假，不可为矣"。这位医生也是跳不出固守经方的巢穴，觉得该病无论是虚是实，都离不开上述二方，于是黔驴技穷，无方可开，谢绝为其治疗，最后病家请来王孟英。

王孟英仔细看过病人，认为此证"根蒂虚于下，痰热阻于上"，属于下虚上实，而"小青龙治风寒夹饮之实喘，肾气汤治下部水泛之虚喘，皆为仲景圣法。用之得当，如鼓应桴，用失其宜，亦同操刃。"分析了病机后，王孟英再一次强调："所以读书须具只眼，辨证尤要具只眼也。"对前面的处方分析后，他告诫自己的学生，读书和辨证都必须要有自己独特的见解。再看王孟英进一步分析沈峻扬的病证："此证下虽虚而肺不清肃，温补反助其壅塞，上虽实而非寒饮，温散徒耗其气液。耗之于先，则虚气益奔；壅之于后，则热痰愈锢，其加病也，不亦宜乎？"王孟英的分析条理明晰，将病情发展及演变过程讲得清清楚楚，病家及其他医家深为折服。在辨证明确的前提下，王孟英为之处方，以"杏仁、苇茎、紫菀、白前、蒌仁、竹沥开气行痰以治上实，而佐苁蓉、胡桃仁以摄纳下焦之虚阳"，结果是"一剂知，再剂平"，疗效如鼓应桴。此案说明辨证论治的重要与读书的灵活，死用经方与活用经方结果，在临床疗效则水火立判，因此，"读书须具只眼""辨证须具只眼"成了王孟英的名言。

在《随息居重订霍乱论·治法篇》中，王孟英专列"纪律"一篇，再次强调了"凡一病之宜忌，先议病，后议药，中病即是良药。故投之而当，硝黄即是补药，投而不当，参术皆为毒药"。"先议病后议药"是王孟英治病之准则。

二、运枢机，通经络——疏通为治病根本大法

王孟英在临床上使用最多的治法是疏通气机，他认为，气机愆滞是百病产生的根源，因而"调其愆而使之不愆"才是治病的根本大法。在《王氏医案三编》中有一段关于人体愆滞为病的论述："夫人气以成形耳，法天行健，本无一息之停。而性主疏泄者肝也，职司敷布者肺也，权衡出纳者胃也，运输精微者脾也，咸以气为用。肝不疏，则郁而化火；肺气不肃，则津液成痰；胃气不通，则废其容纳；脾气不达，则滞其枢机，一气偶愆，即能成病。"在《随息居重订霍乱论·治法篇》中则说得更加明白："以身中之气有愆有不愆也，愆则邪留著而为病，不愆则气默运而潜消。调其愆而使之不愆，治外感内伤诸病无余蕴矣。"这两段论述，明确阐述了人的生病，从病因病机上都是气机愆滞的结果，因此，在治疗上以疏通气机为根本大法，外感、内伤都是一样的。

关于王孟英用气机学说指导临床治疗的特色，庄仲方在《王氏医案三编》例言中做了高度概括："运枢机，通经络，为王氏用药之秘诀，无论用补用清，皆不离此意。愚谓此山人独得之长，故能以轻药愈重症，为自古名家所未达者。""运枢机，通经络"原是杨照藜对王孟英治疗特色的概括，庄仲方将其写入《王氏医案三编》的例言，并在此段议论下，专门提到一例可谓"度尽金针，有裨后学匪浅"的何氏案。度尽金针即成语"金针度人"之意，是指把高明的方法传授给别人。那么庄仲方极为欣赏的这例"何氏案"，究竟是怎样的一个案例？

王孟英治疗何氏一案发生在咸丰二年（1852）春。四十岁的何夫人于两年前的冬天开始发病，初起仅腹胀善呕，家人以为寒凝气滞，建议吸食鸦片以温运止痛，不料没过多久鸦片成瘾而病痛如故。有医生给了她一张治疗冷积的土方，嘱其在夏间用蒜泥涂于脊椎，这是一种称为"水灸"的民间疗法。结果灸后起疱溃疡，腹胀反而加重，导致月经停行。病人先请了越医庄某诊断为劳损，以温补法治疗无效，病情日益加重。又邀请了杭

州几位名医，如张凤喈、包次桥、姚益斋等为其诊治，都认为是劳损，有的补阴，有的补阳，治疗了一年。何夫人不仅没有好转，而且发展到了"便泻不饥，骨立形销，卧床不起"的程度。第二年开春以后，家人都以为无药可医，只能设坛祭神，占卜问乩，祈求老天庇佑了。当时何夫人的丈夫因朋友蒲艾田介绍，随许信臣到广东任幕僚，家里人已无主见。蒲艾田觉得何夫人很可怜，请来王孟英，倒并不期望能够治愈，只是想听听他的意见，问问何夫人大概还能坚持多久，能否拖至丈夫回来。

许信臣即许乃钊，道光十五年（1835）进士，当时正任广东学政，本是王孟英的朋友。今朋友的幕僚有难，王孟英当仁不让，再加上他从不轻言放弃的个性，越是危急重症，他越感兴趣。何夫人当时"脉弦细数，循其尺索刺粗，舌绛无津，饮而不食，两腿肿痛，挛不能伸，痰多善怒，腹胀坚高，上肤黄粗，循之戚戚然（按上去有悲痛的表情），昼夜殿屎（愁苦呻吟的样子），愁容黎瘁，小溲短涩而如沸，大便日泻十余行，脉色相参，万分棘手，惟目光炯炯，音朗神清"。王孟英认真了解了何夫人病史，根据其症状，认为"是精气神之本实未拨，病虽造于极中之极，却非虚损之末传也"，病虽拖延日久，但精气神尚存。

蒲艾田是一位老学究，病人的丈夫身为广东学政幕僚，也是博儒通医之士。王孟英知道，蒲艾田一定会把诊断意见寄给病人的丈夫和许信臣，为此他用心写了一篇详细的病因病机分析，医案写得极为严谨，读此案犹如读一篇精彩而又深刻的医论：

殆由木土相凌，为呕为胀。洋烟提涩其气，益令疏泄无权；蒜灸劫耗其阴，更使郁攸内烁；进以温补，徒为壮火竖帜而涸其津；溉以滋填，反致运化无权而酿为泻。固之涩之，煞费苦心，余谓赖有此泻，尚堪消受许多补剂，纵临证心粗，不询其泻出之热而且腻，岂有肾虚脾败之泻，可以久不安谷而延之至今乎？夫人气以成形耳，法天行健，本无一息之停，而性主疏泄者肝也，职司敷布者肺也，权衡出纳者胃也，运化精微者脾也，咸以气为用者也。肝气不疏，则郁而为火；肺气不肃，则津结成痰；胃气不通，则废其容纳；脾气不达，则滞其枢机。一气偶怼，即能成病，推诸外感，理亦相同。如酷暑严寒，人所共受，而有病有不病者，不尽关乎老小强弱也。以身中之气有怼有不怼也，怼则邪留著而为病，不怼则气默运而潜消。调其怼而使之不怼，治外感内伤诸病无余蕴矣。今气怼其道，津液不行，血无化源，人日枯瘁，率投补药，更阻气机，是不调其怼而反锢其疾也。疾日锢，腹愈胀，气日怼，血愈枯。或以为干血劳，或以为单腹胀，然汛断于腹胀半年之后，是气怼而致血无以化，非血病而成胀矣。既胀而驯致腿肿筋挛，不可谓之单胀矣。肿处裂有血纹，坚如鳞甲，显为热壅，不属虚寒。借箸而筹，气行则热自泄。首重调怼，展以轻清，忌投刚燥，热泄则液自生；佐以养血，须避滋腻，宜取流通。徐洄溪所谓病去则虚者亦生，病留则实者亦死。勿以药太平淡，而疑其不足以去病也。(《王氏医案三编·卷二》)

这是王孟英所有医案中最长的一篇，从发病原因，到鸦片、蒜灸、温补、滋阴等方法的误治；从肝、肺、脾、胃气机的不畅而致血怼，再到血行不畅而致热壅津枯，抽茧剥丝，层层剖析，将一个疑难复杂的案例分析得一清二楚。其中的"怼滞"说，体现了王孟英临证重要思想。

蒲艾田看到这样长篇大论的医案，当然佩服得五体投地，对王孟英说："薛一瓢谓人须到半个神仙身分，才可当得名医二字，聆君妙论，不愧名医。"薛一瓢即薛生白，康熙年间名医，与叶天士齐名。

然后，王孟英仅用了比较轻灵的药物，以疏通清解为主，药为沙参、竹茹、丝瓜络、银花、楝实、枇杷叶、冬瓜皮、黄柏、当归、麦冬、枸杞、白芍十二味药，用水露煮苇茎藕汤煎药，并告诫"勿以药太平淡，而疑其不足以去病"。结果是仅服用四剂，则"脉柔溲畅，泻减餐加"，再随证加减，在王孟英的精心调治下，用了近两个月的时间，病人渐渐康复，已能策杖而行，其间并未用补药，后仅以虎潜丸熬膏调治。王孟英认为凡阴虚须滋补者，熬膏或制丸以取其精华作为佐使，"不但药力较优，亦且饵之易化"，一直服用至夏天，何夫人便步健经通，完全康复了。

蒲艾田见证了该案例治疗的全过程，事后他把王孟英视为仙人，逢人便说："此证人不能治，神亦不能治，君竟能肉白骨而生之，不仅半个神仙，殆人而仙者耶，抑仙而降为人者耶？"类似神奇疗效的医案还有许多，对一些疑难复杂的案例，王孟英事后都有分析总结，金针度人，从不保守，堪为后学之津梁。

《王氏医案三编·卷一》也记载一例因补而导致气血窒塞，再经王孟英疏气血、通经络一剂而愈的案例。咸丰元年（1851），朱绀云妻子，先是分娩后哺乳期月事仍行，至仲冬乳少汛愆，都以为又怀孕了，出现右胁筋绊作疼，渐至肩背。先经医生用平肝法治疗，痛益甚，改用补剂，遂咳嗽痰中带血，经几任医生治疗，都以为是虚损，于是广服温补，导致日益严重，三个月以后，已卧床不起，群医束手，这时朋友介绍王孟英诊治。

王孟英接诊时，看到的病人是"面赤足冷，时时出汗，食减无眠，脉来右寸溢，关尺滑而微数，左手弦而带滑，舌赤而润，微有白苔，气逆口渴，所吐之血淡红而夹痰涎，大解溏，小溲短且热。"接下来王孟英的分析又是通篇议论："曰：冲为血海而隶于阳明，自乳而姅不爽期者，血本有余也。因阳明经气为痰所阻而不能流通输布，致经断乳少，痰血缪辕而为络痹窜痛，医者不为分导下行，病无出路，以致逆而上溢，再投补剂，气愈窒塞，在山过颡，夫岂水之性哉！"王孟英认为这是气血愆滞所致，立法仅以肃肺通胃，导气化痰而领血下行，用药也极为平常，以苇茎汤加茜根、海螵蛸、旋覆、滑石、竹茹、海蜇，和藕汁、童溺服，一剂而愈，学生徐亚枝见证了"覆杯即愈"的疗效，并做了点评："此证不遇孟英，必至补死，而人亦但知死于虚劳也，服药不可不慎耶！"

何妇、朱妇两案，都是愆滞致病，而在当时用温补之剂成风的社会环境下，大多数医生都先会采用以补虚为主的方法，只是愈补病愈重，无奈之下才请王孟英诊治，而王孟英独具只眼，正本清源，以疏通清解为主，往往能达到意想不到的疗效，因此杨素园才会有"运枢机，通经络，乃孟英用药之秘"的感慨。

张柳吟对王孟英神奇的治疗特色，总结为"天机活泼，别开生面"。蒋敬堂曾亲眼看见王孟英随机应变、灵活自如地运用古方治病，其三弟媳、四弟、五弟三人同时患病，三弟媳患冬温，四弟患伏暑，五弟患喘逆。十余天内，病变药变，药随病变，所开处方一天或两天一变。其随机应变的本事，被蒋敬堂称为"活泼如龙"。

赵秋舲是钱塘名士，著名词人，道光二十六年（1846）秋天，因患中风半身不遂，其弟赵笛楼及学生许芷卿均是有名儒医，曾用清热蠲痰法治疗，但未能获效，于是请来王孟英。王孟英认可两位儒医的诊断与治疗，认为病人只是痰阻气滞，医嘱仅在原方基础上加入竹沥一碗，送服龙荟丸、滚痰丸交替使用，并要求坚持较长时间服用。赵秋舲遵嘱一直服用至来年春天，便能独立行走出房。王孟英仅在前方中灵活加用了一味竹沥，再加用二种丸药，便使原方发挥了更好疗效，充分体现了他灵活运用古方的技巧。

如果说治疗时证、实证、急诊是王孟英所擅长，那么在治疗虚证时，王孟英也并不是一味治虚，而是先调升降，再补其虚，并每能获得显效。《仁术志》中就载有多例治疗虚证的医案，显示了王孟英在治疗虚证时同样是以通为先的高超手段。

如治疗潘肯堂夫人冬季气喘一案。按照喘病的常规治疗方法，大多数医生会遵循古训："喘无善证，喘而且汗，尤属可危。"因此，前医按虚论治为潘夫人用药，并不见效，气喘反而日益加剧。何新之诊视后，也觉得病势颇危，乃嘱潘肯堂请王孟英治疗或许还有生机。王孟英应邀后急速赴诊，认为病人虽是虚证，但当下痰阻气机，有升无降为其主因，治疗当先以清痰降气为主。结果一剂下去，气喘明显好转，三剂后喘即平息，再用滋阴善后，调理痊愈。

对于一些虚实夹杂之证，王孟英则虚实兼顾。整个治疗过程随机应变，有时早、中、晚用药各异。灵活善变的用药技巧是其高超精湛医术的体现。如治疗屠敬思一案，病人所表现的症状为"素属阴亏，久患痰嗽，动则气逆，夜不能眠，频服滋潜，纳食渐减，稍沾厚味，呕腐吞酸"，病情错综复杂，虚实兼有。王孟英认为此病属于肾虚水泛，脾土失防，肝木过升，肺金少降，涉及上、中、下三焦俱伤，治法必须三者兼顾，用药应早、中、晚各异，早上以温肾水以清肝，治下焦入手；中午用培中土而消痰，治中焦为主；晚上则肃上源以化浊，治上焦收工。这种一天之内，三焦分治的独特治疗方法，是王孟英的创新。一日三次分服，王孟英用的都是丸剂，一是为了方便服用，二是避免了汤药之助痰湿。最后，屠敬思的病经过三焦分治而各恙皆愈，这种洞悉脏腑的精确辨证，直超古人，被誉为"可以为法"。

又如治疗翁笠渔一案也颇具典型性。翁笠渔发热，请来的两位医生先用补法，进补中益气汤，后又以泻法，用承气汤，再用养阴药多剂，病情并未好转，导致发热不退，不食不便，不渴不眠。两位前医都认为"攻补难施，已成坏证"，无计可施了，病家最后邀请王孟英前来救治。

王孟英赶到时，病人已经"脉形涩数不调，神呆静卧，倦于语言，溺少苔黄，时时面赤"。辨证后王孟英并不认为已到了无可挽救的境地，并对病情做了一番精辟的分析。认为"无虑也，卫分之邪失于清解，补中益气实卫锢邪，何异适燕而南其指乎? 承气通府，但能下其肠胃有形之物，不能散其卫分无形之邪，下后养阴，固是方法，然必表里皆和者，方可投之。卫气未清，徒增窒滞。枢机日钝，此神识之所以如呆也；升降失司，此出入之所以皆废也。延之虽久，病犹在卫，故可治也。"对前医为何用补中益气汤、承气汤无效，他做了深入分析，这是一则用骈文写的医案，不仅文采绮丽，而且说理通透。已经被认为"攻补难施，已成坏证"的危急重症，经王孟英分析，其实病尚在浅表。从前医用补中益气汤的失误，到后者用承气汤泻法只能泻里而不能散表，再到急于养阴导致气机窒滞，多种原因致病情缠绵难愈。在王孟英看来，这些病证都是"枢机失运，升降失司"所致，从错综复杂的症状中拨开层层迷障，得出"延之虽久，病犹在表"的结论，认为只要是表征，病仍属轻浅，治疗还是容易的。王孟英所开处方极为简洁轻灵，以清化疏通为主，仅用了苇茎、葱豉、黄芩、桔梗、栀子、瓜蒌六味药，结果一剂而症减，数剂而愈，其辨证论治的精准确实令人惊叹。

王孟英所治的病人，往往是经过前医反复多次治疗，以误治或乱用补药所引起的药病为多见，而王孟英则认为，"药力愈峻，病势愈危，若我视之，原非大病"。对有些病，王孟英会很有自信地说："肯服吾药，不日可瘳。"这样的底气源于对疾病本质的认识和把握，是建立在不随意迎合社会世俗的良好医德基础上。王孟英认为百病皆由愆滞而生，那么治疗便是疏通气血，调其升降，气滞则通气，血瘀则活血，湿阻则化湿，痰凝则涤痰，郁则解郁，结则散结，总之以"调其愆而使之不愆"为原则。

三、天机活泼，生面别开——灵活多变的临证特色

王孟英临证特点，正如张柳吟为《仁术志》所写的序言中说："不徒以某方治愈某病而已，或议病，或辨证，或论方药，或论四诊，至理名言，随处而发，或繁或简，或浅或深，别有会心，俱宜细玩。"所谓"细玩"，是细细体味之意，从中体会王孟英的辨证思路，分析病因病机，遣方用药根据，时不时地冒出一两句经典警句，用意深刻，这在古代医案中是很少见的。在《仁术志》凡例中，张柳吟对王孟英医案特色做了小结和评价："案中有直用古方者，是胸有成竹，信手拈来，头头是道也；有不用古方之药，而用其意者，盖用药如用兵，不能执死方以治活病也；有竟不用古方者，乃良药期于利济，不必期于古方也。苟非读书多而融会贯通于其心，奚能辨证清而神明化裁出其手？天机活泼，生面别开，不愧名数一家，道行千里矣。"张柳吟强调了"天机活泼、生面别开"，确实是王孟英临证的重要特色。

被誉为"临证如神"的王孟英，从行医之初，就显示了非凡的能力。道光四年（1824），王孟英才十七岁，周光远为王孟英编辑《回春录》的第一个案例，便是成就抢救自己的"厥死"案，这一年，周光远二十七岁，因这一意外之事使两人成为一生的挚友。

夏天，周光远宴请朋友，王孟英也在受邀之列，席间周光远突然体冷大汗，气怯神疲，唇白音低，一下晕厥过去，当时在场的人都吓坏了。因为是夏天，又是朋友聚会喝酒，几位通医的朋友以为周光远患的是急性痧证，即瘟疫的一种，准备用芳香开窍一类的方剂急救。

在场宾客中，王孟英年纪最轻，他最后给周光远诊脉，发现脉已微软欲绝，因此力排众议说："这是阳气欲脱之证。"而并非大家所说的痧邪内闭，如果用开窍香散之剂，可能会导致其死亡。面对王孟英如此果断的判断，众人将信将疑。

当时，十七岁的王孟英在众多长辈眼中仅是一个孩子，"人皆以童子何知而笑之"，但这个时候，周光远家人基于平时对王孟英的了解，却坚信其判断是准确的。在得到周光远家人的首肯后，王孟英按自己的诊断救

治。当时病情危急，开方、配药再煎煮时间上已不允许，情急之下，王孟英看到站在身旁的周光远妹妹周琴仙身上有一块佩戴了三年以上的佩姜，约有四五钱重，王孟英嘱其赶紧取下，吩咐其家人用这块佩姜急煎成汤，马上灌服。

周光远服下佩姜汤后，渐渐复苏，病情随即稳定下来，王孟英再用党参、黄芪、白术、甘草等补气之剂调治，治愈了周光远的这次危急之证。王孟英的正确判断，以及果断就地取药，灵活应变，最终挽救了周光远的生命，这次成功施救的案例，让众多耆老开始对眼前这个初出茅庐的少年刮目相看。

佩姜其实就是干姜，中医称之为"温中回阳第一要药"，其性大辛大热，属阳中之阳，通心回阳是其第一作用。关于佩姜的功效和制作方法，王孟英在《随息居饮食谱》一书中做了介绍："初伏日以生姜穿线，令女子贴身佩之，年久愈佳。治虚阳欲脱之证甚妙，名女佩姜。"古时江浙一带少女有挂佩姜的习俗，江南地区多阴湿，而少女又为纯阴之体，佩戴干姜有祛寒化湿、温阳通脉之效，佩戴过的生姜已属陈年干姜，又得少女阴柔之气的调和，已缓解其大辛大热之性，备在家中常可用于救急。

按现代医学观点看，周光远突然发病，其症状类似现在的急性心肌梗死，是一种非常危险的急症。根据王孟英与周光远平时交往记载，周光远身体肥胖，本身阳气偏虚，因为两人常有来往，故他对周光远的身体情况很熟悉，所以才能有如此果敢的诊断。

周光远得救，女佩姜在急救中起了主要作用，但也离不开王孟英的睿智和一名优秀医生必须具备的敏捷思维，这也是一次医患之间相互信任合作的成功案例。情急之中能够临危不乱，急中生智，就地取材，本身就说明了年轻的王孟英已具备一名优秀医生所应有的素质。当然周光远在明知自己的生命已处在危急之中，能信任眼前初出茅庐的医生，果断把生命交给一位在长辈眼里是"童子何知"的年轻人，不得不说他具有慧眼识人的高超本领。王孟英这次能在众多长者中脱颖而出，即是偶然，也是必然。

有时遇到急诊，如按常规开方、取药、煎药恐会误了救治，或在急重病人不能服药的情况下，王孟英会随机应变采取一些能获速效的简易办法先用于紧急救治，而且每获奇效。一次，一位夫人腹痛剧烈，经医生开方服药后，愈服愈痛，到了酷暑之时，其发病日益加剧，甚则日厥数十次，先后邀请的几位医生看过后，都认为无计可施而婉言谢绝了。家属最后请到王孟英。王孟英看了病人，发现腹痛拒按，饥不能餐，知道病情确实危急，对家属说："事急矣，缓剂恐无速效，令以豆腐皮包紫雪一钱，另用海蜇、凫茈煎浓汤，俟冷吞下，取其芳香清散之性，直达病所也。"病人照服后，果然"腹如雷鸣，浑身大汗，小溲如注，宛似婴儿坠地，腹中为之一空，其病已如失矣"。这种治疗方法看似神奇，其实也是王孟英超人智慧在临床上的体现。

又一次，海盐任斐庭正坐馆于杭州关琴楚家，忽患外感，病情开始并不很重，请了一位黄医生诊视。医生用了辛温发散之剂，岂知病人服药数帖后，病非但未愈还更严重了，随之大小便不通。于是换了一位医生，连续几天用渗利之剂。病人初服小便略通，继而益秘，病到此时，主人深以为忧。请来王孟英为之诊视时，已病第十四天。

王孟英见到病人"骨瘦如豺，脉弦细而涩，舌色光紫，满布白糜，夜不成眠，渴不多饮，粒米不进，少腹拒按，势将喘逆"，显然病情已经到了很危重的境地。如此重症，王孟英先不急于用内服之剂，而是用外治法，叫旁人取来一枚大田螺，采一把新鲜车前草，加大蒜六瓣，一起捣烂，再加入麝香少许敷贴在脐上水分穴，然后加用内服药。到了晚上，病人小便即通，又用二剂后，大便始下，后经调理而愈。这是一例王孟英巧用穴位贴敷疗法治疗内科疾病的案例。水分穴是任脉上一个重要穴位，常用于分流水道，治疗小便不通、水肿等病。穴位外敷也是王孟英的独特疗法。如对病人施以常规疗法，开方煎药，尽管用药对路，但病人一时无法下咽，还是不能取效。王孟英采用外治，以穴位敷贴先通小便，待症减轻再实施内治。这种灵活的临床思路往往是他治疗急重危症时能够取胜的法宝之一，就像他十七岁那年用佩姜急救周光远一样。看起来似乎是急中生智，其实是王孟英扎实的基本功在临床上"天机活泼"的体现。如道光二十五年（1845），金某患胃脘痛，"杳不知饥，绝粒五日，诸药下咽，倾吐无余"，因为用药煮汤，服之即吐，根本起不了作用，诸医束手无策。

但王孟英先以食疗方法治其吐，用海蜇、荸荠各四两煮汤让其饮服。病人服后立刻不吐，胃痛亦减。然后再辨证施治，后续治疗胃痛则容易得多。看似平淡无奇的海蜇与荸荠组成一方，王孟英名为雪羹汤，成为了后世名方。这样简便而有效的治疗，别出心裁的案例，在医案集《仁术志》中很多见。也是这一年，在治疗王炳华的儿子冬温过程中，除药物治疗外，王孟英"兼令日啖北梨数十枚"。十余天内，"凡啖梨三百余斤，闻者莫不诧异"，王孟英就这样治好了他的冬温重症。这样看似突发奇想，别开生面的治疗方法，在王孟英临证过程中却每获奇效。

有一妇人每天午后发热已有一年多，请王孟英诊视时已是初夏时节，病人依然"足冷须以火烘，痰嗽苔黄，间有谵语，渴饮无汗"。这是一种罕见的怪病，但王孟英却只用了极简易的疗法，"亟令撤去火盆，以生附子捣贴涌泉穴，且嘱恣啖梨、蔗"，再加人参白虎汤内服，仅用了七帖而持续了年余之热尽退，继以养阴药调理而愈。这也是个很有启迪意义的案例，王孟英治疗疑难杂证时，往往证重而药轻，取其轻可去实之意。

道光二十七年（1847），一位佐理盐政的官员赵春山因平时膏粱厚味，补药不断，渐致喘咳阳痿。王孟英从清化痰湿入手，不仅改善了病人的喘咳又治愈了阳痿。嗣后，赵春山很有感触地说："余昔曾服参、茸大补之药而阳痿，今服君方而沉疴顿起，乃知药贵对证，不贵补也。"古人治阳痿一般都是补肾壮阳法，王孟英从清化入手，也是别具一格之举。

别出心裁是王孟英治疗特色之一，如《回春录·卷二》记载了一位长期腹泻的病例，久治不效，按一般常规思路制定治疗方法，"人见其溏泄，辄与温中"，但王孟英则从肺失清肃入手，投以肃肺清心、凉肝滋肾之法而治愈。王孟英治病，从不固守陈因，往往是在错综复杂的病机中很清晰地理出头绪，以善变的手法，轻松驾驭，把一个看似复杂或濒危的病证化解，在他众多医案中可以找出许多这样的案例。

朱瑞菘是王孟英的好友。咸丰二年（1852）夏天，六十岁的朱瑞菘在嘉兴老家患滞下重症，于是急回杭州，请来诸多名医商议治疗方案。这些名医大多有各自的传承和流派，治疗方法众说纷纭，其中许敬斋宗张景岳，崇尚温补，认为痢必本于寒湿，应以温化为主；洪石生崇尚李东垣，认为应以补中益气为主；也有主张滋阴清热，或泻实荡涤等，儿子朱仲和被搞得不知所从。好在朱瑞菘父子对王孟英一向颇为信任，待王孟英诊毕，儿子朱仲和急问："此证究竟如何？当用何药？"

王孟英如实说道，这是滞下证中最难治的一种，并根据病情做了详细分析："痢初作即不能起于榻，而五色并见，噤口不食，非暑热之深受，一何至于此极耶？"王孟英的判断一定是深受暑热之邪所致。再结合当时的症状，"满面红光，鼻赤尤甚"，说明病人"肺热素炽，暑火烁金"，这是导致"水失化源，溺少而涩"的原因。鉴于这样的情况，"此不可以温燥再劫其津液也"，王孟英首先否定了温补派许敬斋的意见。

王孟英接着分析："肢掣无眠，合目呓语，时时烦躁，视物不明，畏热喜风，口干易汗"，这已经是到了"阳气浮越，暑渐侵营"的程度，所以出现"苔虽腻黄，尖红根黑"，此时则"不可以升散再扰其阳也"，又否定了洪石生宗李东垣建议补中升气的方法。

王孟英继续分析："胸次不舒，饮水欲噎，欲噫不达，欲嚏不能，茎缩易嗔，时有噩梦，肝多怫郁，痰阻清阳，故升降不调，中枢窒滞，此不可以滋涩再碍其机也。"将滋阴派的论点也否定了。

朱仲和直接问王孟英：那么，父亲的病究竟该如何治疗呢？既然否定前几种治疗方案，那么先生有什么好的方法？王孟英接着说道，只有推动一说，尚可暂用，因其病还在腑，也只有此法尚能一试。

最后，王孟英结合脉象，分析病因："参之于脉，右寸关缓滑而寸较抑，左则弦洪而数兼上溢，故知其气郁痰凝，暑火深受，风阳内动，久耗心营，所幸两尺皆平，身无大热，如能治之中肯，尽可无虞。"综合了望、问、闻、切四诊后的分析，朱瑞菘松了一口气，对治病也有了很大的信心。

王孟英对朱仲和说：前面几位医生方案都是治痢的好方法，只是尊翁之证，不能合于此药而已。他对同行很尊重，语气也很婉转，并向朱仲和解释："若尊翁之恙，见证虽太错杂，而责重在于肝经，肝属厥阴，风火内寄，故此经之痢，宜柔宜凉，忌刚忌温，以肝为角木，龙性难驯，变化飞腾，病机莫测，但使风阳靖息，庶几险浪不兴，纵有别脉未清，自可徐为疏瀹也。"说到这里，朱氏父子对王孟英已经真心折服，恳求其为之疏方。

王孟英以张仲景白头翁汤为主，加入开痰舒郁、凉血息风、清胃生津等药，并吞服滋肾丸三十粒以引肝火迅速下行，所开处方兼顾了上述各流派的观点。服后，朱瑞菘病情日益好转，然后再经过认真调养，最终恢复健康，而且积年宿疾一并除去，身体较以前更觉壮健。

朱瑞菘本是进士出生，博儒通医，将自己本以为不治的病，又是如此错综复杂的病机，经王孟英剥丝抽茧式的层层剖析，听得心服口服，在治法上王孟英尊古意而不用其法，崇经方而仅师其意，用药汤、丸并进，虚实兼顾。朱瑞菘这次大难不死，对王孟英感激至深，特作诗一首赠王孟英："不因施上药，那得挽沉疴。魂磊从今尽，先生殆缓和。"（《王氏医案三编·卷二》）

四、治必先去病，而后补其虚——痛陈温补之弊端

王孟英治病求本，轻灵活泼的治疗风格，是在临床上与滥用温补现象不断斗争的过程中逐步形成。在三十岁以前的治疗记录中，尚可见到宗张景岳温补法的案例，有"与景岳法"的按语记录，王孟英学医之始，也受《景岳全书》影响颇深，最后却能跳出陈陋，在他三十岁以后的医案中已经很少见到这样的案例，更多的是对滥用温补现象的猛烈抨击。喜用温补，在当时是一种普遍的社会现象，王孟英在江西期间曾与宜黄县令杨照藜有过一次探讨，在杨照藜看来，江西温补之陋习远甚于江浙，当地医家"盖不察病因，动辄温补，实是举世陋习，惟江西为尤甚"。杨照藜之所以把《回春录》和《仁术志》合二为一，是因为"《王氏医案》议论精透，前无古人，余将初续二编合刊后，求读者甚众，若能以此一书，转移江西温补陋习，则功德不可限量矣"，认为只有像王孟英这样的人，做到不趋炎附势，保持清醒的头脑，力图挽回滥用温补的陋习，其仁爱之心，想必能为江西医家开创新风，这是杨照藜的美好愿望。

滥用温补现象的产生，自有其社会根源，从明代薛立斋、张景岳等医家创立温补学派以后，温补学说开始在中国盛行，并逐步成为主导中医近两百年的主流学派。尽管清初有叶天士、喻嘉言等寒凉派人物的崛起，但

直至王孟英时代，中医临床治疗中依然以温散、温燥、温补为主流。道光以后，温热病流行日趋频繁，温补学派在对时证的治疗上已明显不合时宜，遣方用药亦显捉襟见肘，而且弊端日益显露，滥用温药导致的误治现象也屡见不鲜，尤其被误治致死的案例时有发生。在王孟英、张柳吟、杨照藜等一批有识之士看来，这是一种很可悲的社会陋习。

对温补学派的反思与批判，始于清初温病学派开拓者叶天士、薛生白、吴鞠通等人，至王孟英时代，时间又过去了一百多年，但社会上喜好温补的医家、病家依然是主流。当时的习俗是病家喜好温补，无疾喜食温补，医家迎合病家滥用温补成为一种普遍现象，甚至到了泛滥的程度。早在《回春录》一书中，王孟英就有这样的论述："乃世人不知药为治病而设，徒以贪生畏死之念，横于胸中，遂不暇顾及体之有病无病，病之在表在里，但闻温补之药，无不欣然乐从者，模棱之辈，趋竞存心，知其死于温补而无怨悔也。乃衣钵相传，不必察其体病脉证之千头万绪，仅以温补之品二十余味，相迭为用，即成一媚世之方。"（《回春录·卷二》）从年轻时期王孟英就已经对这种弊端开展了激烈抨击，周光远在《回春录》的按语中也有提及："尝闻孟英云：病于病而死者十之三，病于药而死者十之七。"可见这种滥用温补造成的现象早就引起王孟英的重视。

善于思考的王孟英对这一现象做了深层次的思考与分析。清朝经过康熙、雍正、乾隆三朝一百多年的发展，国家统一，国力强盛，社会稳定，经济繁荣，是中国古代历史上最后一个太平盛世，史称"康乾盛世"。当时的达官贵人追求奢靡，享受吃喝，沉浸在歌舞升平的太平盛世之中，因此养生好补之风气盛行。尽管王孟英生活在嘉道时期，但此奢靡之风依然大行其道，甚至有过之而无不及。王孟英在《仁术志》一书中这样写道："本朝乾纲丕振，雀顶尚红，冠饰朱缨，口燔烟草，皆为阳盛之象。"这样的社会现状以及百姓所追求的生活方式，必然导致人体虚火上升，故患病以火证偏多。在治疗上，医生必须逆势而为不应再火上浇油。"夫药者补偏之物，医为救弊之人，岂可不识此大气运，而硁硁然泥夫司天在泉以论治，何异痴人说梦耶？""司天在泉"是运气学概念，"司天"象征在上，主上半年的气运情况；"在泉"象征在下，主下半年的气运情况。古代医家通过司天与在泉，可推算一年中气运的大体情况，以及气运变化与疾病发生的关系。《易经》和《黄帝内经》中都有详细的推演方法。王孟英通《易经》，又熟读《黄帝内经》，能以此理论分析时势并应用于临床，但从不囿于古籍中的记载，他清楚地知道，时疫的流行远非气运那么简单，治疗更不能单凭气运的推算。王孟英从社会环境入手，这样的分析无疑非常深刻，显然，这一时期王孟英对医学的思考已经接近现在的社会医学和心理医学模式。

从《回春录》时期到《仁术志》时期，经过十余年的社会观察和临床经验，王孟英的医学思想更趋成熟，他从社会经济发展层面更深刻地分析了温补学派之所以盛行的社会根源。王孟英对温补学派的批判，一方面是受家庭医学渊源的影响，直接来自曾祖、祖父、母亲、舅父的著作和言谈；另一方面则是受到叶天士、徐灵胎、尤在泾、章虚谷、喻嘉言等前辈医家的启迪，当然，更多的是来自他自己的医疗实践。王孟英在校注曾祖《重庆堂随笔》一书的按语中曾说："景岳书偏尚温补，世多尚之。叶天士先生《景岳发挥》、尤在泾《医学读书记》、章虚谷《医门棒喝》皆力辨其非，学者不可不读也。"尤其是徐灵胎，他的《慎疾刍言》开篇即对温补现象展开尖锐批判："医者先以虚脱吓人，而后以补药媚人。浙江则六味、八味汤加人参、麦冬等药，江南则理中汤加附、桂、熟地、鹿茸、脐带等药。于是人人习闻，以为我等不怕病死，只怕虚死。所以服补而死，犹恨补之不早，补之不重，并自恨服人参无力以致不救，医者虚脱之言，真有先见之明，毫无疑悔。若服他药而死，则亲戚朋友，群诟病家之重财不重命，死者亦目不能瞑，医者之罪，竟不胜诛矣。所以病人向医者述病，必自谓极虚，而旁人代为述病，亦共指为极虚，惟恐医者稍用攻削之剂以致不起。或有稍识病之医，即欲对证拟方，迫于此等危言，亦战战兢兢，择至补之药以顺其意，既可取容，更可免谤，势使然也。此风之起，不过三十余年，今则更甚，不知何时而可挽回也。"（《医砭》）徐灵胎的《慎疾刍言》成书于乾隆中期，自言好补之风"不过三十余年"，可见清代以来，尤其"康乾盛世"以后，此风愈演愈烈。距徐灵胎此言八十三年后，王孟英重新参订了《慎疾刍言》，并将其改名为《医砭》。刊印时，他在徐灵胎上述这段议论后面专门加了按语："乃医家目不识病，开口言虚，病者畏死贪生，乐于从补，是以贫人无力服药，得尽其天年者多，若富贵人之死于温补则十居其七八也。迷而不悟，覆辙相寻，诚如徐氏所言，读此可为痛哭。"王孟英除了对徐灵胎的观点表示赞同外，也对当时社会依然执迷不悟的现象感到痛心。

在《仁术志》医案中记录有大量因滥用温补、温散、温燥药物导致病情加重，甚至致死的案例。因为王孟英所接触的病人，大多为疑难杂症，已经前医治疗无效或病情加重，再通过亲朋好友介绍而接诊，他看到病人时的病况，大多已经因误用温补而成变证，所以对此体会尤其深刻。因温补误治而致死的案例，最令王孟英痛感惋惜的是发生于道光二十一年（1841），常州名士刘廉方误用温补致死案。

常州刘廉方为当时文化圈有名的好学治古之士，是著名学者包世臣的学生。这年夏天正遇酷暑，刘廉方游杭州西湖时受暑患病，暂时移居杭州刺史崔仲迁家中治病。崔仲迁延请了杭州诸多名医为其治疗，但病情未见好转，渐至生命垂危，当时庄仲方极力向崔仲迁推荐王孟英。

王孟英赶到时，刘廉方的病情已经到了"裸卧昏狂，舌黑大渴，溺赤便秘，脉数而芤"的程度。王孟英赶紧用清热解毒、凉血散瘀的犀角地黄汤加减救治。因病情危重，王孟英只用了一剂。次日再去复诊时，病人有明显好转，并已能清晰对答，王孟英认为已大有生机，继续用甘凉法治之，并嘱咐要格外小心调养。

不料过了两天，庄仲方的儿子庄半霞很紧张地来到王孟英处，拉着他跑去看刘廉方。两天不见，病情突然发生了变化，王孟英大为惊讶，只见病人已经"目张睛瞪，齿露唇焦，气喘汗出，扬手掷足，而不可救药矣"。当时旁边围着一批杭州名流，众楚群咻，七嘴八舌，都在指责医生的救治不力，还有人指责是王孟英用了寒凉药才导致凝闭。看到这样的情况，王孟英心里已经明白，这两天病人的治疗受到了很大的外来干扰，从病情演变的情况来看，一定是背着他擅自用了温补之剂。当时的王孟英既为众人的无知感到气愤，又为刘廉方感到惋惜，如能不受干扰，坚持清解疗法，刘廉方的病一定可以痊愈，毕竟中暑并不是不治之症啊。病人已经无可挽回了，王孟英神情严峻地说："病之宜凉宜热，汝辈不知也，脉乃皮里之事，汝等不见也，吾亦不屑为之争辩。惟目瞪唇焦，人所共睹，则其死于何药，自有定论。"说完就走了。此时的王孟英颇显名士风采，即使强忍愤懑也不屑与之争辩，因为在场的都是文人学士，对医学常识大多略通一二，病人死时的状况明摆着是因热药所误。庄半霞知道内情，再三拉着王孟英，连声说对不起，向他赔不是。面对这些一知半解又自以为是的人，王孟英再也不想多说，对庄半霞说："俗人之见，何足介怀？是非日后自明。于我心无慊焉。第斯人斯病，皆可惜也。"王孟英只是为眼前的病人感到惋惜，也为这些酸腐文人的愚昧无知而感到无可奈何。

事后，王孟英得知，第二天自己所开的药方病人根本没有服用，崔仲迁盲目听信旁人不宜再用寒凉而另请他医改为温补之剂，所以才导致刘廉方服用后病情迅速恶化而无法挽救。当时的文化圈都深为刘廉方的英年早逝痛惜，但没人知道他是死于误治，王孟英医案披露了这件鲜为人知的内幕。

两年后，刘廉方的好友崔仲迁也因受暑湿而病。崔仲迁贵为杭州刺史，当然有自己的家庭医生，而家庭医生是一位温补派，当年刘廉方就死于他的误治。崔仲迁这次得病，王孟英估计他不会悔悟于前车之鉴，且崔仲迁素体阴虚，如受暑湿，再用温药，无疑火上添油。果然不出所料，崔仲迁最后也是因"广服温补之剂，以致真阴竭绝而死"。王孟英知道后，只能摇头叹息："覆辙相寻，迷而不醒，可哀也已。"（《仁术志·卷二》）可见当时的社会，人们喜温补已经到了执迷不悟的境地，官宦富贾好于温补习以为常，因此富贵之人死于温补已成为常事，这也是王孟英一生与温补派势不两立的原因之一。

面对社会上滥用温补的现象，有时王孟英也很无奈。"然病家畏虚喜补，不识病情，医者避湿推干，但迎人意，不分闭脱，温补妄施，重者辄亡，轻者成锢。"显然，王孟英感到个人的力量很难与社会习俗抗衡，只能发出"是乃仁术，可如是夫，触目伤怀，言之可慨"（《古今医案按选·卷一》）的叹息了。

《仁术志》医案辑录期间，王孟英正值壮年，学验俱丰，这个阶段也是他反对温补、倡导清凉学术观点的成熟时期。在这一时期的医案中，王孟英对当时滥用温补的时弊提出了大量批评。针砭社会上喜好温补的现象几乎贯穿他的一生，但这应该是最为集中的时期。

一年夏天，王孟英遇到一桩泻痢案，患病的老妇是朋友黄莲泉家的亲戚。开始为其治病的朱姓老医生已年近七十。这位老医大概是不想再冒风险，认为病人是老人，本身已年高体虚，遇泻则更虚，用补药总不会错。这位老妇经他治疗后，非但没有好转，反而导致"少腹结块，攻痛异常，大渴无溺，杳不知饥……呼号欲绝"，朱医生认为已经无可救药，黄莲泉只能抱着一线希望请来王孟英。王孟英看过后，认为是一例感受暑热的重症，又加上过度温补，才导致病情如此严重。

黄莲泉是一位读书人，应该明白事理，王孟英为其分析道："夫痢疾古称滞下，明指欲下而涩滞不通也，顾名思义，岂可以守补之品，更滞其气？燥烈之药，再助其虐乎？"朱老医生所用处方，全是温补、温燥、固涩等与病情背道而驰的药物。王孟英不免怒火中烧，大发雷霆，所以话也说得非常难听。这是王孟英在长期诊疗过程中非常少见的一次大发脾气，其指责之严厉，在王孟英所有医案中很少见到，当然，这也反映了他对当时滥用温补的时弊的愤懑。

王孟英愤怒地说道："彼岂仇于汝哉？畏老而补之，见痢而止之，亦未尝不煞费苦心，而欲汝病之即愈，惜徒有欲愈之心，未明致愈之道，但知年老元虚，不闻邪盛则实，彼亦年近古稀，悬壶多载，竟毕世沉迷于立斋、景岳诸书，良可叹也！岂造化果假权于若辈乎？不然何彼书、彼术之风行哉！"（《仁术志·卷一》）话是针对老医而说，其实旨在批评社会习俗。

这是王孟英痛批温补学派最为激烈的一次，矛头直接针对明代温补学派的两位创始人薛己与张景岳。当然，王孟英有资格说这样的话："治必先去其病，而后补其虚不为晚也。"这些精辟的论点都是以生命为代价得来的。最后他治愈了这位病人，事实胜于雄辩，这也是王孟英当时逐渐被社会主流认可、接受并最终得到推崇的原因之一。朱姓老医尽管受到王孟英的批评，但应该也是心服口服的。

道光二十四年（1844），王孟英经朋友介绍治疗一位长期胃脘痛的病人。该病人三十余年来常服温补药，导致肝阴劫尽，胃液耗竭，请王孟英诊视时，竟然已经到了无药可用的境地。王孟英当时痛批庸医"名虽疗疾，实则助桀""未识风阳内煽，水自沸腾。专于炉内添薪，津液渐形涸竭"。后来，这位病人经王孟英治疗后略有好转，大家都以为有了转机，可王孟英异常冷静地说："譬草木干枯已久，骤加灌溉，枝叶似转青葱，奈根荄槁矣，生气不存，亦何益耶！"这既是对这位病人的痛惜，也是对当时社会普遍现象的无奈叹息。

发生于道光二十八年（1848）许少卿夫人一案，却是令人痛心的教训。许夫人是已故名医陈启东的侄女，这年夏天初起仅患外感，儒医何新之是她家的固定医生，给她用了十天的清解药，病情没有好转，于是邀请王孟英诊视。王孟英看过后，认为何新之的疗法并没有错，病人是"真阴素亏，久伤思虑，心阳外越，内风鸥张，幸遇明手，未投温散，尚可无恐"，因何新之也是反对滥用温补者，故此病并未误治。王孟英仅在何新之用药基础上加用了滋阴潜阳之剂，并加大剂量，另用外治法配合，以烧铁淬醋，令吸其气，以蛎粉扑止其汗，再捣生附子贴于涌泉穴，仅治疗了一天。第二天，病家有一位多事的亲戚推荐了另一位胡姓医生前来会诊，胡医生是一位典型的温补派，而且趾高气扬。胡医生一看，便大斥王孟英的疗法是错误的，认为此时病人急需用透疹之法，并高谈阔论了一番。听了胡医生的一番分析，病家疑惑了，遂改用胡医生的药方，王孟英无奈退出治疗。岂知病人服药不久，便出现神气昏瞀症状，病情发生了变化。

这时，奇异的事情发生了。昏迷中的许夫人忽然梦见叔父陈启东扼住自己的喉咙，使药不能下咽，且嘱咐说："宜服王孟英药。"许夫人把这句话大声喊了出来。其实所谓叔父托梦只不过是昏睡中的迷幻，只是叔父是名医，侄女应该知道王孟英对自己病情的诊断和治疗是正确的，才会在情急之中有如此反应。在旁边的丈夫许少卿听后大惊失色。古时对神灵一事极为迷信，当然不敢懈怠，许家只得再请王孟英治疗。王孟英为人谦和，有求必应并且不计前嫌，再次为许夫人诊视。病人改服王孟英处方后，病情渐渐好转，调养月余始得康复。

到了秋天，许夫人再次因外感后"寒热如疟"，本来病情经王孟英用清解法治疗后已经好转，但胡姓医生知道后，对其亲戚说："此证实由夏间治法不善，以致邪气留恋，再服清凉，必死无疑。"说了一通对寒凉疗法排斥之极的话。许少卿的朋友董兰初（也是王孟英的盟友）对这个胡医生的观点毫不客气地进行了反驳："服清解药，致邪气留恋，岂服滋补药邪气反不留恋耶？"显然胡医生的观点是矛盾的。董医生更进一步指责："此等人而亦自命为医，岂非怪物。"显然，胡医生为了维护温补派的观点，已经有失医生的职业道德了。董兰初年轻气盛，针锋相对予以驳斥，可见当时两种流派间斗争之激烈。

胡医生的药，病家当然是不敢再服用了，但是优柔寡断的许少卿又请了汤医生，想折中两派意见。汤医生也是一位温补派，开出的药方是理中汤加减，许夫人自觉用药太过燥烈，犹疑不决。这位汤医生口才极好，天花乱坠地说了一番话，病家动摇了。许夫人服药后，病情不仅没有好转，反而日趋严重，渐至卧榻不起。此时，许夫人坚决拒绝再用汤医生的药方，丈夫许少卿无颜直接再请王孟英，只好先与何新之商议。何新之看过后也觉得病情有些棘手，还是建议再请王孟英。

当王孟英再次看到病人时，许夫人已经"脉弦细软数，篡患悬痈（一种因火毒炽盛而致会阴脓肿的重症），纵存神丹，不可救药矣"。这本是一例并不致命的病证，却因为医疗观点的分歧，致使正确的医疗方案一再受到干扰而无法实施，最后导致病人命丧黄泉。这种滥用温补不思进取的医界现状，更加激发了王孟英对庸医深恶痛绝的批判。

王孟英反对温补，但并不是不用温补，病情需要时，他会毫不犹疑地用，而且重用。如道光二十五年（1845），治疗张与之母亲一案，是他灵活变通的典型。张母因久患痰嗽而不能安卧，因以前曾用温补药致病，"一朝被蛇咬，十年怕井绳"，因此已经十余年不服用补药了。但这次王孟英却一反常态，把脉后认为"非补不可"，并"与大剂熟地，一饮而睡"。张与之深知王孟英用药习惯和理念，于是不解地问道："吾母有十七载不能服熟地矣，君何所见而重用颇投？"王孟英回答道："脉细痰咸，阴虚水泛，非此不为功。从前服之增病者，想必杂以参、术之助气。"他对张与之说："勿执一药以论方。"只要病情需要，该用的时候还是要用的。

王孟英所反对的是滥用温补以媚世俗的陋习，因病施治、圆机活法正是他所倡导的理念。如同一年秋天，王孟英治疗温州名士孙总戎的公子孙楚楼案，也是重用熟地。当时，孙楚楼从镇江回温州，途经杭州时患病突然发热，暂住石北涯家，症见"寒热如疟，胁痛痰嗽"。石北涯见其面色黧黑，形体消瘦，颇为担忧，就近请了一位医生为其看病。医生一看寒热如疟，又是秋天，便诊断为秋疟，用了疏散之方。石北涯也略通医，一看方子，似乎不妥，没有让孙楚楼服用，决定再请王孟英看一下。

王孟英来到石北涯家，诊视后说："阴亏也，勿从疟治。"并为其另开一方，用的是千金苇茎汤加北沙参、熟地等。石北涯一见用熟地，大为惊讶，疑惑地问王孟英："熟地可以用吗？"王孟英回答道："用此以肃肺润燥、滋肾清肝，请放心使用，病必自安。"

孙楚楼久闻王孟英大名，听了他的分析也认为言之有理，说道："妙手也，所论深合病情。"并说自己以前在姑苏时曾患过同样的病，也曾服用过疏散之剂而无效，因此对石北涯说他愿意服用王公之药，便放心服用。几天后，孙楚楼痊愈回到温州。

同一年，在治疗乔有南精、气、神三者均虚之证时，王孟英也是用了大剂附桂、参术、熟地、鹿角等温补重剂。事后，乔有南也不免问王孟英："或谓先生尝訾人温补之非，何一旦放手而大用？"王孟英回答道："温补亦治病之一法，何可废也，第用较少耳。世之医者，眼不识病，仅知此法可以媚富贵之人，动手辄用，杀人无算，岂非将古人活世之方，翻为误世之药，可不痛恨耶！"（《仁术志·卷二》）既道明了原委，又不否认温补本是治法之一不应摒弃，这就是王孟英辨证思想的精神所在。

这几个案例说明王孟英反对温补并非全盘否定，一旦在临床遇到药证相符时，还是果断使用。曾有一便秘者，大便必旬余一行，坚如弹丸，苦不堪言，广服润肠通便之剂无效。王孟英认为是中气不足，用补气药治疗而愈。治便秘用补而不用通，也是不落俗套的临证思路，在朋友和同行眼里被视如"天授"之"神医"，觉得不可思议，而王孟英却认真地说，"孰知病无定体，药贵得宜"才是"屡胜之道"。王孟英后来在校订沈尧封《女科辑要》时，在按语中也曾说到灵活变通的临证思路。他说："人无一定之病，病非一法可治，药无一定之用，随机应变，贵乎用得其当也。"在他看来，人是活的，书是死的，病情是不断变化的，所以随机应变才是最好的治疗方案，当疾病不按规律发生和演变时，医生却仍因循守旧，这与胶柱鼓瑟、刻舟求剑又有什么区别？

中年以后的王孟英，抨击最激烈的是社会上好温补风气泛滥的习俗，大声疾呼慎用补药，治疗中使用频率最高的方法是补偏救弊，大有力挽狂澜之气势。他在《古今医案按》一书中曾痛心疾首地呼吁：医生如果"不辨其脉证，但崇景岳，动辄温补，杀人以刃与药，有以异乎？"并且他告诫医生和病家："药无定性，总以对症者为良，故用失其宜，滋补即是斧斤，用得其宜，攻伐亦为灌溉。世人昧此，不问何症，喜服补剂，至死不悟，可叹也。"在《仁术志》中也有许多这方面议论。在稍后编辑《柳洲医话良方》时，王孟英再次对沉迷于温补之现象开展批评："总之愚人喜服热补，虽死不悔，我目中所见不一，垂涕泣而道之，而医者与病家无一能听从者，岂非所谓命哉？夫大寒之药，亦能杀人，其势必缓，犹为可救，不若大热之药，断断不可救也。愚谓此非激论，的是名言。"王孟英的观点很明确，认为过用寒凉尚可救治，一旦温补过度则必死无疑，对执迷不悟的病人他甚至到了垂泪涕泣相告的程度。

五、神而明智，化而裁之——惟我是问的胆识与魄力

作为名医，王孟英常会受邀于病家的会诊，尤其是一些权贵之家或书香门第，盛气凌人的有之，饱学经纶的有之，有自以为是，有犹疑不决。常在同一病人治疗之前，会遇到各种流派名医间不同治疗方案的干扰，尤其在最终治疗方案是用温用寒，应清应补，医家针锋相对，病家举棋不定时，对王孟英来说，每一次都是考验。最后都是因王孟英坚持原则，敢于承担责任，用正确的治疗方法，以疗效赢得话语权，这除了医术，还更需要胆识和魄力。

一次，王孟英治疗一吐血者，人稍一动摇，血就上溢，脉洪、大汗、口渴，非常可怕，看过的医生"皆虑其脱，意欲补之"，只有王孟英大声

说"如脱惟我是问"，果断用白虎汤加西洋参、大黄炭，结果是"一剂霍然"，大吐血的病人能一剂而血止，了不起的程度不说，一句"惟我是问"，是需要多大的胆识和魄力。

有时，在同一病人治疗方案确定之前，不同方案之间各不相让、针锋相对的争执，非常尖锐。病家在选择上，可能只因一念之差，就会付出生命的代价。医学最终目的是治病救人，疗效才是最重要的，而最终的事实往往证明王孟英是正确的。

杭州许氏是一大望族，许乃济、许乃普均为道光年间进士，官至翰林，其家属在杭州遇有疑难杂症，王孟英总是被邀参加会诊。一次，少爷许子芍患了疟疾，这本来是很平常的一个病，可王孟英用清解药才一剂，就受到了干扰。许氏家族中一位黄姓医生认为疟疾应该以经方小柴胡汤为主方，尤其认为王孟英方中的竹茹是大寒之品，会遏伏其邪，菖蒲为散心之药，易耗损其神，并且擅自将王孟英余下的几剂药物弃而不用，对病人家属说"此病虽轻，而药已误，恐有变证"，公开指责王孟英用药失误。

王孟英并不与其计较，人家毕竟是许家的家庭医生，更何况病也不重。许家认为黄医生言之有理，经方小柴胡汤是医圣张仲景的名方，从表面上看似乎用此治疗寒热更为正宗。于是，病人开始服用黄医生的处方，第二天，病情非但未见好转，反而严重了。黄医生看过后，依然固执己见，而且反咬一口，说病情加重是因为前天王孟英所用方中的竹茹、菖蒲所致，"菖蒲散心以致神气不安，竹茹寒滞以致邪不能解"，并一意孤行在小柴胡汤基础上再加入桂枝、首乌等药。岂知药不对症，病人服后出现狂躁。黄医生无奈之下，招来任姓医生会诊。任医生也是温补派骨干，一开口便说是王孟英用方误治所致，现在病人已有虚脱迹象，遂用生脉散加温补药救治。病人在黄、任两位医生折腾之下，一误再误，半个月后已经"目不能张，畏闻声响，语出无音，身挺而重，不能转侧"。病情发展到这个地步，黄、任两位医生有些恐慌了，说病人"汗脱在即"，随时会有生命危险。于是许家上下人心惶惶，其中一位堂兄许兰屿是王孟英的好朋友，于是出面再请王孟英前来救治。

王孟英虚怀若谷，不计前嫌，看过前面两位医生的治疗过程后，按其脉象"脉甚弦疾",知道是温药所误,并非汗脱重症。王孟英既不道前医之非,也不责怪家属选择之错,在这种情况下,只有疗效才是最有效的反击,于是开出了与前医完全不同的处方:天竺黄、竹茹、竹叶、竹沥,四味竹药均为清解凉药。他用意很明显,这是在与温补派针锋相对,你们不是说一味竹茹也怕寒滞吗,我干脆四竹同用给你们看。

王孟英意气用事,却没有考虑到病人的感受。当病人看到处方上写着四味竹药,只知道王孟英是在故意挑衅前医,反而不敢服用了。黄医生趁机说:"一味竹茹酿成大病,一方四竹能不杀人?还是先服服补药再说吧,最起码安全不会伤人。"

任医生听王孟英说病人不是汗脱重症,便壮了些胆,于是继续为病人温补治疗,"以冀留人而再治病"。王孟英的治疗方案再遭搁浅。又过了十余天,病人病情再次恶化,出现了"脑后之枕骨与两足跟着席,身则反张如弓,如是数刻,则昏乱狂走",到了这个地步,任医生再也无能为力了,只能说是有鬼神作祟无法医治。于是许家请来水陆道场,大费资财,而病人病情却依然如故。

事已至此,黄、任两位医生都托病不肯再为之出诊,许家也不好意思直接再请王孟英,托亲家陈雪舫出面,再三说明原委,诚恳请求王孟英能屈尊设法挽救。王孟英以病人为重,"胸无畦畛",及时前往,经仔细望闻问切,认为"幸而便通,犹可无虑",四竹照用,再以经方旋覆代赭汤加减,一剂下去,反张、狂谵皆减。病者此时才幡然醒悟,后悔当初犹疑不决,差点丢了性命。次日,王孟英仍用原方,逐日加减,五天后"逆掣皆平",后病人经调理逐渐康复,到冬天如期完婚,许家为此感恩不已。后来,许家人告诉王孟英,当时反对他最为激烈的黄姓医生一年后患病,也是用温补无效后去世了。

另一例是成功救治许自堂孙子许子社的过程,也是一个使用大剂寒凉救治成功的案例。当时许子社父亲刚去世,祖父又高年,家中仅有寡母、少妻相依为命。许子社因外感而发病,拖延近一个月,请了几位医生治疗,都未见好转。伯祖母鲍玉士略通医,也颇有主见,为侄孙延请了王孟英。

王孟英诊脉后，发现脉象呈现"左部数，右手俨若鱼翔"。鱼翔脉是七大怪脉之一，被称为死脉，其象是脉在皮肤，似有似无，如鱼在水中游，症见"痰嗽气促，自汗瘛疭，苔色灰厚，渴无一息之停"。此证此脉，已是生命垂危的征候。王孟英完全有理由推诿不治，但当他见到病人家中皓首之祖父、新孀之寡母、无助之少妻带着乞求哀怜的眼神看着他时，怜悯之心油然而生。王孟英知道，要成功救治眼前这位危重病人，如没有一个有主见的人，治疗过程中怕是会遭亲戚和旁人的犹疑或非议，因此他告知在前："据脉莫能下手，吾且竭力勉图。第恐一齐众楚，信任不坚，则绝无可望之机矣。"王孟英很清楚，这个病的治疗需要大剂寒凉，自己到时恐怕孤掌难鸣，尤其是在病情发生变化时，关键时刻如家属不能坚守原则，则有可能使治疗前功尽弃。

听了王孟英的忠告，病人之母"长跽而言曰：唯君所命，虽砒鸩勿疑也"。有了家属的承诺，王孟英先以竹叶石膏汤加减，再以犀角地黄汤加减，均为清热生津凉血重剂。十天以后，病人抽搐好转，舌绛渐退。其间，病情曾有反复，其岳父擅自请了一位道士为之消灾解厄，因道场"飞符喂水，鼓乐喧阗"，导致病者"谵妄不安，神昏如醉，羽士反为吓退"。道士不懂这样的病人最需要安静的环境，吵闹声反而使病情加重。这次王孟英又用了十二天时间，大剂寒凉之剂总共用了二十四帖，终使险浪渐平。又经过一个多月的调养，病人康复。

许子社治愈后，王孟英为这一案例做了总结："是役也，凡同道暨许之族人戚友，莫不以为秋冬之交，用药偏寒，况病延已久，败象毕呈，苟不即投峻补，必致失手。"从中可以知道，王孟英在治疗过程中也曾有过干扰，被指责过用寒凉，可见王孟英当时承受了很大的压力。幸亏病者的伯祖母深明大义，果断给予信任，才使其治疗方案顺利实施。事后，伯祖母鲍夫人说道："归许氏二十余年，目击多人，无不死于温补，此等病曾见之，此等药盖未尝闻也。孰知如此之证，有如此之治，求之古案，亦未前闻，传诸后贤，亦难追步。盖学识可造，而肠热胆坚，非人力所能及。此孟英所以为不世出之良医也。"（《仁术志·卷二》）从中可以看得出来，鲍夫人也是一位出身书香门第的大家闺秀，见识非同一般，言论很有见地。

她所说的这段话感人至深，出于病人家属之口，反映了当时王孟英医德、学识、胆略的过人之处，"不世出之良医"也印证了庄仲方称王孟英行医"不悬壶、不受扁"，不与时医争名，不与世医邀功，不恃医技谋财的真隐士之说。

一次，王孟英朋友陈芰裳的母亲突然患病，呕吐彻夜不止。一早，家人请王孟英前去诊视。太夫人在叙说病史时，反复强调是因寒而致，提示王孟英不能用寒凉之药。当时陈芰裳正值进京赴考，家中无人能定主见，若王孟英明言此病非寒而属热，势必导致病人不敢服寒凉药而延误病情，当下还是以治病为要。于是，王孟英顺着太夫人的意思，而所开处方则是以黄芩、黄连、山栀、川楝等大剂苦寒为主，跟佣人说明后要求照方煎服。病人服后不久病情果然好转，最后安然无恙。王孟英深知陈芰裳知书达理，一定能理解自己的善意，故大胆做主，既尽到了做医生的责任，也考虑到了病人的心理承受能力，又不负朋友间的情谊。陈芰裳也是在这一年考取进士，衣锦回乡后更是感谢王孟英的赤诚之心。

如果没有对自己理念的坚守，勇于承担责任的赤胆热肠，恐怕很少有人愿意冒风险而为之。当然，对病人说善意的谎言，一则取决于医患之间平时的信任，二则在于王孟英有对病因病机的准确判断，后者似乎更为重要，毕竟其果断而大胆的治疗方案与病人意愿相悖，而这不仅需要勇气，其背后更是对自己诊断的信心以及疗效的把握。

王孟英认为，作为医生，遇到危急之证必须当机立断，否则极易贻误治疗时机。医学本是仁心仁术，医生更要有仁爱之心。王孟英曾这样说："凡患急证，生死判乎呼吸，苟不速为救治，病必转入转深。"大多危急重症者，生命的挽回，往往就在顷刻之间，因此更需要医患之间齐心协力，医生必须要有责任心。敢于担当，是一个医生的重要素质之一，有时病人不理解，会干扰甚至阻止医生的正确治疗。医生若一味迁就或者退缩，会给救治带来不利，甚至危及病患生命。聪明过人，又有胆识的王孟英，其出神入化的治疗手段，往往使同行和病人惊叹不已，"临证如神"的美誉就是这样得来的。

第四章　药为病设

王孟英治病，强调辨证论治，以治病求本为根本原则，在遣方用药时，更重视因证遣方，选药随证而异。因所处的时代温热病多发，再加上社会上滥用温补成风，王孟英试图挽回世风陋习，形成以清润寒凉为主要特色，以致被当时误解为寒凉攻伐过甚，而受到顽固势力的抵制。但王孟英始终不渝坚守自己的理念，认为"凡用药之道，不论何病，皆当求其所以然而用之"，善用寒凉，组方轻灵，用药简洁，都是王孟英在实践过程中探索出来的临床经验，所谓用药如用兵，疾病的发生和演变犹如战场瞬息万变，顺应时势，随处而变，在王孟英看来仅仅是补偏救弊而已。在《回春录·卷二》王炳华一案中，王孟英以大剂寒凉救治其痼疾重症后，有一段议论："附桂回阳，在一二帖之间，万一误投，害亦立至，功过不掩，其性之毒烈也，概可见矣。奈世人不知药为治病而设，徒以贪生畏死之念，横于胸中，遂不暇顾及体之有病无病，病之在表在里，但闻温补之药，无不欣然乐从者，模棱之辈，趋竞存心，知其死于温补而无怨悔也。"这是王孟英对"药因治病而设"这一观点的具体诠释，类似这样的阐述，在他的著作中还有很多。

一、不论何病，当求其所以然——擅用寒凉之法

王孟英能在社会陋习积习难返的情况下，独辟蹊径，创立寒凉一说，并取得了确切的疗效。他的探索及成功，是对中医学继承和发展的一个突破，为他舅父俞世贵所教导的既尊古训又不墨守成规，活法在人的遗训提供了成功的榜样。

王孟英之所以对当时医学界在时病治疗用药上，普遍存在滥用温散、温燥、温补药反思甚至激烈批判，是建立在大量的临床观察基础上，逐渐

形成了以寒凉法治疗温热病或时病杂证的特色，其所倡导的寒凉法，或称之为清凉一派，是对医学发展的一大贡献。

王孟英医案中首次记录因误用温药导致病情加剧，最后经他及时救治而转危为安的病案，是发生于道光十二年（1832）的范蔚然案，那一年王孟英二十五岁。病人因患伏暑误用温散之剂以后，病情加剧，发病半个月后，几经换医，在诸医束手无策的情况下，恳请王孟英治疗。王孟英见到病人时，已是"气促音微，呃忒自汗，饮水下咽，随即倾吐无余"。他通过对病程治疗过程的了解，分析了之前几位医生的治疗思路，第一位医生开始认为是胃中有寒，用柴胡、葛根、羌活、防风等温散升提之药，王孟英比喻为如火借风威，导致吐逆不已。换了医生以后，则认为是虚阳将脱，再改为桂枝、干姜等温燥之剂，王孟英又比喻为犹如火上添油，肺津欲绝。再换医，又改用人参、当归、蛤蚧、柿蒂、丁香等温补之剂，结果是愈补愈逆，邪愈不出。三次治疗，几乎用遍了温散、温燥、温补的方法。王孟英看到这些处方，不免发出了"欲其愈也难矣"的感叹，眼前的病人完全是由于"伏暑在肺，必由温散以致剧也"，明显是误用温药导致的变证。于是，王孟英大胆更改了治疗方案，认为"盖肺气受病，治节不行，一身之气，皆失其顺降之机，即水精四布，亦赖清肃之权以主之，气既逆而上奔，水亦泛而上溢矣"（《回春录·卷一》）。本是气机不通、升降受阻，再用温热之剂无疑火上添油，他果断摒弃前医思路，改温药为清凉之剂，用泻白散合清燥救肺汤治疗。几天以后，病情就好转了。类似这样的误治案，在历年的王孟英医案中随处可见。

从王孟英为数不多的几次出游记录中，他不忘考察当地的医疗环境，发现了同样以温药治温病这一弊端并非局限于杭州、金华等地。他第一次远游应该是随张淘到玉环，在玉环待了将近一年时间，曾有"曩客东瓯，适多温证"的记载，也正好经历了当地霍乱的流行，并了解到当地医生治病用药的偏好，尤其是温邪初发阶段，医者无所适从，"且医者用药辄尚温补，遂至死亡接踵，百无一生。人皆谓之天行时疫"。因治疗不当导致的病死率极高，王孟英因此感叹："此药酿为疫，非天有不正之气，乃人有不正之治耳！当名其病曰'药疫'。"（《重庆堂随笔·卷上》）可见当时人们对疫病流行的认识之不足，治疗也是混乱之极。

另一次是王孟英江西之游，已经是二十年之后了。这次江西之行，王孟英途经金溪、宜黄、贵溪等江西东部地区，除了为当地几位朋友看病，也考察了当地的医疗水平。金溪等县因地处偏僻，医疗水平明显落后于江浙地区，尤其是治疗温热病的理念，与他年轻时在温州玉环所遇到的情况大致一样。当地的医生也是常用热药，喜好温补，他在《重庆堂随笔》的按语中说到温热病的流行和治疗时写道："江西习尚亦类是，然则天下之大，疫疠之频，吾恐酿成于药者，不止所见所闻之两地也。"看来江西更是有过之而无不及，因此而推及全国各地情况也大致如此。

在去江西旅途中，王孟英利用舟楫空闲时间，参订了徐灵胎先生《慎疾刍言》一书。在《补剂》一节所加的按语中，王孟英谈到了当时的见闻以及江西好补的陋习：

第世人喜服温补，不独吾浙为然。如江西文物之邦，人才蔚起，惟于医学，则鄙陋尤甚。喻嘉言是其土著，书反不行，专奉薛新甫、赵养葵二家为圭指，不拘病证，凡方中无附、桂、鹿茸、姜、萸、故纸等味者，人皆不肯沾唇，是以建昌郡城有专售附子一物之行。此说向闻之吉安宋渭川醢尹，初尚疑其言之过实也，今至抚州，目击信然。因谓宜黄邑侯杨素园曰："君既精于医而官于此，正可力挽颓风，登民寿域。"杨侯蹙云："非不为也，是不能也。栀子、黄芩，畏之如虎，石膏、知母，视之若砒，相习成风，牢不可破，既不能导之以政，又不可齐之以刑，官其如彼何哉？而此间颇有著述，无非薛、赵二氏之唾余，且谓黑锡丹可以久服，其议论大率类此。

喻嘉言是江西人，也是反对温补的急先锋，但他的观点在江西并未获得重视，王孟英觉得不可思议。把附子当成补药，还有专售商店，这一现象令王孟英震惊。他与当地的儒医黄紫垣讨论此类现象，黄紫垣把江西喜用热药归因于地域，认为"吾乡以附子为必用之常品者，良由水土之气较寒耳"。王孟英则有不同的看法："余曰不然，界接粤闽，冬无霜雪，花皆早放，草木蕃滋，地气较江浙尤暖，其惯服热药，死而无悔者，正徐氏所谓死后人必冷也。"后来到了宜黄，王孟英把这一次讨论的内容说与杨照黎听。杨照藜认同王孟英的观点，也为江西医界的错误观点捧腹大笑。

更令王孟英痛心的是发生在同治元年（1862）上海的霍乱大流行，王孟英的多位亲朋好友死于霍乱，他在《归砚录》自序中提到的几例，还在《随息居重订霍乱论》医案篇中列举了多位死于霍乱的亲友。从这些记载可知当时上海等地所发生的霍乱流行有多可怕以及病死率之高。当时的上海，在病人多而医生少的情况下，许多避乱到上海的文人仕宦因略懂医术，也纷纷投入救治之中，但导致误治或自身感染霍乱而死亡的情况时有发生。王孟英在《随息居重订霍乱论》自序中说道："医者茫然，竟有令人先服姜汁一盏者，有以大剂温补主治者，皆刊印遍贴通衢，病家信之，死者日以千计。"如同治元年（1862）夏，"诸暨余小坡进士，避乱上海，亦知医，为人视病归，啖莲子一盏毕，即觉不舒，寻即吐泻转筋，欲请余诊而不及"。著名学者张曜孙因以温药治霍乱，将自己的妻兄、儿子、孙子误治致死，都是令王孟英心痛不已。

同治元年（1862），是王孟英极度悲伤的一年。好友、亲人的相继去世，用他自己的话来说，"知己零落殆尽，更何从而析疑问难哉！"可见其心情极为沉痛。更令王孟英悲伤欲绝的是自己的女儿在临死前绝望地哀叹：若"吾父在此，病不至是也"。王孟英内心既悲痛又自责的是，女婿本是世医之家出身，自己所编著的十余种医书，平时也能熟读保存，竟然也会误治导致痛失爱女。王孟英因身在上海，不能回杭亲自为女儿送丧，只能寄上一副挽联。联句很长，写得凄惨悲哀，可谓捶胸顿足，老泪纵横：

垂老别儿行，只因膳养无人。吾岂好游，说不尽忧勤惕厉底苦衷。指望异日归来，或借汝曹娱暮景；

濒危思父疗，虽曰死生有命。尔如铸错，试遍了燥热寒凉诸谬药，回忆昔年鞠育，徒倾我泪洒秋风。

这一天，王孟英同时撰写了两幅挽联，"一以志交情，一以志药误"。"志交情"是为挽金簠斋，"志药误"则是挽女儿。二女王定宜是王孟英的最爱，在回归海宁之前，亲自为她择婿定亲，嫁给杭州望族戴熙后人。亲家戴雪宾的父亲亦"精于医，行道四十年"，深知行医之不易。王孟英在

《归砚录》中曾对医学世家戴氏有过一段记载："余亲家戴雪宾茂才之先德戴干斋先生，精于医，行道四十年。尝云医学一门，显则譬之有形之棋，应变无方，能者多而精者少；隐则譬无形之道，神明莫测，行之易而知之难。可谓说尽此中微妙矣。故先生年逾花甲，即誓不临证，而乐善好施，虽家无储蓄，亦不倦也，寿至七十九而终。"对于行医之难，王孟英深有同感，医道不易，取人性命仅在一念之间，如今惨剧竟然就发生在了自己女儿身上，岂不悲乎！最为王孟英伤心的是好友金篁斋、次女王定宜同一日死于霍乱，而他唯一能告慰亲朋好友的，就是重订《霍乱论》，以期能拯救更多人于危难之中。

　　仅道光二十五年（1845）、二十六年（1846）这两年，《仁术志》中也连续记载了多例因误补或误用温散致死的案例。如俞博泉的儿子最早是受了外感，因先投温散误治致使病情加剧。王孟英诊视后，及时纠正用药，用清凉剂而渐以向安，正要进一步调理时，家属怕连续用寒凉药有碍身体，又另请了医生。新的医生投其所好，认为病后正需温补，以图元气骤复，岂知因补而导致"余烬内燔，营受灼而血上溢"，引发吐血，以致病人出现"液被烁而肌渐消"的变证，到了这样的程度，医生还是认为吐血宜补，最后病人因过用补药致死。另一例是周同甫案，患疟多汗，医恐其脱，与救逆汤后病势加剧，再邀请王孟英诊视。王孟英看后果断说："湿疟耳！湿家多汗无恐也，况口渴溺赤，温补勿投。"然后给予清解之剂，病情转安。但这位病人的叔父其结局就截然不同了，同样的病，因误进温补后病情变化，请王孟英诊视时，脉象已显"尺中甚乱"的危脉。王孟英对其侄子说："令叔之证，必不能起，吾不能药也。"几天后病人果然去世了。再一例是许守存案，先患痰嗽，本来经过王孟英滋水舒肝法治疗后已经好转。但他的一个亲戚也通医，认为滋阴药不可过服，改投温补而使病情加剧，到了初冬再请王孟英诊视，已经"六脉皆数"，王孟英认为病人过不了春天。果然到初春病人便去世了。这几个案例教训深刻，王孟英也颇为感慨，批评这样的误治是"不辨证之阴阳，但论药之凉热，因而偾事者多矣"（《仁术志·卷三》）。王孟英之所以留下这些案例作为经验教训，是为了使医家或病家有更清醒的认识。

这样的案例，往往都是以生命为代价的惨重教训，所见所闻几乎贯穿王孟英一生行医过程。他所处的时代，正是温补派盛行，也是治病养生滥用补药大行其道之时，而对寒凉药则视之如洪水猛兽，医家如此，病家莫不如此。他所倡导的寒凉一法，所处的医疗环境之差，面临来自同行、病人家属的压力之大，在他一生医案中有大量的体现。综观王孟英治病，可以说他对于推广寒凉一法不遗余力，乃至终生不悔。

王孟英治病，极注重保护阴液，故用药常以清凉、清淡为主，尽量避免温燥、温散之剂伤阴，这并非仅在其治温病过程中体现寒凉特色，在大量的内科杂证医案中也是随处可见。

道光二十三年（1843）初冬，杭州名流邵可亭患痰嗽，初起仅见面浮微喘，请的几位医生都认为是年逾花甲，下焦虚寒所致，所开方药大多属温补纳气之类。岂知服药以后，病情并不见好转，反而喘嗽日甚，口涎自流，渐至茎囊肿大，两腿肿硬至踵，不能稍立，开口则喘逆欲死，甚至不能说话，头仰则咳呛咽疼，不容躺下略卧，痰色黄浓带血，小溲微黄而长，脉形弦滑有力。这是喘病中的重症。

病情危急，诸医已无能为力，通过儒医许芷卿介绍，邀请王孟英为之诊视。王孟英看过后认为，"高年孤阳炽于内，时令燥火薄其外，外病或可图治，真阴未必能复"，病情已经到了真阴将竭，孤阳独炽的程度。王孟英从病史中进一步了解到，病人平时大便如羊矢，知是津液素亏所致，再加上初起投以温补之剂，必然导致其火益热，阴液愈亏。王孟英采用与前面几位医生截然相反的治疗方法，以白虎汤加泻白散，再加西洋参、贝母、花粉、黄芩，一派寒凉并大剂投入，再加用北梨捣汁，频饮润喉，以缓其上僭之火。服用数帖之后，病势渐渐减轻，王孟英再改为千金苇茎汤合清燥救肺汤加减，经过半个月的治疗，共用去北梨百斤，不断捣汁饮服。病人内火开始下行，小溲赤如苏木汁，而诸症悉平，下部之肿，随病渐消，一月以来，先后用梨200余斤。生梨性凉，有润肺清燥、止渴化痰之功效，用生梨取汁是王孟英的独创方，他取名为"天生甘露饮"，在治疗热极伤阴重症中经常使用。

老年喘咳本是重症，王孟英仅用一个月的时间就将邵可亭的痰饮病治

王孟英

124

愈了，可见其寒凉一法并不局限于温热病的治疗。在这例内科重症中，大多数医生认为需要温补，王孟英却一反常态，以不同于常人的思路，取到了意想不到的效果。在王孟英看来，老年喘咳尤须谨慎用温补。这年冬天，适逢大雪严寒，邵可亭因大病初愈，更衣时不慎又感染风寒，自感腹中微痛，便擅自吃姜糖汤两碗，导致喘嗽复发，口干咽痛，大渴舌破，夜不能寐。王孟英再用前方，以绿豆煎清汤代水煮药，病情渐安。

治愈后，王孟英对邵可亭儿子说，根据《内经》理论，"阴精所奉其人寿"，而邵可亭阴液久亏，今后治病用药时，千万注意不要轻易用温补壮阳之剂，这样会导致阴液损伤而折寿。王孟英认为，老年患者注重阴液比壮阳更为重要。

王孟英擅用凉药，取得了很好的疗效，也赢得了声誉，为此也招来不少非议，承担了很大的风险，毕竟他所处的年代，温补派占据了主导地位。为了迎合病人的需要，一些随波逐流的医生往往"不问病因，辄用人参、熟地、甘草、干姜、附、桂、黄芪等热补药以误人"，但对于"凡属清凉之品，如沙参、竹茹等药，一概视同砒鸩矣"。因此，王瘦石在《仁术志》的跋语中为王孟英道不平。他针对社会上的微词，在跋语中如此为王孟英辩解："或疑孟英医案二种，虽证治多条，而善用凉药，短于温补，以之立法，毋乃偏乎？……凉解则人望而畏之，设以凉解生之而不感，温补则人狎而玩之，设以温补杀之而不怨。徇人欲而求合于世者，咸操此术焉。"王瘦石是王孟英的族兄，也是当时杭州名医，在与温补派的论争中两人是盟友。在他们看来，喜温补也好，畏寒凉也罢，都是一种偏见，"见是病用是药，宜热宜凉，初无成见"，临床需要通过辨证论治来使用。王瘦石已在杭州行医数十年，眼见了太多死于温补的患者，因此对王孟英擅用清凉救人，并确有实效的成功经验极为推崇，也为自己的族弟因坚守寒凉而受到非议深为不平，他痛批了当时社会上普遍存在的"以凉解生之而不感""以温补杀之而不怨"的习俗，对王孟英"擅用清凉"的临床特色做了客观公正的评说。

二、用药极平淡，治病多奇中——病重有轻取之法

王孟英治病，常以轻灵平淡之药，但疗效却往往能够出奇制胜，以"轻药愈重证"，是王孟英处方用药的特色之一。"轻可去实"本是疗法的一种，原意为用清轻疏解的药物，可以解除外感实证。而王孟英不仅将其用于外感之证，在一些内伤杂证中，尤其是疑难重症的治疗，依然能以清轻之剂愈病。他常说"药不在贵而在精"，这一治疗特色，在王孟英治病经历中极为常见。

《回春录》中记录治愈周晓沧儿子冬温病重症一案，因治疗方药极为简单，案后周光远有一段评语："药贵对病，虽平淡之品，亦有其功。孟英尝云：重病有轻取之法，于此可见。"关于用药轻清的特色，王孟英在《温热经纬·湿热病篇》中对薛生白治疗湿热病呕恶不止证，仅用"川连三四分，苏叶二三分，两味煎汤"一方的评注中，提到了轻可去实的观点，认为此方"药止两味，分不及钱，不但治上焦宜小剂，而轻药竟可以愈重病，所谓轻可去实也"。在接下去的评论中，王孟英进一步阐述了"轻可去实"的原理："盖气贵流通，而邪气挠之，则周行窒滞，失其清虚灵动之机，反觉实矣。唯剂以轻清，则正气宣布，邪气潜消，而窒滞者自通。设投重药，不但已过病所，病不能去，而无病之地反先遭其克伐。"这段论述，是王孟英为用药轻清灵动特色的最好注解，轻药能愈重病，在于疏通气机，以清虚灵动之剂，祛除窒滞壅塞之邪气，这是王孟英每以轻灵之药愈重症的关键所在。

在临诊中有些病人尽管从表象上看，病情很重，但王孟英用药却很轻，有一五十多岁的女性，因平素身体瘦弱，又加上几天睡眠不好，忽一日"目张不能阖，泪则常流，口开不能闭，舌不能伸，语难出声，饮不下咽，足冷便秘，筋瘛而疼，身硬不柔，胸膈板闷"。看上去这位病人的症状很重，于是有的医生以痉证重感或脱证急救治疗，因无效转请王孟英诊治。王孟英仅以宣肺气、疏郁结为组方，用药极其轻灵，结果是"一剂知，四剂愈"。汪谢城点评此案时说："证极危而方甚轻，其效乃如神，全由辨证之的。"还有一例七十四岁的老人，"陡患呕泻，身热腹痛，神思不

清",先以霍乱治之而愈重,转请王孟英,仅以清解之方用冬瓜汤煎服,结果也是"一剂热退神清,再剂霍然"。杨照藜点评此案说:"半痴用药至轻,而奏效至捷,良由手眼双绝。"(《随息居重订霍乱论·第三医案篇》)

道光二十一年(1841)秋天,举人姚雪蕉的母亲年逾花甲,患外感二月余,经多次治疗,诸医已束手无策,最后邀请王孟英诊视。王孟英看到病人已身不能转侧,水饮难于下咽,声音不出,便溺不通,病情非常危重。根据病情,王孟英认为是"热邪逗留不去,津液剥削殆尽"的重症,推测发病之时,正是酷暑,医生认为病人年龄已大,身体虚弱,很有可能是投了温补药物。于是,王孟英查阅了前面医生所开的处方,除了顾听泉医师认为是受暑邪致病,所用处方从轻清开上立法,治疗方法颇合病情外,其余诸方大多与病无涉。其中一位阮姓医生用小柴胡汤最多,其用和解法的思路,大概是考虑病人年事已高,如用汗、吐、泻诸法均有风险,因此和法较为稳当。而且病人家属看到小柴胡汤药方中有人参、柴胡并用,既有补正,又能祛邪,两全其美,以为上策,也就放心服用。但恰恰是这几位保守医生认为最为稳妥的治法,导致了病人的病情恶化,最终演变成眼下的危急重症。

举人出身的姚雪蕉可是儒医兼通,王孟英不敢有丝毫懈怠,认真给他分析小柴胡汤的原理,此方虽能和解足少阳传经伤寒,但不可能用于和解各经各气之各病,误用后"徒使参、胡提升热邪以上逆,致一身之治节,无以清肃下行;而姜枣温腻湿浊于中焦,致运化之枢机,失其灌溉之布,气机愈窒,津液愈干,和解之汤愈进,而气愈不和,病愈不解,今则虽有良治,而咽喉仅容点滴,气结津枯,至于此极,英雄无用武之地矣"。王孟英认为病已至此,已经很难挽救了。后经姚雪蕉兄弟再三恳求,王孟英抱着试一试的心态,用甘凉清润之方,嘱其家人不限时刻,不计多少,频频以匙灌入,使其渐渗下喉。尽管如此,一日之内,也只能灌入一小杯,其病势之危,可想而知。这样用灌服的方法直至十余天,病人的气息才逐渐得以舒畅,自己已能服下小半杯药液。在这个过程中,难免有各种各样的议论,王孟英坚持自己的治疗方案,毫不动摇,再加上病者家属的信任,中途没有提出更换医生,才使病情日趋转安。仅是以"甘凉清润"之方，频频灌入，最后起到了四两拨千斤的神奇效果。

同一年，治疗金魁官痢疾一案，也是因治疗不当而贻误致重症，开始病家看到王孟英的处方用药因过于简洁而有所怀疑，认为"病深药淡，恐不济事"，幸亏旁边有家庭老师插话："纵使药不胜病，而议论极是，定不致加病也。"家庭老师因看到王孟英对病因病机的分析，认为王孟英的思路是对的，故劝说病人服药，结果是"覆杯即安，旬日而起"。

在《回春录》中，王孟英就说过："诚以天下之病，千变万化，原无一定之治。奈耳食之徒，惟知执死方以治活病，岂非造孽无穷，亦何苦人人皆欲为医，而自取罪戾耶？"王孟英治病，遣方用药非常灵活，有直用古方一方中的，但大多数时候是不拘泥于古方，善于灵活变通，他常说，"恶可拘泥一偏，而不知变通哉""所谓活人治活病，全以活泼运之也"，"用药治病，须知量体裁衣，执死方以治活病，有利必有弊也"。类似这样的启人智慧之语，在他的著作中常可见到。石北涯也多次见证王孟英用药之神，他感叹道："无怪乎君素以犀角地黄汤奏奇绩，而他人效尤屡偾事，岂非能与人规矩，不能与人巧耶？"在朋友和诸多医家眼里，王孟英治病"随机应变，治法无穷，救活独多"，临证时的灵活巧妙，被誉为"天机活泼"。

用轻药治重病，在另一种意义上，也体现了王孟英高尚的医德，在撰写《归砚录》时，学生曾请教有关"用药轻灵"的问题："先生啊，为什么你能以平易之药，轻淡之方，每可以愈重症，纵必死之病，或可借以暂缓须臾。是不是你的医运特别好？"

王孟英仅以一句话答道："惟痴肠未冷，饶舌何辞。嘻！定有慧心人会吾意也。"这句话含义非常深刻，医乃仁术，能以轻灵简便的药物治好疾病，全凭医生的痴肠热心，有慧心的人才能懂得自己的心意。后来他在《归砚录·卷二》中，借用吴畹清太守的话说出原委："近来无论内外科，一病就诊，先求多衍时日，不肯使人速愈。在有力者虽不惜费，不知病久，体之受害，端由于此。至于贫病，既不能一概送诊，务使早日痊愈，方可自食其力，若亦久延，必至无力调治，奄息待毙，甚且因病废业，举室饥寒，忍乎不忍？"王孟英是不忍心看到这种现象的蔓延，出于医者仁心，呼吁"愿行道者心存利济，力返积习，定获善报"。这实质上是王孟英高尚医德的体现，若能以简洁的药治好病，何必让病家劳民伤财；若能迅速治愈，又何必拖延时日故意邀功，更何况轻可去实是古人早有的遗训。

在《随息居重订霍乱论》一书中，王孟英所列出的常用方剂中有一张自创方，名为"驾轻汤"，用药极为简洁轻灵：鲜竹叶、生扁豆各四钱，炒香豉、石斛各三钱，枇杷叶二钱，盐水炒橘红、陈木瓜各一钱，焦山栀一钱五分，水煎温服。王孟英自注为此方"最为合法，然其意亦不敢出圣人之范围也""故余但以轻清为制也"。"轻清为制"基本上反映了王孟英治病的组方大意。

一次，一位朱姓妇人患病，因病人素畏服药，虽极平淡之品，服之即吐，而这次病重又因脾胃虚弱，再加上病人悒郁多虑，如开汤药，病人畏而不服，王孟英自己说"诚大窘事"。经过再三思考，王孟英仅开了四味药：甘草、小麦、红枣、藕，令其煮汤代茶频频饮服。因这四味药气香悦胃，味甘不苦，病人尝药大喜，于是频繁饮服，不久病愈。此方红枣味甘气香，莲藕舒郁怡情，加甘、麦益气养血，润燥缓急，看似平淡无奇，既不伤胃，又能入口，很适合代茶常服，久用无妨。

在《王氏医案三编》中收录有多例王孟英治疗疟疾的案例，其精湛的医疗技术，被同行称为"治疟如神"，从治疗各类疟疾的案例中可以看出，王孟英用药看似平淡，而疗效却极为神奇。这些成功的案例，被同时代的医家以及后世研究者，归纳为以用药轻灵，疗效如神为其特色。

三、过服补药，致招盈满之灾——力图补偏救弊

王孟英生活的时代，社会风气喜服补药，因此在王孟英医案记录中，有许多过用温补而导致病情变化的案例，因此补偏救弊力图挽回世风，是王孟英一生倾注了大量的心血所做的一件事。王孟英曾记载了发生于道光二十七年（1847）的一件可笑之事。当时社会上流行一种叫"透土长寿丹"的养生保健药，从京城开始，短时间内迅速风靡全国，极言功效之大，能治百病，而且价格便宜，一时男女老少人人服用。人们服用此丹后

副作用频发，有患疽、咽烂、齿痛、目赤乃至大溢血者。王孟英将这些病人及其病情——记录，并告诫人们千万不要盲目轻信这种宣传过度的补药，还把这些医案公布出来，"以为世之好服奇药者戒"。

王孟英曾治疗一患怪病的妇女。此女发病时痰必自少腹突冲而上，其势甚猛，其坚如石，其热如火，诸医以痰火论治，但无毫无疗效。王孟英诊视后认为是多食温补所致，问其丈夫，果然如此。说本来身体一向无病，因无生育，服用紫河车已过数十具，其他补药则不胜其数。王孟英感叹说："愚哉！药之治病，犹兵之戡乱也，所谓用药如用兵，无病而药，是黩武也。"他在临床上也是极力反对将紫河车一类血肉有情之品作为药用，"故余临证三十年，从不用之，纵病家要用，亦必剖陈利害以劝止之"。把无病服补，比喻为穷兵黩武，是徒劳而无功之举。

所谓的补药，本是为治病而设，当病人已经康复，就不必再用补药调理。王孟英常说："病瘥体健，何以药为？"并用孔子"人如欹器，虚者欹，中则正，满则覆"之训告诫常用补药的病家，认为"世之过服补剂，致招盈满之灾者比比焉，可不鉴哉！"这也是母亲常教导他的观念。王孟英的母亲俞氏也是医学世家出身，早在王孟英学医之初，就谆谆告诫："无论外感，不可妄投温补。即内伤证，必求其所伤何病，而先治其伤，则病去而元自复。古人不曰内虚，而曰内伤，顾名思义，则虚之证少也。"王孟英将这段话铭记于心，在《随息居重订霍乱论·第二治法篇·纪律》以问答形式，作为以"先母之训"回答如何补虚的问题。

无病亦补，是当时富贵阶层的喜好。王孟英从不为了迎合权贵而滥用补药，而是反复强调健康无病之人用补无益，人如欹器，平常之人用补，是人为破坏机体的平衡状态，不仅不能起到养身健体的作用，反而会导致疾病的发生。王孟英的观点是："投之得当，硝、黄即是补药，投而不当，参、术皆为毒药。""盖所谓补药者，非能无中生有，以增益人身气血也，不过具衰多益寡，挹彼注此之能耳。平人服之，尚滋流弊，况病人乎？故经言不能治其虚，焉问其余。夫既虚矣，尚曰治而不曰补，可不深维其义乎？"（《随息居重订霍乱论·第二治法篇》）《黄帝内经》在论及虚证时，也是用"治"，而不是用"补"，治虚与补虚是两个完全不同的概念，其实古人对此早有明确认识，王孟英在读经典时这种力透纸背的洞察力，对经典理解极为深刻，实在是令人敬佩。

　　道光二十五年（1845），一位富贵之家的夫人，产后不久胃脘痛发作。本来是一个很轻浅简单的病证，但医生认为产后诸病必是血虚所致，不假思索便投与温补药，导致病情变化，出现"寒热气逆，自汗不寐，登圊不能解，而卧则稀水自流，口渴善呕，杳不纳谷"，病家请了几位医生看过后都认为不行了。其父亲是衙门的主事，不愿轻易放弃，最后恳请王孟英前往救治。王孟英看过后，认为本病"本属阴亏，肝阳侮胃，误投温补涩滞之剂，气机全不下降，以致诸证蜂起，医者见而却走，是未明其故也"，于是用了清肃肺气以和肝胃的方药，病人很快就恢复了。如果没有王孟英及时救偏补弊，这位富贵的新产妇就命丧黄泉了。

　　同一年，钱塘名士邵鱼竹的死是一个惨痛教训。邵鱼竹名邵正笏，嘉庆二十四年（1819）进士，官至工科给事中，曾是最早上奏道光皇帝禁止国内种植鸦片者。这一年，已告老还乡的邵鱼竹患湿温，先经误作疟疾治疗而无效，再邀王孟英诊视。王孟英根据脉象症状明确判断是湿温而并非疟疾，对其儿子说："湿温者，湿蕴久而从时令之感以化热也。不可从表治，更勿畏虚率补。"于是，王孟英仅用了一剂宣解之药，邵鱼竹服后各症立即减轻。邵鱼竹身为朝廷告老还乡的高官耆宿，周围各类自命不凡之人颇多，此时有人开始嚼舌，认为该病本由心力交瘁而来，如再用宣解应防发汗过度导致虚脱，并指责王孟英的治法是治标不治本，几个阿谀奉承的医生也随声附和。邵鱼竹及家人因此信心动摇而更换医生并改变治疗方案，采用了补虚之剂。王孟英寡不敌众，无可奈何，只有扼腕叹息了。几天后，邵鱼竹的病情非但没有好转，反而日益加剧，家人最后请来杭州名医吴古年。吴医生学验俱丰，一看也很明确地说，这是湿温证，不应该投以补剂，然而事情已经不可挽回了，邵鱼竹临死前为没有听从王孟英的建议而后悔。

　　也是这一年，康康侯的儿子康尔九随父亲在玉环署中时忽然患病，"心忡自汗，气短面赤，霎时溲溺数十次，澄澈如水"。玉环当地医生认为是虚证，便用补药，岂知病非但没有好转，反而日益加剧，于是康尔九专程回到杭州请王孟英诊视。王孟英看后认为，此病根本不是虚证，只用了清心热、化痰火的药物，几天后便治愈了。不久，康康侯也病了，因碍于公务在身，脱不了身，只能在玉环治疗。其间也函请王孟英去玉环为之诊视，因王孟英诊务繁忙没时间，最后康康侯因温补误治而于玉环署中去世，其家人都为这次没有能在当地遇到良医而追悔莫及。

道光二十六年（1846），吴酝香三女儿患外感，经医生治疗先是用升散继而温补，拖延一个多月不愈，导致"昏痉谵语，六昼夜不交睫，旬日不沾米饮"。名医许芷卿看过后，觉得病势严重，邀来王孟英、顾听泉、赵笛楼一起会诊，当时病人已经"脉弦滑而微数，齿不能开，窥其舌缩苔垢"，几位名医都极尊重王孟英，请其先发表意见。王孟英诊过脉象，经过望诊，认为"舌尖虽卷，色犹红润，且二便不秘，尚有一线生机未绝也，撩其受病原不甚重，只因谬治逾月，误药酿成大证，势虽危险，吾侪当竭力援之，第勿再犯一味悖药，事或有济"。吴酝香对王孟英极为信任，听后就把女儿放心交给王孟英治疗。王孟英果然不负众望，一剂药下去，第二天诸医会诊时病人病情已觉好转，以后几天药方随证加减，最后治愈。当时也有人以寒凉之剂是否过大，会不会影响以后怀孕提出质疑。第二年，吴酝香的女儿嫁了张家公子，照常生育，事实证明并未受到影响。

也是这一年，兵部尚书许乃普的夫人在京都患病，腿痛而多噫气。京城医生因其贵为尚书夫人，又向来体虚，治疗都以滋补为主，但病不能愈。许尚书嘱其回杭请王孟英诊视，于是许夫人专程回到杭州。王孟英诊其脉为弦滑，认为"乃痰阻于络，气不得宣也"，以涤痰通络之剂而治愈。尚书的儿媳是曾任浙江巡抚阮元的孙女，在京都时因丧子悲伤过度，常发晕厥，也是屡服补药无效，反导致月经愆期，还以为有妊，随婆婆一起回杭州。王孟英诊视后认为其脉虽弦数以滑，但并非为妊，而是"痰挟风阳而为厥也"，于是用了大剂蠲痰息风、舒肝清营之剂而获愈。可见当时在京城，好补之风与江南一样盛行，朝廷重臣富贵之家更是有过之而无不及。王孟英追踪记录这件事，意在提示人们不必太畏忌寒凉剂。

在《仁术志》记录的医案中，类似这样误用温补而发生变证的案例占了很大篇幅。每次王孟英都认真记录前医因误用温热药导致病情发生变化的原因，批评"世人但守成法，不知变通，治而不愈，诿之证危"，其批评激烈的程度前所未有，其实王孟英真正的目的，并非在于诋毁前医，而在于提醒后来者汲取教训。事实上，王孟英在临床治病过程中，确实有很多此类经他救治而起死回生的案例。如在道光二十六年（1846）秋，就有两例因误用温补或温散药致病危，后经王孟英救治而愈的案例。两位病人都是钱塘名人。

一例是陈邠眉的公子，感染温邪，前医因与表散温补而病随药剧，七月初患病，拖延至八月初未见好转。他的族叔陈霭山请王孟英诊视，当时病情已是"目呆神瞪，气喘时作，舌绛不语，便泻稀水，肢搐而厥，人皆以为必死矣"。王孟英用了大剂寒凉之剂息风镇逆，清热蠲痰，结果"数帖而平"。

同年秋，龚自珍二公子龚念匏的妻子患病。龚妻是当时钱塘名士汪小米的女儿，当时龚自珍已去世，龚念匏幕游在外，因正逢秋试，龚家其他男人全去了京城，家里只剩下一些女人执事。龚妻之病也是起于外感，误服温散药而致病情日益加重，后由叔母建议请王孟英诊治。王孟英立刻用寒凉之剂，要求每日多次服用，并特别关照如不及时服药，可能会有昏厥之虞。叔父龚少洪觉得王孟英用药太过寒凉，不建议服用，拖到晚上龚妻果然昏厥。汪小米的大女儿颇具卓识，见状赶紧煎出王孟英的处方并灌服，龚妻遂得生机，待第二天王孟英再来，其病已缓解，于是一路凉药，渐以向愈。此案有惊无险，幸亏家属中有卓识远见者。

徐亚枝原是赵菊斋的学生，后再随王孟英游学，同样折服于王孟英的医术，参与了《仁术志》第八卷的收集和整理，也见证了王孟英治病擅用寒凉以补偏救弊的神奇疗效。他在老师的医案中做了这样的注解："孟英之案，大抵救温补之失，故寒凉为多，然斟酌尽善，不以苦寒伤生气，则非他人所能学步。"寒凉药在临床上的使用确实有一定难度，也存在风险，一旦把握不好，病情随时可以逆转，故徐亚枝说"非他人所能学步"。

好友汪曰桢也说过类似的话，认为王孟英是"深疾偏执一方以治百病之弊，故不辞痛切"，并以前辈名医徐洄溪的类似经历作为赠言："昔洄溪作《慎疾刍言》，而自论之曰：有疑我为专用寒凉攻伐者，不知此乃为误用温补者戒，非谓温补概不可用也。谅哉斯言！"徐洄溪是清初寒凉派的创始人之一，也是王孟英极为敬重的医家，挚友汪曰桢将王孟英看作徐洄溪的后来者，并给予了极高评价。

道光二十四年（1844）春，杭州名士高若舟患病，也是因先用了大量温补之方而致病情加剧，后经王孟英宣达气机，疏泄郁热治疗而愈。其间，也有医生认为，王孟英的药过于凉散，而建议改为温补，幸好高若舟对王孟英深信不疑，而王孟英也坚定不惑，才使治疗颇为顺利，最后得以痊愈。高若舟善于书画，尤擅隶书，康复后特意书赠王孟英一联，联句用古隶以唐代司空图《二十四诗品》中集句写成："古镜照神，是有真宰；明漪绝底，如见道心。"（《仁术志·卷一》）"古镜照神"语出《诗品·洗炼》，以"古镜"比喻明镜，至明则无形，犹如神照；"是有真宰"，语出《诗品·含蓄》，"是有真宰，与之沉浮"，是取其客观事物的存在符合一定的情理之意；"明漪绝底"语出《诗品·精神》，意为清澈见底的流水；"如见道心"语出《诗品·实境》，意为好像忽然遇到幽人，一眼就见到内心深处。高若舟博学多才，饱读诗书，巧妙运用四句诗来称颂王孟英的医术，称赞其与远古时期的神医扁鹊一样具有"隔垣洞见"的能力。

但是高若舟妹妹的案例，先愈后亡的教训则更具有警示意义。就在同一年，已嫁赵听樵的高氏妹妹因患胃脘痛请了一位黄姓医生医治。黄医生不仅用温燥，更投以温补，后因停经，又怀疑是妊娠，诸药试遍，病却日益加重。高若舟知道后，急请王孟英诊视。王孟英诊脉后，果断地说是用药太乱所致，没什么大问题，十余天便可治愈，只开了一张极为清淡的药方。

高若舟的妹夫赵听樵自以为是，认为王孟英说得太轻松，用药太轻，不相信他开的处方，没有给妻子服用。过了半个月，妻子病情加重，已到了"颈软头难举"的程度，先后请的几位医生都认为"天柱已倒，势无望矣"。高若舟再次恳请王孟英前往诊治，王孟英还是坚持前一次的观点，所开药方依然十分清淡。

但是，赵听樵仍执迷不悟，还反问王孟英："此病诸医束手，大剂补药，尚无寸效，而君两次用药，皆极清淡，虽分两颇重，亦焉能有济乎？"这就是当时有钱人家的普遍心态，对清淡之剂不屑一顾，而对温补之药则趋之若鹜。

王孟英苦口婆心为其分析，其妻"体质虽丰，而阴虚有素，是以木少水涵，肝阳偏盛，上侮于胃，则为脘痛，斯时投以酸苦泄肝，甘凉养胃，数日而愈矣。乃温补妄施，油添火上，肺津胃液灼烁无余，怒木直升，枢机窒塞，水饮入胃，凝结为痰，虽见证多端，皆气失下降，岂可指眠食废以为劳，月汛爽而为妊耶？予以大剂轻淡之品，肃清气道，俾一身治节之令，肝胆逆升之火，胃府逗留之浊，枢机郁遏之热，水饮凝滞之痰，咸得下趋，自可向愈。不必矫枉过正，而妄以硝、黄伤正气。所谓药贵对证，而重病有轻取之法，非敢藐视人命，故将疲药塞责也"。王孟英对其妻病机的分析尤为深刻，这段论述本身也是极为精彩的医论。

赵听樵毕竟也是饱学之士，经王孟英一番详细分析论证，似有醒悟，觉得王孟英的话有道理。果然，按王孟英的方法静心治疗半个多月，赵听樵妻子的病痊愈了。但是两年以后，赵妻旧病复发，而赵听樵又迷信其他医生的温补论调，最后导致妻子不治身亡。王孟英知道后，深为遗憾，针对这一案例，对当时滥用温补之弊端进行了猛烈抨击："药惟对证，乃克愈病，病未去而补之，是助桀也。病日加而补愈峻，是速死也。原彼初意，非欲以药杀人，总缘医理未明，世故先熟，不须辨证，补可媚人，病家虽死不怨，医者至老无闻，一唱百和，孰能挽此颓风！"（《仁术志·卷一》）在王孟英看来，药物毕竟以治病为先，补并不重要，重要的是去除病根，病除则元气自复。

杭城富商项肖卿，家拥巨资，人极好善，道光二十六年（1846），年甫三十五，体甚壮伟，患病初起仅微感冬温。家庭医生以姜、桂等温热之剂治疗，服后顿觉烦躁，换了一位医生，继续媚俗进补，两天后导致发狂莫制，又招多位医生会诊，均无计可施。于是请来王孟英，可是为时已晚。王孟英深为遗憾，只能为之大声疾呼："甚矣！服药之不可不慎也，富贵之家，可为炯戒。"（《王氏医案续编·卷三》）相对而言，富贵之家多财而惜命，看病时往往不计钱财，只喜贵重之药，因此受伤害的程度更为严重。

尽管有王孟英这样的有识之士大声疾呼，但类似的情况依然屡见不鲜，王孟英曾多次痛心疾首地说："不详勘其兼证，而妄投温散燥补以误事者多矣。"无奈当时的社会现状就是如此，好补之风尚积习难返。一次，王孟英治疗一例产后郁证，也是一个很典型的案例。产妇因怀孕期间梦见自己死于难产的妹妹，因此对生产心存厌恶，曾多次擅自服用堕胎药而无效，正常分娩后又担心曾服堕胎药伤了元气，先请来的医生又迎合其意，断为大虚之候，且云"苟不极早补救，恐延蓐损"。"蓐损"指产后受损而病。于是广服补药，渐至卧床不起，拖延了一年，多次治疗均不见效，最后请来王孟英。王孟英了解病史后，知是起于惊恐疑惑，本属实证而并非虚证，再看病人年壮体坚，心里明白，又是一例因实郁而误用温补所致的案例。王孟英的观点是郁证无论虚实，均不宜用温补，"虚郁不为舒养而辄投温补，则郁者愈郁，而虚者愈虚；实郁不为通泄而误施温补，则郁不能开，而反露虚象，所谓大实有羸状也"。羸状即虚弱，"大实有羸状"，意为实邪结聚的病证，出现类似虚弱的假象，医生往往容易被迷惑。到了这个时候，"医者但云补药日投，虚象日著，不知虚象日形，病机日锢，彼岂故酿其病，而使之深耶？亦是一片仁心，无如药与病相悖而驰，盖即好仁不好学之谓耳。"王孟英对病人苦口婆心地劝说，并再三解释："余非好翻人案，恐不为此忠告，未必肯舍补药而从余议也。"（《王氏医案三编·卷二》）最后，病人恍然大悟，接受了王孟英的忠告，经用小陷胸汤泻其实而愈。

在治疗疾病过程中，王孟英推行和倡导寒凉轻灵用药，目的在于补偏救弊，一路走来，以自己的学识、胆识、医术以及实际的疗效赢得了声誉，但这一过程极其艰辛。因为医学流派和学术观点的不同，尤其是当时温补与寒凉之间的分歧，可以说已经到了针锋相对的境地，有时两派甚至水火不容。有些病人的治疗过程，尤其是危重症的救治，常常一波三折，惊心动魄，有时决定病人命运的往往不是医生，而是家属或病者的一念之差，可见王孟英当时承担的风险和责任之大。

在《仁术志》医案卷终，由族兄王瘦石所写的跋语，是对王孟英学术特色的一个小结，对王孟英善用凉药，反对温补做了中肯的评价，并用自己家族成员中数十年间死于温补的案例作为教训，强调了当时社会上确实是热证多于寒证，治疗当然应该凉解多于温补，因此王孟英"补偏救弊，随时而中之法"是适逢其时，无可指责。到了光绪三十年（1904），绍兴藏书家董金鉴刻印王孟英的《古今医案按选》一书，为此书所作的序言中，对王孟英做了如此评价："尝谓近世医家，推王孟英先生为祭酒，以时多热证，而先生善用凉药也。"把王孟英善用凉药推至"祭酒"的地位。王孟英自己则认为："凡用药之道，不论何病，皆当求其所以然之故而用之。"不过是王孟英所处的时代，温热病多，所以用药偏于寒凉，也是时势所趋。

四、药之对病，如是之神——以疗效说话

王孟英治病，经常是用药后立竿见影，药到病除，其确切而快速的疗效在当时医家和病家中口碑极好。有些疾病的治疗，甚至常有"一剂而愈""覆杯而已"的记载，彰显了王孟英治病的神奇魅力。如治疗石诵羲外感温热案，王孟英根据经验判断，本可"一剂白虎可愈"，后来在治疗中一再受到干扰，过程有些曲折，最终在顾听泉、何新之等名医的支持之下，家属采用王孟英的治疗方案，结果也是"一剂甫投，咽喉即利，三服后，各恙皆去"，王孟英"临证如神""手眼通天"的美誉就是这样被传开的。

治疗疟疾是王孟英最为擅长的病种之一。疟疾在当时是常见的外感热病，王孟英在《温热经纬》中很自负地说"治疟鲜有难愈之证"，这不是自夸，而是有大量临床案例佐证，在《王氏医案三编》中，就记载了很多治疟疾验案。当时越中名医陈仰山曾虚心向王孟英请教："君何治疟之神乎？殆别有秘授？"王孟英这样回到："余谓何秘之有，第不惑于悠悠之谬论，而辨其为风温、为湿温、为暑热、为伏邪者，仍以时感法清其原耳。"当时的医家治疗疟疾，大多宗张仲景《伤寒论》，不论是否为温热所化，一概以小柴胡汤为首选，导致病情变化，转为危重症的情况时有发生，而王孟英在选方用药上，并未执古方以治今病，而是采用灵活变通的临证思路，或古方今用，或自制组方，古今贯通，随机应变，在用药时机的掌握

上往往恰到好处，因而起到极好的疗效。

在民间，疟疾通常被称为"打摆子"，发作时寒热交替，冷时如入冰窖，热时似进烤炉，可使患者受到异常折磨。王孟英在年轻时就针对疟疾的治疗创立了一套清凉疗法，因用药精当，取效敏捷，而名声远扬。早年周光远亲见了王孟英治疗好友张春桥一剂而疟止的神奇疗效后，曾说过"一帖而瘳，似乎轻易，但非真才实学，焉有此种妙治"。自咸丰元年（1851）以后，疟疾又一次肆虐杭州，王孟英再次大显身手，其"治疟如神"的美誉当时远近皆知。

朱瑞菘的儿子朱仲和屡患疟疾，之前在外地时曾广请名家治疗，总难痊愈，几乎每年必发，苦不堪言。咸丰元年（1851）六月上旬，朱瑞菘携子回到杭州请王孟英诊视，朱父对王孟英说："闻君疗疟极神，不知能否于月内即痊？"王孟英说："一个月期限太宽了，只要十天就可以治愈。"回答自信而有底气。王孟英为朱瑞菘分析了以往为什么久治而不愈的原因，"前此之缠绵岁月而不能已者，必是不分五气之源流，徒以见疟治疟，而用柴胡、姜、枣等风疟之方，以致暑湿之邪滋蔓难图耳。兹以清暑化湿汤奉赠，放胆服之，不可商于人，恐其于五种伤寒未能辨晰，而泥少阳正疟之法以相争也。"在王孟英看来，这例暑疟治疗太容易了，以至于将处方赠送，但要求患者大胆服用，不要与他医商量，免得节外生枝，其原因是怕有些医生没有弄明白疟疾与伤寒的分类与区别，教条于用《伤寒论》中的治疟法阵式，导致患者随便更改或不敢服用以致贻误病情。听完解释，朱仲和很放心地请王孟英治疗，王孟英送给他的药方上仅有石膏、杏仁、半夏、厚朴、知母、竹叶六味药物。朱仲和仅服用了八剂，果然痊愈了。

就在这个月，石北涯的儿媳也患了疟疾，病已"壮热如焚，背微恶冷，汗多大渴，舌绛神烦，不食不眠，奄奄一息"。石北涯赶紧来请王孟英，王孟英按其脉，"细数而芤，知其阴分久亏，暑邪深入"，遂予白虎汤加减，仅六剂而愈。仅这年六月一个月之内，王孟英连续治愈了多例疟疾重症，且疗效神速，消息传开后，许多医生都以为奇异，纷纷向他讨教。王孟英则谦虚地说："见疟治疟，人人都会，而疟是有分类的，如'治而不知其所以疟'，则当然是无效的了。"此番回答很有哲理。

王孟英治疟看似很简单，其实在当时的医疗界，治疟方法各种各样，也是乱象一片，有些医生甚至把缠绵难愈的疟疾，妄自立名为"胎疟""鬼疟"等，作为其难治或不治的推脱之辞。王孟英用大量的临床疗效予以证明，疟疾并不是难治或不治之证，而是属于伤寒证中较为轻浅者，并对一些奇谈怪论以予驳斥："夫一生不患疟者有之矣，未闻先在胞中患过疟疾而后生者也。若以初次患疟为胎疟，则他病之初患者，无不可以胎字冠之矣。何以不闻有胎痢、胎伤寒之名乎？因医者治疟而不知治其所以疟，以致缠绵难愈者多，遂妄立胎疟、鬼疟等名以绐世俗而自文其浅陋，今昔相沿，贤者不免。"（《王氏医案三编·卷一》）王孟英以其高超的医术，治愈了一例又一例缠绵难愈的疟疾病人，使"治疟如神"的美誉实至名归。

同一年，韩家弟嫂同时患疟疾。弟韩正甫先病，已经医生以柴、桂、姜、朴等药治疗，病势未见好转反而加剧。好在他的亲戚何新之是儒医，知道被误治，即为其改用清解之剂，但效果不显，于是请王孟英诊视。王孟英用凉膈散合雪羹汤加减，仅四帖而各恙皆减，再改用清轻之剂以涤余邪，遂告痊愈。但其嫂却因误治而死于疟疾。其实，韩妻患疟，初起并不很重，王孟英看过后认为是暑湿为疟，曾提醒不可用温散剂治疗，但因其夫是温补派的忠实信徒，深信温化之言，服用二剂后，病情加重。因当时王孟英同时在韩家为其弟治病，也顺便看了韩妻的处方，有过奉劝，"此热深厥深之谓也，温燥热补，切弗再服"。但其兄对寒凉一派深为忌讳，不敢相信王孟英的观点，另请了其他两位医生会诊也认为是阴暑，宜舍时从证，依然温散照用，而且每天加重用量，八剂后，病人血脱如崩，一命呜呼。

当时跟随王孟英游学的徐亚枝如实记录了这两个案例，同一疾病，因医生治疗理念的差别，用了完全不同的治疗方法，出现截然相反的结果，发人深省。为此，徐亚枝还专门写下了这样一段按语："故虽一家之中，同时之病，而疑信不同，死生判别，况春间贡甫之病，治有成效，尚蹈此辙，无怪乎未经目击温热之害者，宜其以服凉解药为可耻矣。"可见当时两种不同流派间分歧之严重，一家之中尚且如此。

更有甚者，治愈之后还有回头质疑的。如王孟英治愈了潘少梅父子同时患疟一案，因用的是清化法，仅数日而愈，但潘氏父子反而心生疑惑，认为"邪被凉遏伏，故疟遽止，恐将来必有他患"。这也是当时温补派反对寒凉派的一些托词，王孟英觉得既可怜又可叹："甚矣！医之不可为也。世人患疟，苦无良治，缠绵不愈，习见不疑。余之治疟则不然，但专力治其所以病，故疟疾虽与伤寒同有五种之别，而受病究比伤寒为轻。苟治之如法，无有不数剂而愈者。设误药以遏其邪之出路，则苔不能化，溲不能澄，神不能清，食不能进矣。子自思之，其真愈乎？抑假愈乎？"（《王氏医案三编·卷一》）听完这一席话，潘氏父子才恍然大悟。当然，社会上明白事理的人还是大多数。如傅与三妻子患疟疾后，也是经历了先温补导致疾病转重，再经王孟英救治成功的案例。事后病家发自内心地感激道："奈群医谓疟宜温化，以致愈服愈殆，设非先生眼光如炬，恐昨日已登鬼录矣。"来自患者的肺腑之言，往往是最真诚的。

在疟疾的治疗上，寒温之争一样激烈。如治疗胡氏妇一案，因病人寒少热多，又自诉平时阴分素亏，医生用清解凉营多剂治疗，但其热愈炽，又改用养阴法，岂知病人服后"呕恶烦躁，自欲投井"。另请了一位医生又自有一番说法，认为"今年中伏之时，风雨连朝，人须挟纩（丝绵），有何暑热？而多服凉剂，以致疟来发燥，必属虚火，拟以姜、附治之"。此时，病人反而异常清醒，知道自己的病是不能再服用温散之剂，坚决不肯再服，而且坚持要请王孟英诊视。王孟英仅以清轻开泄之剂，两天疟热即减，再服二剂而愈。事后，王孟英自己也说："余亦初不料其若是之神也。"但最终疗效往往才是最强的说服力。在王孟英的行医经历中，有过太多类似的质疑或批评，在几经曲折后，王孟英因此才有"医之不可为也"的感叹。

就在这一年，王孟英的轿夫何永昌妻子患疟疾，间隔两天必发。当时官府设有药局，遇到疫病流行，药局可为下层贫民施药，但可能是药局的医生技术不行或是药不对证，疗效很差，常治不好病导致死人，民间对药局不太信任。因此，何永昌的母亲认为"疟不可服官料药"，而宁愿去庙里求签。几天后，何永昌妻子病势危急，其母才乞求王孟英救治。

王孟英看了病人，认为非但病得不轻，而且病状很少见，正是前辈喻嘉言所谓的"汗、下、温三法皆不可行者"。王孟英暗暗为之庆幸，这样的病，若是在别家，未必能由他诊治，眼下是自家的轿夫因无力延医，又不信官药，才转而求告于他。换作其他医生，极有可能不是用表散就是温补，病人早就被误治死了，婆婆的无知倒是救了儿媳一命。于是，王孟英为其开出一张处方，用滋阴清热药，嘱其用大锅煎而频服。服了三天，疟疾不再发作，各恙随之皆减，再经调养而愈。

其实，王孟英认为当时治疗疟疾的主要问题，还是医生缺少灵活变通的思维，他在稍后编写的《古今医案按》一书中专门做了论述，"昔贤论疟，多主风寒，今世之疟，多属时邪，故觉寒易治，而以热为难治矣"，因此今人在临证时往往"执死法以治活病，误用而致奇祸者不少"。针对临床上疟疾变化多端，症状不一，"有疟至将愈之时，其发陡重，大寒大战，大热大渴，遂大汗而解，其疟遂已者，有一日两发或数发，而其疟遂愈者"。针对不同情况，应遵循"经文难泥，病机甚活"的原则，采取灵活多变方法，这才是治疟之真谛。

如治疗黄鼎如七十七岁老母亲一案，患疟疾多年，而且每发加剧。开始的时候，黄鼎如两兄弟也颇为担忧，请了诸多名家会诊。有建议用犀角地黄汤者，建议用大剂温补者，建议用小柴胡汤加减者，众说纷纭，莫衷一是，治疗也毫无结果，以致病人出现"昏痉，舌不能伸"的现象。最后由何新之介绍请来王孟英，两人联手，力排众议，说服病人家属。治疟本来就是王孟英所擅长，结果仅以三剂而昏痉不作，五剂而疟休，饮食渐增，再几天后就痊愈了。最终的疗效赢得了病家的信任，也因此而赢得了声誉。

不仅治疟疾如此，在治疗杂证方面，王孟英一样显示了其高超的技能。屠绿堂的儿子患痰嗽数年，因父亲去世悲哀过度，病愈发严重，咳嗽并伴有呕吐。先请了一位徐姓医生为其诊病，见有呕吐，便诊断为胃寒痰嗽，以人参、白术一类治疗，疗效总是不太明显。一天，病人忽然梦见父亲传话给他："儿啊，你的病必须请王孟英诊治，方可治愈。"因屠绿堂本是王孟英的老病人，儿子梦醒，颇感奇异。古代对于托梦一事是非常重视的，往往视为神授。第二天，家人请来王孟英。王孟英诊视后，在医案开首就写下了"阴虚劳嗽，嗽久而冲气不纳则呕吐，非胃寒也"，病人看见这句话，想到父亲之托梦，更深信不疑，便将父亲托梦之事告诉王孟英，王孟英听后亦为之肃然。经过治疗，迁延数年之顽疾果然治愈了。这个成功案例被文人士大夫口口相传，王孟英因此被誉为"手眼通天之神医"。好友周光远说："凡事皆可以感天地格鬼神，况医为性命之学耶？即此一案，可以知孟英之手眼通天，非幸获虚名者所能仰望也。"（《回春录·卷二》）

道光二十八年（1848）底，王孟英好友吴酝香赴金溪任县令。吴酝香自仲春感冒以来，一直未愈，拖延至秋天，导致"痰多气逆，肌肉消瘦"。因金溪地处偏僻，治疗不力，"延至初冬，诸证蜂起，耳鸣腰痛，卧即火升，梦必干戈，凛寒善怒"，而当地医生的治疗大多以补虚为主，毫无疗效，后来逐步发展到了卧床不起的地步。身边的几个儿子无计可施，飞函至家，嘱大公子吴汾伯恳求王孟英赴金溪县署诊视。

王孟英与吴家交往颇深，吴酝香在杭州时就是王孟英的极力支持者，今朋友有难，王孟英二话没说，尽管已临近年底，也立刻启程，火速赶到江西。经过脉诊，吴酝香"脉象弦细，而左寸与右尺甚数，右寸关急搏不调，且病者颈垂不仰，气促难言，舌黯无苔，面黧不渴"。针对此病证，王孟英先为吴酝香分析病情："病虽起于劳伤挟感，而延已经年，然溯其所自，平昔善饮，三十年来期在必醉，非仅外来之客邪，失于清解，殆由内伏之积热，久锢深沉，温补杂投，互相煽动，营津受烁，肉削痰多，升降愆常，火浮足冷，病机错杂，求愈殊难。既承千里相招，姑且按经设法。"该医案把吴酝香起病的原因、演变、错治以及积热伤津、虚火凝痰等错综复杂的病机条分缕析，然后开处方。以石膏、知母、花粉、黄芩等清肺涤痰，青蒿、鳖甲、栀子、金铃等柔肝泄热，玄参、女贞、天冬、黄柏等壮水制火，竹茹、旋覆、枇杷叶、橘红等宣中降气，间佐龙荟丸，直泻胆经之酒毒，紫雪丹搜逐隧络之留邪。组方严谨，用药缜密，服三剂后，原来舌黯无苔开始变为舌布黄苔，说明蕴热渐泄，服六剂后嗽减知饥，渴喜热饮，伏痰渐化。仅治疗了八天，吴酝香已能出堂讯案。服用十天后，"凛寒始罢，足亦渐温，肺气已得下降，望日出署行香，继而兵火之梦渐清，夜亦能寐，迎春冬郊，审结积案，亦不觉其劳矣。"王孟英继续留在金溪为其调理，一直到春节，吴酝香已行动自如，且肌肉渐丰，面黑亦退，作为县太爷，他各处贺年，参与祭祀，调养至春节休假结束时，已起居如旧，各恙皆瘥。

王孟英治吴酝香之疾，疗效神奇，无论辨证论治，还是理法方药均可成为典范，其书写的医案，说理透彻，文采飞扬，极为精彩。吴酝香自己也说："药之对病，如是之神。"（《仁术志·卷六》）对王孟英是由衷的敬佩。

五、用药如用兵——术不同而道相通

王孟英在十三岁之前，所学是私塾的科举制式教育，因此学医之前已基本完成古代应试教育必须掌握的儒家经典，后因生活所迫无奈学医，扎实的儒学根底为王孟英学医带来了有利因素，也是使他成为儒医的良好条件。再加上曾祖王学权本身也是儒医，曾祖的《医学随笔》一书所论及医道与治道的关系，是王孟英医学思想形成的基础。曾祖的一段话，一直成为王孟英的座右铭："任官惟贤才，是治世之贤，不以资格门第论也。草木金石诸品，皆谓之药材，是治病之药，不以贵贱纯驳论也。良医良相同功，亦惟识其材，而任之当耳！所谓医道通于治道也。"这是古代读书人"不为良相则为良医"的政治抱负。

医道如治道，意思是为医之道犹如治国之道，是古代儒学思想的体现。《黄帝内经》中早就有充分论述，最著名的观点在《素问·四气调神大论》篇中："是故圣人不治已病治未病，不治已乱治未乱，此之谓也。夫病已成而后药之，乱已成而后治之，譬犹渴而穿井，斗而铸锥，不亦晚乎？"圣贤是不能等到已经发生了疾病再去治疗，而治疗在疾病发生之前，如同不等到乱事已经发生再去治理。如果疾病已经发生再去治疗，正如乱子已经形成再去治理一样，就如同临渴而掘井，战乱发生了再去制造兵器，那不是太晚了吗？王孟英自幼接受良好的儒家教育，饱读经书，与曾祖王学权一样深通诸子百家，早年为遵父遗言，也是生计所迫，无奈弃

儒从医。他儒学功底扎实，深谙"修身齐家治国平天下"之道，对于家国天下的思想体系，王孟英深入于心。因此，他在以后的医学著作或医案中引经据典，谈古论今，经常有结合治国谈兵之策。临证治病，遣方用药，犹如指挥千军万马，药到病所，攻无不克，好像领兵攻城略地，这也是王孟英著作和医案的精彩内容之一。在阅读王孟英医案时，常常会看到他在讨论病因病机的过程中，论述医道如治道的辩证关系，这也是后人读王孟英著述时常为之称道的内容。

王孟英重订《霍乱论》时，之所以把病情列为第一，他有一段解释："医道通治道，治国者必察民情，听讼者必察狱情。用药如用兵，为将者必察敌情，为医者必察病情。民情得而政教行，狱情得而曲直分，敌情得则权独操，可以寡克众，可以逸待劳，病情得则生机在握，可以御疹疬，可以挽造化。呜呼！不辨虚实寒热而治霍乱，犹之弃其土地人民而讲战守也。"了解病情犹如了解敌情，必知己知彼方能百战百胜。

医道如治道体现在疾病的治疗上，便是用药如用兵。在临床上王孟英极喜用治兵之法分析病情，这与他早期所接受的儒家教育有关。王孟英本是书香门第出身，如果没有变故而使家道中落，他应该走的是"学而优则仕"传统科举之路。由于自幼饱读史书，满腹经纶，在走上从医之路后，不忘儒家本色，著书临证，俨然以治国谈兵之论运用于指导疾病的治疗。在《随息居重订霍乱论》一书中，其"医道如治道""用药如用兵"思想几乎贯穿始终，如在《治法篇》中，用生黄豆、生芋、大雄鸡等试病，称之为"侦探"，用井水、沸水和服，治霍乱吐利之病，称之为"策应"，严守禁忌，称之为"纪律"，将预防称之为"守险"，比之为"拥兵自卫之谋"，而所列之防病守险之法，则是预防霍乱或其他传染病的重要法则。自始至终强调"治人治世，无二致也"，在《慎延医》篇中，更是直接以用兵之道论之："医之用药，犹将之用兵。食禄之将，尚鲜其良，谋食之医，宜乎其陋。《语》云：'为人子者，不可不知医。'要在平时留意，知其有活人之术，而非道听途说者流，则有病时，方可以性命托之。知其有用兵之才，而非惜死爱钱之辈，则有寇时，方可以土地人民托之。"这不仅是告诫病人如何择医，更是对医家的自勉。

王孟英还在《霍乱论·第三治法篇》中专列"纪律"一篇，论述正气与病邪的关系，尤其是针对盲目滥用所谓的补药，有一段很精彩的论述。"不但治人尔也，治家者若以积财为务，有入而无出，甚则坎土穴墙以藏埋之，是故一人小积，则受其贫者百家，一人大积，则受其贫者万家，虽然吝者之积财，以为久聚而不散矣，祸灾之来，兵寇之攻，取百年之财，一日而尽之，安见其果不出也？治国者若以积财为务，必至四海困穷，天禄永终。是天下之财源，如人身之气血，俾得流通灌注，病自何来？"在王孟英看来，人体之虚实，应相对而言，所谓"人身气血，原有强弱，强者未必皆寿，弱者不必皆夭"。因此，盲目补虚，犹如治家治国者一味积财一样，一旦兵寇来临，所聚百年之财也是一日而尽。看到霍乱流行呈缭乱之势，他提出的积富于民主张，认为只有散财民间，才是国家强盛的基础，而民众的均富，犹如普遍身体素质的提高才是抗击疫病的根本，正如国强民富才是御敌保国的基础一样。以治国谈兵之道论及医道，这是王孟英作为儒医的本色，也是王孟英著作中的一大特色。

在王孟英看来，用药不当会给病人带来极大的伤害，因此他反复强调医者仅有仁术之心是不够的，还须好学，多读古人书、善读古人书至关重要。博学与临床相结合，是王孟英成为一位优秀医生的主要原因。在治疗过程中，王孟英常借儒家的治国平乱之策，以一些简单、浅显易懂的语言，把深奥的医理解释清楚。在读王孟英医案时，常会感觉到有一种君临天下的豪气。

在用经方治温热病的实践中，王孟英能独辟蹊径，继承创新，成功取得寒凉法在治疗温热病中所发挥的重大作用，也得到当时及后世医家的推崇。当时的医家，大多以伤寒法治温病，在疗法上机械照搬张仲景《伤寒论》成方，导致被误治的患者不少。而王孟英则灵活运用经方原则，化而裁之，师古人而不泥于古，他常用为相治国的道理来阐释。他说："故为相者治天下，当因民之所利而利之，不必务虚名而复井田肉刑也；为医者治人，亦当因病之所利而利之，不可守成法而泥麻黄、桂枝也。"（《王氏医案三编·卷三》）"井田"是西周时期的土地制度，"肉刑"先秦时期的刑罚制度，现在的将相如果在治理国家时，采用这些旧制，显然是不合时宜，那么在治疗疾病时也是一样道理，一味照搬古方，也是不可取的，把医家的治病救人与儒家的治国理政提到一样的高度，两者的道理其实是一样的。这也是王孟英能以高屋建瓴的思维方式，能不守成法，以儒学来提升医学理念，显示了王孟英高人一筹的超人智慧。

儒医赵梦龄曾亲见王孟英治疗两例霍乱病人，因初起都表现为腹痛异常，一则大吐，一则不吐，都是大便不通，王孟英并未以通下法治之，而是都以清解之法一剂而愈，赵梦龄亦以为奇，因向王孟英请教，王孟英这样回答："既无枵腹待病之理，岂可专以攻消为治，故临证必审问慎思而明辨之，庶勉颠顶贻误之弊。"赵梦龄听后大赞："用药如用兵，岂徒读父书者之可为哉。"

在选方用药上，王孟英更是常以兵法告诫，在《随息居重订霍乱论·第四药方篇》五苓散一方的按语中，特别强调了选用此方的注意事项，认为"古方用散，不过三钱，权量又小，今世改为汤剂，动辄一二两，权量又大，宜乎中病者恒少，而误人者恒多也"。在古方今用时，一定要注意随时而变，并再次强调"用药如用兵，苟能量敌而选将，斯战无不克矣"。假如照搬古方，墨守成规，不仅治不好病，还适得其反，并用兵法比喻："何今人既不议病，又不议药，轻于一试，何异以不教之民，而使之战耶？吁！可哀已。"盲目用药犹如盲目迎战，让没有受过军事训练的老百姓去应付战争，岂不是一件很悲哀的事情。

王孟英两部论述温热病的标志性著作，无论是《霍乱论》还是《温热经纬》，除了代表性的方药，都有他自己或前人的验案入选，其目的是"无征不信，有法可师"，在《随息居重订霍乱论》第三医案篇跋语中，他把病情比喻战情："然病情之幻伏，犹敌情之谲觚，似是而非，云非恰是，千态万状，莫可端倪。"之所以在著作中选入医案，王孟英的意图是为了"南针是仰"，希望起到指导作用。

对于病人如何选择医生的问题，王孟英也是不厌其烦用儒家治国选才的道理来指导民众，其目的也是为了使瘟疫能得到及时控制。在疫病流行时，病家要选到好的医生，与国家战乱时君主选择好的将相一样，是一件非常重要的事。在王孟英看来，选医比选将更难："选医难如选将，选得矣，或徒有虚名而无实学，或饱学而非通才，或通才而无卓识，或见到而无胆略，或有胆而少周详，皆不足以平大乱，愈大证也。故服药如出师，圣人以战疾并慎也。然则如何而可服其药耶？但观其临证时审问精详，心思周到，辨证剀切，方案明通，言词忼爽近情，举止落落大方者，虽向未谋面之人，亦一见而知为良医矣，其药可服也。"在王孟英看来，好的医生，不仅是饱学之通才，还得有卓识和胆略，又必须具备慎密周详的思考能力。甚至详细到医生的外表修养、言语举止都有具体的条件，对医生本身的职业修养也提出了很高的要求。

　　如何才能选到一位好的医生，王孟英给出了具体的甄别建议，尤其是霍乱流行时，来势凶，发展快，病情急。危急之时，病家更应理性选医，医家更应量力而行。"苟无破敌之才，徒有虚名之学，焉能平此大乱哉！用药如用兵，丐僧有之矣，采此以为拨乱反正者告，勿以资格用人矣。"在选用医生上，要不拘一格，不要以资论辈。针对当时医生面对突如其来的疫病束手无策，只能照搬古书的状况，王孟英认为："书生纸上谈兵，好发想当然之议论，惑世诬民，大率类是，不可不辨也。"这也是当时王孟英急于要编写《霍乱论》的原因。

　　熟读儒家经典的王孟英，也熟谙兵法，他认为"为将为医，里无二致，对证发药，谚语堪师。十剂七方，阵图有法。故必药性明而兵法谙，始可制方临敌也"。希望医者能"有如卧龙之才，出而拨乱反正""更何疫疠之有哉"。(《随息居重订霍乱论·第四药方篇》)作为一位优秀的医生，除了熟读医著，也要熟悉兵法，入世则有卧龙之才，能为将为相，出世则能济世疗疾，何惧疫疠。这些医道、治道相通、用药用兵一致的论述，极富哲理，也增加了中医本身的文化内涵，是医生提高自身修养的极好教材。

第五章　家学渊源

　　王孟英是海宁安化王氏二十七世裔孙，始于宋室，先祖家族显赫，因护驾南渡有功，赐以忠烈之家，袭封安化郡王，赐第钱塘盐官（今浙江海宁），因此世居盐官，后历经元明，屡遭变故，几经迁徙，至王孟英再次回归海宁。背景极好的王孟英本可与世家子弟一样走一条传统科举之路，因生不逢时，且遭乱世，无奈之下，只能选择学医。王氏家族的医学背景，从曾祖王学权开始，已三代从医，母亲俞氏、妻子徐氏也都出生钱塘医学世家，命运似乎已经决定至王孟英这一代必定要以医显世。儿童时期的王孟英经历丧曾祖、祖父、父亲的惨痛经历，先他的三位兄长都未成年而去世，可谓命运多舛，极为不幸。他本人又因身体羸弱，最终经过自己的刻苦努力，成为一代名医。在王孟英身上，从他所处的环境、家庭、时代看，已经看不到世家贵胄的影子，惟其儒雅、学养、品德，依然处处显示出不平凡的先祖缩影。当然王孟英的医学传承，除了家族的影响，更重要的是靠他自身的努力。他博览群书，吸取各家学说，传承在先；他所取得的成就，则与他能根据所处的环境、对疾病发展不同规律不断反思与创新有很大关系，发展在后。在温病学说中，王孟英对温补、温散、温燥等用温热药治疗时证的反思和批判，正是体现传承、发展和创新的精神。

一、英灵自宋，辉映丹册——王氏家族背景

　　海宁王氏，又称安化王氏，是从南宋以来延续至今的一支大族。据清道光三年（1823）所修《海宁安化王氏宗谱》记载，王沆为海宁安化王氏南迁之始祖，而王氏本源于东周春秋时期周灵王姬泄心之子，本名姬晋，字子乔，别称王子乔，王沆为太子晋（王子乔）第五十五世孙，山东青州人。王沆曾祖王珪、祖父王禀及父亲王荀均为宋朝抗金英烈，为国死难。

王禀（1067—1126），字正臣，北宋名将。宣和元年（1119）官至婺州（今金华）观察使，步军都虞候。次年，升为统制。宣和三年（1121），王禀率领宋军与方腊起义军大战于嘉兴、湖州、杭州等地，大败方腊军队，方腊及其妻邵氏、二子方毫、丞相方肥等部下被俘，解往汴京（今河南开封）。

靖康元年（1126），宋军与金兵在太原之争中有一场战争，根据宋·汪藻《靖康要录》记载，太原保卫战打得异常惨烈。宣和七年（1125）十月，金太宗下诏大举攻宋，金兵将领使完颜宗翰率军攻打并州（今山西太原市），并派人向时任河北河东宣抚使的童贯提出割让河北河东的要求。童贯见势不妙，逃回汴京（今开封）。十二月，金兵兵临城下，太原守城宋军不足两万人，知府张孝纯、守将王禀与子王荀率领全城百姓，守城二百余天，至此太原城军民坚守已达九个月，城内粮断、绝援，军民伤亡已十之八九。九月十三日，金兵破城，张知府被俘，王禀仅率"赢兵与金人巷战，身被数十创"，如"非王公之功，则太原不旬月即失矣"①。最后王禀背负着供奉于太原祠庙中的宋太宗赵光义画像，与儿子王荀全家投汾河而死。王禀死时五十九岁，王荀死时年仅三十五岁。父子为国捐躯，死得壮烈。王禀之孙王沆因尚年幼，幸免于难，后辗转南下避难于盐官县长平乡（今海宁伊桥）。南宋建炎四年（1130），宋高宗定都临安后追封王禀为安化郡王，谥忠壮，子王荀敕赠右武大夫、恩州刺史；召其孙王沆袭封安化郡王，赐第盐官（今浙江省海宁市）。王沆正式定居盐官，其地命名为安化坊，为海宁安化王氏族群最早的居住地，并建有安化祠，以祭祀忠烈，高宗钦赐祝文以予表彰，有"惟此海昌，父母之国。英灵自宋，辉映丹册"（《海宁州志稿·祠祀》）的颂扬。因此，王沆成为海宁安化王氏始祖，也是王孟英的先祖。海宁安化郡王祠堂，历代多有修缮祭祀。

靖康二年（1127），北宋经历靖康之变，康王赵构正式建立南宋王朝，随后宋室南渡定都临安，中国出现了第三次人口南迁潮。皇室的南迁带来的人口迁徙跟以往几次人口南迁明显不同，大批王室贵族随之南下，促成

---

① 王国维.补家谱忠壮公传//观堂集林：卷十九.杭州：浙江教育出版社.2009：599.

了江南社会经济、文化的大繁荣。

海宁时称盐官县，属杭州府。江南地区经过吴越国钱王的治理及北宋的稳定发展，太湖流域的大部分地区已是鱼米之乡，海宁更是成为"在杭郡为首邑，浙以西莫先焉"的重要地区。宋室迁都临安后，盐官被列为京畿，成为畿县之首，自然成了高宗分封功臣或者是王公贵族迁徙定居的首选地区。这个时期，海宁人口快速增长，人才聚集，海宁历史上众多名门望族即肇始于此。

王沆（1110—1187），字慕京，原名元广。建炎四年，王沆封袭安化郡王，时年二十岁。因承祖荫，封地盐官后，娶状元张九成妹为妻，封安国夫人。眼看山河破碎、复国无望，王沆遂闭门隐居，未再出仕，开始建造宅邸，修筑花园，建"清远楼"读书交友，过着诗酒琴棋的潇洒人生。王沆所建的清远楼，历经沉浮，几经扩建，六百多年以后，到了海宁另一个望族"渤海陈氏"手里，成为闻名海内的"安澜园"。当时的清远楼，亦称"王氏园"，是远近闻名的私家园林，园内广植名贵树木、四季花卉，垒石筑山，隐水蓄池，自然也是名流雅集之地。张九成、张九思兄弟及词人葛胜仲是这里的常客，稍后的沈清臣、文天祥等，也都曾在清远楼留下墨迹诗篇。

王沆生有三子，长子王忠，世袭安化郡王；次子王恕，宋隆兴元年（1163）进士，判维扬知府；三子王谦，宋庆元五年（1199）进士，任三江盐监主管。王恕有子王珍，王珍子王辉，宋绍定四年（1231）进士，官朝奉大夫。（《海宁安化王氏宗谱》）自此，海宁安化王氏子孙开始在此生息繁衍。

王孟英是安化王氏裔孙，他在《归砚录·自序》中，署款为"安化后人南渡第二十七世"。王孟英一生以先祖忠烈为荣，回归海宁后，在淳溪（海宁路仲）居处，重立"忠孝流芳"匾额，以训后人。

安化王氏尽管曾是海宁最大也是最早的望族之一，但到了清代基本已经趋向衰落。宋室南迁时海宁的四大家族赵、王、张、杨，宋亡以后因避乱而四处迁移，或隐姓埋名，或躬耕归田。明朝以后，王氏尽管也有科举功成者，但颓势已经明显。尤其到了明中叶以后，基本已无显赫官宦出现。到了万历以后，海宁渤海陈氏开始崛起，著名戏曲家陈与郊告老回乡，出资购下了位于盐官城西北的王家废园，取名"隅园"，此处便是后来乾隆皇帝驻跸的安澜园前身。此举标志着安化王氏在海宁显赫地位的终结。清咸丰五年（1855），海宁乡贤管庭芬与六舟游安澜园时，还言及"安澜园本安化郡王家园故址，其中树木皆半南宋所遗"[①]，从中可看出安化王氏曾经的显赫，也流露了对王氏家族衰落的遗憾之情。

海宁安化王氏在宋亡以后，为避元乱，族人开始从盐官散出，四处迁徙，其中十四世孙有一支迁往海盐水北村（今海盐石泉镇）。后称安化王氏"水北支"。一直到了入明后，其十九世孙复归海宁，迁居旧仓（今海宁袁花双丰村），再到第二十四世孙王学权，因居住环境的恶化，又迁徙钱塘（今杭州）。王学权是王孟英的曾祖，从十九世迁回海宁至王学权已经是第六代了，可是王学权到了晚年，依然自号"水北老人"，可见其对先祖曾迁居的海盐水北念念不忘。

在海宁科举史上，到了乾隆以后，王姓中进士举人者已寥寥无几，海宁望族也已为查、陈所取代。尽管明清两朝，为了表彰忠烈，曾几次修缮王家祠堂，但也仅是地方官吏的应付而已，终究挽回不了整个家族的颓势，最终大多族人成为清贫寒士，离官宦望族渐行渐远。尽管王学权身上依然流淌着贵族血统，但毕竟大势已去，迁离旧仓也是无可奈何之举。

旧仓，是海宁的一个老地名，与盐官一样也是因"盐"而起。宋以前，海宁称盐官，起因于东汉刘濞时期，钱塘江杭州湾一带盛产食盐，于现在的海宁地区专门设有管理盐业的官员，故称"盐官"。东吴以后，盐官独立成县。明代以前，盐业曾是海宁贡献朝廷的重要课税之一，在海宁沿钱塘江区域内设有多处盐仓，至今仍有旧仓、新仓、老盐仓、大荆场、黄湾等与盐有关的地名。

清雍正六年（1728），安化王氏旧仓支第二十四孙、王孟英曾祖父王学权出生于旧仓老宅，是安化王氏从海盐水北回归海宁的第六代。中年以后的王学权出于无奈，再次选择举家迁离海宁，就像当年祖上选择离开盐

---

① 管庭芬.管庭芬日记.北京：中华书局.2013：1539.

官而定居海盐水北一样。古人之所以背井离乡，迁离祖地，大多出于无奈，或因在国破家衰之时，或因在天灾荒年之时，为了躲避战乱，或是逃避灾难。祖上迁离海宁是为了避元之乱，而王学权再次迁离的原因，按照曾孙王孟英所说，是为了躲避潮灾。目的地选择钱塘，是因为钱塘有安化王氏族群，可以有所照应。当然，杭州作为省垣，今后子孙无论从商、从仕，都比潮灾连连的海宁有更好的条件。

根据王孟英在《归砚录·自序》中所说，曾祖是携儿孙一大家迁移，迁钱塘时儿子王国祥尚未结婚，时间应该在乾隆二十年（1755）左右。清代方观承的《两浙海塘通志》中记载，自雍正元年（1723）至乾隆五年（1740）17年时间内，钱塘江北岸有多次因海堤坍塌、海水冲决、田庐漂没的记载，仅雍正、乾隆两朝，颁发修缮、安抚、赈灾的谕旨就多达39次。可见当时海潮灾难之频繁。

钱塘江因为壮观涌潮而闻名于世，但经常泛滥的潮灾也威胁海宁沿岸居民的安危。多年持续的潮灾，沿海塘而居的村民自然首当其冲，生活艰难。乾隆元年有一则上谕：

朕闻滨海之乡，土地坍涨不常，田无定址，于是豪强得恣侵占而争端日兴，其责在地方有司……而猾吏奸胥又往往与土豪交通，变乱成法，予夺任意，弱肉强食，为厉无穷。[①]

灾难又遇奸胥与地方土豪勾结欺压百姓，潮灾频发导致社会不稳定，这样的居住环境，应该是促使王学权举家迁徙的主要原因。

王学权毕竟出身贵族世家，治家严谨，尽管家道已经衰落，但依然对子孙要求极高，遵循家训，读书躬耕，往来无白丁，保持郡王世家的孤傲，坚守书香门第的清高。他的世交，后来成为孙子亲家的俞世贵在《重庆堂随笔·弁言》中说，秉衡公"治家严肃，门无杂宾，虽身通百艺而深自韬晦"，说明王学权的涵养极高。王孟英儒雅和清高的个性完全秉承了曾祖的性格特征。

王学权没有科举及入仕的记载，而俞世贵说他"身通百艺"，可见其

① 方观承.两浙海塘通志.杭州：浙江古籍出版社.2012：12—21.

是一位饱读经史、博古通今的儒者和技艺俱精的通才，而"深自韬晦"，是指深藏不露、刻意隐藏自己的隐者。安化王氏入元以后，曾食禄于大宋的官宦之家，因恪守忠烈祖训，不仕元朝，便趋向衰落。明亡后，又不愿折节仕新朝，更何况是异族，这是儒家所讲的忠孝节气。王氏祖先可是宋高宗御赐过"忠烈"称号的，因此，这个地位显赫的家族入元以后，就开始隐居避乱，韬光养晦。入清以后，同样很少有人取得科举功名，其中也有不仕异族、隐世遁迹的意思。从王学权在《医学随笔》一书中的记载可知，年轻时的王学权曾坐馆于平湖仙塘寺，这也许是为了生计。从书中吉光片羽的记载来看，王学权生活严谨，教子极严，他恪守"古人妻亡而有子者不再娶"的古训，可见其为人之严谨。

王学权举家迁离海宁后，依然还在家乡保留了一部分祖产，一是为了叶落归根，有一块归葬的祖地；二是期望子孙有朝一日再次回迁，毕竟祖籍在此。因此，王孟英的父亲王升在父亲去世后，将祖父王学权、父亲王国祥归葬海宁旧仓祖地。但到王升去世时，王孟英已经无力将父母归葬海宁，因老家田产已全部变卖。可见王学权自迁至杭州后，王家依然日趋衰落，尽管后来王孟英实现了祖上的期望，但也仅是一位贫寒的名医而已。到了王孟英回归海宁时，仅以一砚归耕，已一无所有了，从中也可以看出海宁望族的变迁。

嘉庆十三年（1808），王学权预感自己的生命将走到尽头，回顾自己一生颠沛流离，并不成功，只有把希望寄托在子孙身上。在王学权看来，仕途并非所愿，从商也非本意，以一技之长为黎民百姓服务，救苍生于困苦才是自己的愿望。怀着"不为良相，则为良医"的抱负，王学权在八十岁这一年着手撰写《医学随笔》。后来，王孟英的知交好友杨照藜为《重庆堂随笔》写序言时，起首用了这样一个联句："儒以学术致平成，医以方术拯危困。"儒家以修身齐家治国平天下为己任，既然不能为治国平天下作贡献，那么就选择医学，以一技之长，拯救危难困苦中的黎民百姓，为医为相，其目的是一致的。联句写出了王学权对后人的期许，希望自己的子孙即使不能成为治理国家的良相，也要成为治病救人的良医。这也是大多数中国古代士大夫的追求。"不为良相，则为良医"，语出北宋大儒范仲淹，源于儒家"穷则独善其身，达则兼济天下"和"齐家治国平天下"的思想境界。简单来说，文人士大夫如果有幸成为将相，那就好好做一个"先天下之忧而忧"的官员；如果没有机会从政报效国家，那么退而求其次，做一个好的医生，悬壶济世，治病救人。这两个职业都是为拯救天下苍生，可以说是殊途同归。这也是杨照藜对王氏祖孙四代人的最高评价。

王学权的《医学随笔》为未尽稿，后经儿子、孙子、曾孙四代人的校注，王孟英改名为《重庆堂随笔》而传世，他的"身通百艺"也只有医技一门通过这本著作流传于世，家族的医学渊源到了王孟英这一代再次发扬光大。王氏世医至晚清到了王国维父亲王乃誉这一代，依然传承有序。

台湾清华大学藏有王国维父亲王乃誉的亲笔笺，内容虽与医学无关，但方笺落款有"王氏世学"印，右上有"回春"起首章，地址为乌鹊桥，在海宁盐官。经《王乃誉日记》考证，海昌王汉槎、王春谷、王雅伯分别是王乃誉的祖父、父亲和兄长。

二、家学渊源，继述无愧——王氏家族的医学传承

安化王氏在历史上以医显世是从二十四孙王学权开始，传至王孟英已是第四代，王孟英以后有族侄王元燽、族侄孙王守基、王骧陆等。王守基曾坐馆于大麻名医金子久家，王骧陆是著名佛医，王守基有族侄孙王和伯，为现代名中医。传承至今已近三百年，绵延不绝。其中王孟英则是一位承前启后式的人物，而王孟英从学医到成为一代名医，家族渊源则是一个重要因素，尽管王孟英在整理《医砭》一书时也曾说过"家学渊源，继述无愧，极是难事"，但当好友杨照藜读到王孟英校注的《重庆堂随笔》后，才恍然大悟，对王孟英有如此深厚的家族学养背景，极为羡慕："公以醇儒之学，发明医理，渊源如是，宜孟英之囊括百氏蔚然为一时宗匠也。"（杨照藜《重庆堂随笔·序》）杨照藜认为王孟英之所以成功，能成为一大家，家族渊源是很重要的条件。那么这部被杨照藜"敬而读之"，又认为"其论著也，浏然以清，其烛理也，洞然以明"的《重庆堂随笔》是怎么样一部著作呢？

关于王学权（1728—1810）的身世，目前知之甚少，《海宁州志稿》

中介绍也极为简单，记载仅十二字："王学权，字秉衡，晚号'水北老人'。"俞世贵在《重庆堂随笔·弁言》中也提到秉衡公"治家严肃，门无杂宾，虽身通百艺而深自韬晦"，现在对王学权更多的认识，则能从经过王氏四代人共同整理的《重庆堂随笔》一书中去了解，这部未竟著作共二卷，是一部关于医学方面的漫谈和笔记性的专著。"身通百艺"的王学权，年轻时又曾多地坐馆，应该是一位饱读史书、满腹经纶之士。

《重庆堂随笔》原名《医学随笔》，是王学权在八十岁着手撰写的，后经儿子王国祥、孙子王升以及曾孙王孟英三代人的整理和完善，刊印时王孟英把书名改为《重庆堂随笔》。"重庆堂"是王学权的堂号，老先生在七十古稀之年，喜得第一个曾孙（这位曾孙后来并未存活），这一双重喜庆，使之十分喜悦，故将自己的堂号改成"重庆堂"，这个堂号，一直沿用至王孟英回到海宁路仲的居所。

这位被称为"深自韬晦"的老先生，到了八十岁这一年，孙子王升又为其喜添一丁，王学权高兴至极，亲自为之取名王孟英。王孟英的出生，使耄耋之年的曾祖王学权再次欣喜万分，兴奋之余，他觉得有必要给后人留下些什么，于是有了把自己行医心得记载下来的想法。这位"身通百艺"的学者，仅为后人留下一部医学著作，一定有他的原因，安化王氏从入清以后，鲜有官宦产生，这与宋高宗钦赐"忠烈"匾额有关。显然王学权并不希望自己的子孙今后走上仕途，而医学才是王家世代传承的愿望。王学权深谙医道，熟知医理，迁徙钱塘后以行医为生，凭着渊源深厚的家学功底及几十年的学养积淀，写《医学随笔》时信手拈来，侃侃而谈，全书通篇言简意赅。虽是随笔之作，但此书不仅体现了王学权的精深医道，尊古而不泥古的精神，而且也反映了王学权在临证中，特别是对伤寒、温病等独到的认识，是一部被后世认为值得展卷一读的医学著作。

尽管王学权希望自己的子孙能以医为业，但他在著作中很明确地告诉后人"学医人费"，想做医生不是一件很容易的事，他告诫后人，医理之通是很难的一件事，既不能"泥一成之见，而欲强人之病以就吾说"，也不能"好作聪明，而不穷究乎古人之成书"，前者"其患在固执"，后者"其患在不学"，因固执与不学都是学医之大忌。他还强调："学医不比学读诗文之可专尚一家。如诗法三唐，文宗两汉，已可横绝一时。医必博览诸书，而知所取舍，不为古人所欺，庶能随证用药，而不误世也。"（《重庆堂随笔·卷下》）对后人的教诲可谓是循循善诱了，带给王孟英的影响是很深刻的。

可惜的是，《医学随笔》是一部未竟之作，两年以后的嘉庆十五年（1810），王学权便去世了，享年八十二岁，书稿仅写了两年，只完成了全书的大致框架。目前看到的《重庆堂随笔》全书共分上、下两卷，上卷包括论六气、论虚劳、论治案、论方剂四篇，下卷包括论药性、论解剖和论看法三篇。从内容上看，大多是提纲挈领式的，如果王学权能天假以年，全书的内容应该更加丰富。

王学权所处的时代，是乾隆初期，正值西学东渐之时。王学权能兼收并蓄，旁采诸家，以广博的胸襟、求实的态度积极学习西方解剖学知识，并将其与传统理论相印证，书中对此有着明确体现。王学权医学思想的进步，还体现在对新的医学思想的接受，尤其是17世纪初西方解剖学传入中国后，王学权是较早看到明末邓玉函、罗雅谷翻译的《人身说概》《人身图说》以及合信氏《全体难经新论》等西方生理解剖知识著作的人，他持"信其可信，阙其可疑"的态度，而不是一味排斥，视其为邪说。从《重庆堂随笔》一书的观点来看，王学权是一位具有开拓进取精神的医家，敢于对前人的错误观点开展批评，如反对女子缠足之陋习等，可谓惊世骇俗，其进步意义非同一般，这些观点在王孟英的行医和著作中都有所发挥。

对温热病发病机理的思考，王学权已经有了自己独特的见解。他开始探索温热病与伤寒病的区别，并阐述其自身特殊的发病途径、规律和治疗手段，王孟英后来撰写《温热经纬》，并最终成为著名温热病大家，很明显受到曾祖的影响。

书中对古人清洁用水、凿井方法的介绍，对常用药物药性的再认识，药食两用之物的制作方法，常见药物、食物中毒的解毒疗法等，不乏新颖有趣的内容，许多方面对王孟英的医术产生过很大影响，诸多学说和内容在以后王孟英的学术著作中均有所体现。

王学权去世后，儿子王国祥对先父的著作做了进一步注解。而王孟英祖父很谦虚，说自己并不精于医，用他自己的话来说，"升于医学未尝深究，是以不敢补注，敬为诠次"，因此，王升在《医学随笔》的校注中留下自己的医学思想并不多，远少于父亲王国祥和王孟英。祖父的医学理念也可从其批注《医学随笔》中点滴可知，有一段"学医人费"的论述，王国祥有这样一段批语："固执不通者，无才以胜其学也；好作聪明者，无学以副其才也。人必有天赋之才，而读破万卷，庶可以为医矣。第人心不同，既如其面，而人体不同亦如其心，病变无穷，证随体异。治虽宜遵古训，亦须活法在人，神而明之，化而裁之，非通才实学，卓识深思者，恶足以语此。"这些观点，对指导王孟英如何读书，如何进行临床辨证论治起到了关键的作用，也道出了王孟英在医学上之所以能取得成就，既能"遵古训"，又能"神而化之"，所谓"活法在人"，创新和发展才是根本。五年后，即嘉庆二十年（1815），王国祥也因忧劳过度而去世，享年六十八岁，其时，王孟英年仅八岁。祖父为人纯朴忠厚，是一位亲朋好友眼中远近闻名的好人。

下一年，王国祥儿子王升，为了继承父亲、祖父遗志，使祖父的医学思想得到传承，在父亲去世后便接手校注《医学随笔》遗稿。据俞世贵《重庆堂随笔·弁言》记载："余姊丈读礼之余，校定遗稿（指《重庆堂随笔》），意欲授梓，讵天夺其年，以四十九岁即捐馆舍，天之报施，不可问也。时箴龙年甫十四。""读礼"语出《礼记·曲礼》："居丧未葬，读丧礼；既葬，读葬礼。"谓守丧在家，读有关丧葬的礼书，因称居丧为"读礼"。王升是在居丧之余，校定祖父、父亲的《医学随笔》遗稿。王升用了一年时间，于嘉庆二十一年（1816）完成遗稿的校注。道光元年（1821），书稿准备付梓，年仅四十九岁的王升却英年早逝，《医学随笔》付梓又暂遭搁浅。父亲王升去世时，王孟英年仅十四岁。

关于王孟英父亲，目前可查到的资料更少，只能从王孟英著作及友人间序跋中偶有提及之处略知一二。如王孟英的朋友赵梦龄在为《王氏医案续编》所作的序言中说："尊甫碬沧先生喜施予，捐馆之日，家赤贫，赖母夫人以俭勤支柱。"由于王升乐善好施，去世后，家里已一贫如洗。

　　王孟英选择学医之路，是父亲的临终遗言。父亲在弥留之际，紧握儿子的手，留下了最后的叮嘱："人生天地之间，必期有用于世，汝识斯言，吾无憾矣。"至于王升患何病去世，没有找到记载资料，但从临终尚能留有遗言来看，应该不是暴毙。

　　"人生天地之间"，语出《庄子·知北游》，全句为"人生天地之间，若白驹过隙，忽然而已"。这是王升面临死亡时的感叹与无奈，给儿子留下的最后忠告是：做一个对社会有用的人。临终之前，王升一定非常清楚，王家今后所面临的困境将前所未有，自己不可能再对王孟英有过高的要求了，能掌握"有用于世"的一技之长就行了，王升熟读《礼记》，深谙忠孝之祖训以及儒家修身齐家之道，临终嘱托也充分体现出儒家文人式的境界。海宁安化王氏的家训历来强调"忠孝"，父亲临死前的叮嘱以及王氏祖训，"孟英泣拜，而铭诸心版"，终生践行。这也应验了曾祖父王学权当时的预料。

　　尽管王孟英学医时，父亲、祖父、曾祖都已不在人世，但曾祖的这部著作却影响其一生。到了道光十年（1830），二十三岁的王孟英学业有成，并已"屡起大证，藉有声名"了。当王孟英重新检出这部倾注了曾祖、祖父、父亲三代人心血的书稿时，便萌生了重新为其修订、刊正的念头，于是悉心校读，认真写下自己的读书体会，并改名为《重庆堂随笔》，由舅父俞世贵作序，准备付梓，后又因种种原因一再拖延。直至咸丰五年（1855）夏，王孟英好友杨照藜路过武林（今杭州），王孟英以此书稿相示。杨照藜看到书稿后，对《重庆堂随笔》一书推崇备至，欣然命笔为此书作序，还写了一篇"总评"，认为这是一部"上溯轩岐，下迄当代"的著作，希望后人读此书者"不可无识"。杨照藜对王学权的学术特色给予了极高的评价，并慷慨出资为其刊印，使这部倾注了王氏四代人心血的《重庆堂随笔》在成书四十余年后终于得以面世。

　　杨照藜甚至把王学权的《重庆堂随笔》一书，与缪仲淳的《先醒斋广笔记》、尤在泾的《医学读书记》以及徐灵胎的《医学源流论》相提并论，认为"以公方之，洵堪媲美"。缪仲淳、尤在泾、徐灵胎分别是明末清初的三位医学家，对王孟英一生的医学思想产生过很大的影响。

《重庆堂随笔》自1808年曾祖王学权开始撰写，到1855年曾孙王孟英完成校刊，杨照藜为之付梓，历时四十七年，这在医学史上恐怕是很少见的事情。这部倾注了四代人心血的薄薄两卷书，是维系并浓缩王氏四代人医学思想的唯一纽带，也是目前研究王孟英学术思想传承不可缺少的一部著作。无可非议，《重庆堂随笔》对王孟英从医及医学思想的形成，产生了极大的影响，在王孟英以后的著作、医案中，曾祖的学术思想始终贯穿其间。这是一部王孟英最早阅读并烂熟于心的医学著作，曾祖关于温热论的论述对王孟英温病学思想的形成影响很大。王学权与清代第一代温病学家叶天士是同时代人，正处于清代温病学派初创时期，康乾时期这一代有识之士已经认识到在明代以前，风寒为病，大多可以用张仲景桂枝方发汗而愈，但在时疫流行时期，经方已有明显的局限，一些温热病用桂枝汤发汗而热反灼，于是有了温病学说的风温病概念。同时代的医家王清任，也认同此观点，认为发热有汗之证，从未见桂枝汤治愈一人。祖父王国祥同样对温热病忌用热药有过明确论述："温者，热之渐也，伏寒化热，口燥而渴，故谓之温，一切温散燥热之药，皆不可犯。"而父亲王升对疫病在治疗和预防方面的发挥，对王孟英也有启发。

曾祖王学权对伤寒与风温异同的思考，和祖父王国祥在论述张仲景《伤寒论》一书时也有同样的提醒，千万不要以为《伤寒论》是专论"伤寒"的书。《伤寒论》之所以成为医学经典，因其是一部"统论外感之书"，这些见解是王孟英对温热病方面认识的最早启蒙，对王孟英撰写《霍乱论》和《温热经纬》以及温病理论，产生了很大影响。王孟英温热病方面的许多观点，在其著作或者临床治疗上多体现了这一传承。

王孟英后来之所以成为治疟高手，也是受到曾祖的启发。在《重庆堂随笔》中，王学权曾说："读轩岐、长沙之书，论疟不止少阳一经，治疟不仅柴胡一方，何以今人患疟，必以柴胡为不祧之药耶？夫风寒之疟，可以升散，暑湿之疟，必须清解。"这些观点，对学医时期的王孟英，意义非同寻常。

王孟英积极探索的精神，认真仔细的态度，从祖上就能找到渊源。祖父和父亲曾记载了同一个经验教训式的案例，一位名叫曾世荣的外科医生在船中治王千户儿子头痛额赤时，因按常规程式治疗没有效果，后来发现只要孩子头上被触碰，就痛得大哭，经仔细查看，原来是被船篷上一根细小的篾刺刺入了头顶囟门皮内，将其拔去后头痛便愈了。这跟母亲治疗儿时王孟英脚趾痛一样，说明做一个优秀的医生，有时需要跳出常规的思维模式，临床治病如不细心观察而任意妄治，不仅导致病人徒增痛苦，还浪费钱财贻误治疗时机。这些细节都是养成王孟英在以后行医过程中特别仔细观察的良好习惯。

祖父王国祥在《重庆堂随笔》批注中，对辨证用药的观点，也是王孟英在临床上一生遵守的准则："医贵识病，病识得真，则硝、黄、麻、桂皆是对病良药；病识不真，则参、芪、归、地皆是杀人毒药。"王孟英在后来的著作中也多次提到类似的话。

王孟英成名很早，回到杭州仅几年，二十多岁便崭露头角，凭借其确切的疗效，深厚的学养，赢得病家、儒林和同行的尊重和信任，并很快在名医林立的杭城占有一席之地，这一切成就来之不易，也绝非偶然。

作为一位优秀的医生，王孟英的医学传承来自多方面的因素，其家族的医学背景是其原因之一。自古以来，中医界有一句人人知晓的话："医不三世，不服其药。"这句话最早出现在《礼记·曲礼》，意思是医生如果不学习三世之书，就不能算是医生，也就不能服他的药。所谓三世之书，是指《黄帝针经》《神农本草经》和《素女脉诀》三本经典著作，其中，《黄帝针经》是用来祛除疾病的，《神农本草经》是用来分辨药物的，《素女脉诀》是用来诊察疾病的。因为《礼记》成书于先秦时期，所收入的典籍也是上古时的书名，《黄帝针经》的内容大多见于《灵枢经》，所以后世以《黄帝内经》取代之，而《素女脉诀》早已散佚，因此现在所指的"三世"之书是《黄帝内经》《神农本草经》《太素经》。此话实质所指应是想做一名好的医生，必须精通《内经》《难经》《伤寒》《金匮》《温病》等医学经典，具有深厚扎实的中医理论基础，再加上丰富的临床实践经验，才能符合三世的要求。后人又衍生出医生必须世业传承的理论，认为医必父传子、子传孙，如是才能其业精而始服其药。虽然，这是一种误解，但医学世家耳濡目染的熏陶毕竟是从小学医的一个良好条件。王孟英立志学医，无论从医学理论基础还是家学传承方面，都具备了"医三世"的条件。王孟英家族自曾祖起已从医，家藏医书丰富，这为他博览群书提供了便利。三世医书外，还有儒家经典，经、史、子、集无不涉猎，他因博闻广识、文采过人，被朋友誉为具有袁枚之才。从其著作中所引用的前人论述可以看出，王孟英读书之多、学问之广、积累之博，岂止三世之医书。

祖上三世业医，对王孟英来说，是一种很好的传承氛围，但他从不以此为傲，后来在整理《医砭》一书时，反而认为"若不学无术，徒借祖父声名以温饱者，更无论矣"。在王孟英看来，继承无愧先祖是必须的，但仅借祖上声望以求自足，那是非常遗憾的事。以后的事实证明，王孟英不仅超越了祖上的医学水平，也成为同时代医学的领先者。

三、事在人为，贵乎自立——母亲俞氏家庭的医学影响

王孟英医学基因的传承一方面来自王氏家族的历史渊源，另一方面则是来自母亲俞氏家庭的医学影响，甚至更为直接。母亲俞氏也是出生于钱塘医学世家，舅父俞世贵更是学养颇深的医家，是王孟英学医的直接领路人。

王孟英母亲俞氏（？—1850）为钱塘人，俞氏与王氏为世交。根据舅父俞世贵所说："先府君目击其三代之为人而心仪其贤，乃以余四姊为赧沧室，时嘉庆纪元丙辰也。"（俞世贵《重庆堂随笔·弁言》）"赧沧"即王孟英父亲王升之号，王孟英母亲嫁入王家的时间是嘉庆元年（1796）。

王升娶俞氏时二十四岁。根据王升在《重庆堂随笔》的校注中所说，俞氏先后生有六子，前三子庆儿、双儿、琳儿均夭折，自龙儿即王孟英后又有二子，小名华儿和如儿。

王孟英一生受母亲的影响至深，医学的启蒙也有很大一部分来源于母亲。俞氏聪明贤惠，勤俭持家，遇事果断，深得王氏族人敬重。父亲死后，七口之家的生活重担全部压在了母亲身上。从王孟英著作中的记载看，母亲和舅父都通医道，年幼时王孟英对母亲的医道就很敬佩，凡家人得病，母亲均参与医疗过程，并果断承担责任。母亲的医术也深得家族成员的信任，凡"戚族中如有大病，必延往主裁，是以病情药性，谙练亦

深"(《重庆堂随笔》)。能够在家族中获得信任,族中有人得病可作为"主裁",若只凭贤惠和辈分,而没有过硬的医学知识恐怕也是不行的。

在王孟英的著作中,曾记载了两则母亲有关医疗方面的故事。一次是王孟英幼小时患病,还有一次是父亲患病。王孟英小时候曾足趾红肿胀痛,而母亲正巧回娘家探亲,父亲找了个善治创伤外科的疡医,岂知越治越严重,足痛愈发厉害,幼小的王孟英日夜涕泣不止。母亲知道后赶紧回家,洗干净儿子足趾上外敷的药物,仔细审视,原来是有一根剃发时掉下的短发刺进了甲沟。夏天时,小孩不穿袜子,剃下的短发落于鞋内,短发很硬,小孩好动,导致短发刺进甲沟。母亲用镊子轻轻取出短发,没几天便痊愈了。母亲的细心使家里人很是敬佩,也给幼小的王孟英留下了深刻的印象。

另一次对王孟英影响更深,是父亲患病,母亲果断主持治疗,力排众议,大胆使用一位年轻医生的治疗方案,挽救了父亲的生命。嘉庆二十四年(1819)春,父亲王升患下利,"下利"又称"下痢",是伤寒和温病中的重症,先后请来的几位医生都认为是伤寒。当时的医学界治疗伤寒大多宗明代陶华的《伤寒六书》,几位医生用的治疗方案都是用柴胡、升麻一类提升下陷之气,但病情没有好转。于是又换了个医生,诊断后说是"漏底证",是一种中气下陷的泻痢重症,认为非用温补之剂大补中气不可,结果病却越治越重,以致生命垂危。

这时,王升的好友翁七丈推荐了一位二十岁左右叫浦上林的年轻医生,浦医生看过后果断诊断是温热病,因误诊为伤寒而用了太多的温燥药导致病危,幸好病人"下利"不止,热势尚有出路,否则早死了。于是,浦医生一反前医思路,用犀角、石膏、银花、花粉、鲜生地、麦冬等大剂寒凉之剂,叫家属急煎三大碗,放于床边,频频灌服,并在药未煎成之前,先用大量青甘蔗汁灌服。

这样大胆的治疗方案,在温热病治疗尚未成熟的清代中叶,可谓是惊骇之举,王家亲戚中的长辈都不敢拍板,王母却在王升外公金履思的支持之下,果断决定采用这位年轻医生的治疗方案,吩咐立即煎药,如法灌服。一周以后,王升的病渐渐好转,最终得以治愈。

眼前发生的一切在年少的王孟英心里留下了很深的烙印，这一年，王孟英十二岁。成年后王孟英对社会上庸医滥用温补的批判可以说是毫不留情，父亲的案例对他温病学治疗理念的确立，乃至一生的医学思想都产生了很大的影响。道光二十四年（1844），三十六岁的王孟英在温热病领域已有很大名声。当时一孙姓者得了温病，已经是目不识人、口不出声、便泻三日，诸医束手无策，在众议倾向温补时，王孟英力排众议，坚持清凉，他说服众医时就用了早年浦上林先生治愈父亲之病时说过的话："泄泻为热邪之出路，求之不可得者，胡可止也？"结果病人四剂而愈。

三十多年以后，王孟英在写《温热经纬》时回忆起这件事，依然不无感慨："然雄之究心于温热，实浦先生有以启之也。浦今尚在，因其远徙于乡，竟未遑往质疑义为恨。"王孟英在书中很坦率地承认，自己对温热病的研究是受到了浦上林先生的启发，并流露出对他的敬仰之情。可惜的是，这位治愈父亲危重病的青年浦上林医生，因王孟英离开杭州去了婺州，便再没有进一步联系。后来王孟英听说，因上林先生善用清凉，受到当时占据主导地位的温补派医家们的非议和排挤，最终还是没能坚持自己的理念，只能屈服于世俗，也成了温补派中的一员。多年以后才知道此事的王孟英，只能对此表示惋惜长叹，一位有才华的医生因畏于世俗而改变了自己的主张。由此也可知王孟英穷极一生坚持的理念，在温病学说初创阶段所走的道路，是多么艰难。

毫无疑问，母亲的聪明和睿智，对王孟英的医学成长之路影响至深。初学医时，王孟英与大多数医家一样对张景岳的温补理念也很接受，后因母亲的教育得以纠正。他曾回忆说："雄未冠以前，读《景岳全书》而喜之，遇证亦效其治法，先慈闻而痛戒曰：信道不笃，见异思迁，汝将为杀人之事乎？"可见母亲在教育上是非常严厉的，一旦发现儿子有误入歧途的可能，就立刻予以训斥。母亲因受王、俞两家上几代人医学思想的影响，以及自己亲历所见，深知当时颇为流行的温补派贻害匪浅，因此告诫儿子："吾之阅历病证者多矣，无论外感，不可妄投温补，即内伤证，必求其所伤何病，而先治其伤，则病去而元自复。古人不曰内虚，而曰内伤，顾名思义，则纯虚之证，殊罕见也，汝何懵乎？"母亲能说出这样的话，说明其医学功底也是很扎实的。王孟英从此正本清源，聆听教诲："雄聆训恍然，渐有定见，三十年来，虽不能起死人而生之，尚不致酿活病为死证者，先慈启迪之教也。"（《重庆堂随笔·卷上》）这是王孟英五十岁以后的一段回忆，可见在他学医成长，从温补转向寒凉一派的道路上有母亲给他的指引。

成年后的王孟英依然经常听到母亲对周围亲朋好友述说温热药的害人之处，每当遇到被滥用温补而误治的案例，母亲会借机说教，所以，在王孟英一生行医过程中，很少滥用温补之剂，并极力反对老人、儿童滥用补药。包括后来王孟英一再强调的"病瘥体健，何以药为"的观点，也是来自母亲的告诫和提醒："吾先慈尝云：人如敧器，虚则敧，中则正，满则覆。世之过服补剂，致招盈满之灾者比比焉，可不鉴哉？"母亲的中庸思想始终贯穿于王孟英的医疗实践。

母亲对儿子的教育可以说是无微不至，包括王孟英以后对水环境的重视，也有母亲早期言行对他产生的深刻影响。"先慈嗜茗而取水甚严，蓄水甚精，谨详识之，虽他处亦可仿行，以免水土恶劣之病，不但备烹茶煮药之用已。"这是王孟英在五十四岁那年写《随息居饮食谱》一书时，在首篇"水饮类"一节中讲述如何选取洁净饮用水时，回忆母亲对饮用水选取要求甚严的内容。王孟英强调饮食清淡的重要性，也明显受到母亲的影响："家慈每于夏季茹素，且云汝辈为医者当知之。吾见疫疬流行之岁，无论贫富，无可避之，总由不知坚壁清野之故耳。试看茹素者独可不染，岂非胃中清虚邪不能留乎旨哉？"（《仁术志·卷六》）因此，王孟英在治疗温热病过程中，特别重视告诫病人"远酒色、慎饮食"在后期康复中的重要性。

舅父俞世贵在王孟英成长之路的指引上更为直接。俞世贵（？—1831），名桂庭，钱塘人。王孟英后来在写《随息居饮食谱》时回忆舅父，仍不无深情地说"舅氏俞公桂庭，谊笃亲亲，力肩家事""属潜心学问，勿以内顾为忧"。父亲去世以后，王家已无成年男性主持家政，王孟英也不得已终止学业，走上营生和学医之路，舅父俞世贵非常关心外甥的成长，为王孟英安心在婺州学医，主动承担了照顾四姐一家在杭州生活的责任，为外甥排除了后顾之忧。舅父希望外甥能安心工作、学习，还为外甥取了个斋号叫"潜斋"。舅父希望他能沉静书斋、潜心学问的殷切之情。由此可见，舅父竭尽全力支持外甥独立，外出谋生，鼓励其学医，并且主动承担了照顾姐姐家庭的责任，帮助王家渡过生活困境，可以说舅父为王家付出很多，而这一切都是为了王孟英能用全部精力专心致志学医。

舅父俞世贵对王孟英的医学影响颇为深刻，王孟英在婺州的十年中，舅父从生活、学业、医术上给予的关怀无微不至。古人认为学医"费人"，是一件很辛苦的事，舅父深知外甥走这条路不易，除了不让他有后顾之忧外，还随时提醒鼓励。他在《校订愿体医话良方》一书中这样写道："盖医理深微，非上智不能讨究，以百人习医，无十人成就，成就之中，无一人精通，得一明医谈何容易！然事在人为，贵乎自立。"以此作为勉励。在舅父看来，学医极非易事，他殷切希望外甥就是这百里挑一的人物。后来得知外甥在婺州已小有成就时，深深为之高兴："迩年在婺，屡起危疴，藉有声名，后生可畏。"可见舅父寄托之深。

舅父留下的医学著作，仅一本点评史典的《愿体医话》，舅父鼓励他学医的那句"天下第一好事，莫如救人之命，医者存心济世，即为救命之人"的话，是王孟英终生铭记的警句，一直激励王孟英在此道路上坚持不懈。俞世贵的医学理念大多体现在《愿体医话》的参补、点评中，在为医、医德、用药等方面都有自己鲜明的观点，如论及医学经验的共享，效验方的公之于众，他都有自己独特的看法。"最可鄙者，得一良方，秘而不露，忍使灵丹湮没，坐看奇病危亡，昧理丧心，无逾此极。更有借此谋利，需索重酬，市井之徒，固不足怪，号为儒者，亦尔效尤，富病尚可求生，贫病使之待毙，抚心自问，罪可逃乎？宜鉴斯言，亟为造福。"这也是王孟英成名以后热衷于收集、整理效验方的原因之一。

在养生方面，俞世贵也是反对滥用补药的创导者，这对王孟英以后的影响也极为深刻，如"既富贵矣，又欲长生。一念之贪，方士得以售其术，古来惑于炉火者，无不倾家；惑于采补者，无不丧命。愚夫接踵，可不哀哉"，王孟英对舅父的这段话，极为赞赏。对于滥用人参，俞世贵的看法是"人知参能补人，不知亦能害人""药之弊，莫甚于参，富贵人之不死于参者鲜矣"。舅父的这些医学见解在学医之初的王孟英心里留下了烙印，对他以后反对滥用温补观点的形成起到了很大作用。类似的话语在以后王孟英的著作中也经常可以见到，在抨击滥用补药害人方面，俞桂庭与王学权的观点如出一辙，可见俞、王两家在医学理念上的一致性，王孟英一生反对滥用温补的观点与此可谓一脉相承。

舅父俞世贵对王孟英一生的影响，在于点点滴滴，除了嘱咐外甥今后保留医案外，还要求王孟英为人处事也必须有所规范，包括书写处方，字体必须工整，如用草书，容易贻误病人。"我侪有工于草书者，医案人或不识，所系尚无重轻，至于药名，则药肆中人岂能尽识草书乎？孟浪者，约略撮之而贻误；小心者，往返询问而羁延。凡我同人，书方之字，必须清爽，庶免他虞。"舅父对医学以外的各种技能要求之严谨可见一斑。

《校订愿体医话良方》是舅父留下的唯一著作，其中"医非易事，谈何容易，然事在人为，贵乎自立"这句话，王孟英铭记在心，"贵乎自立"成了王孟英一生恪守的理念，无论读书从古人中寻找依据，还是临证从临床得到循证，从不因循守旧，人云亦云，成为王孟英身上极为可贵的性格特征。

四、少年羸弱，家无担石——不幸与贫困的童年

王氏家族有显赫的家族背景以及良好的家教环境，但是到了王孟英时代，由于家道衰落，他的幼年、童年乃至于少年时期都是很不幸的。他是第四子，但前面三个孩子都未成活，出生时又因先天不足，导致身体羸弱。在《归砚录》一书中，王孟英回忆自己的童年，"襁褓之年，患腹泻经年"，可见慢性腹泻是王孟英儿童时期的常发病。家里把他作为长子寄予了很大希望，但童年时期他却病患不断，更大的忧患是在王孟英十四岁之前，经历了丧曾祖、祖父、父亲之痛，这些不幸变故，对本来已经渐趋衰落的家庭无疑是雪上加霜。

因此可以说，病忧和不幸伴随了王孟英的整个童年和少年。除了襁褓之年的长时间腹泻，三岁那一年，王孟英又因"种痘"而感染天花，差点送命。种痘术始于中国宋代，是一种应对天花的防疫方法，在牛痘尚未

推广之前，中国古代用的是"人痘"接种法，即用天花患者痘痂制备的干粉，接种后引起正常人的轻度感染，从而免于天花发生。王孟英种痘的时间是在嘉庆十六年（1811），虽然距1796年英国医生爱德华发明"牛痘"接种法已有十五年了，但新的种痘方法应该还没有在中国普及。

根据王孟英《古今医案选》按语记载，西方牛痘法传入中国的时间是嘉庆十年（1805），由广东人邱浩川首次接种成功后，在以后的数十年时间里，开始由广东向内地传播。根据余新忠《清代江南的瘟疫与社会》一书的观点，牛痘术传入江南的时间要到同治二年（1863）以后。当时萧山医家王端履记载，在道光二十六（1846）前，牛痘也只是"未尝亲验，姑妄听之而已"。而且，在牛痘传入中国以后，人痘在相当长一段时间里仍然流行。[①] 根据《海宁州志稿》的记载，海宁是在光绪十二年（1886）才设立牛痘局，因此可以推断王孟英接种时所用的是"人痘"法。

在当时，施种人痘接种本身就存在着一定的危险，王孟英在他的医案中也记录了多起因种痘而罹难的案例。如1843年发生的一例因种痘而全家感染的案例。当时杭州一官宦之家，请来一位痘医为两个孙子种痘，下苗两三天后，导致天花发病，半月之内，全家大小十余人被传染，后经王孟英救治，治愈了一部分，但仍有人病死。那年，王孟英已经三十五岁，说起种痘，尚心有余悸，因此他常劝人勿轻易种痘。可见当时种痘的风险是很大的。

三岁接种痘苗之前，其实王孟英已经感染了轻度的天花病毒，而为其接种的痘医并未觉察，依然使用疫苗，于是双重感染，导致了天花发病。天花病是一种极为凶险的烈性传染病。在古代，天花发病的病死率极高，是古代儿童死亡率最高的病种之一。在王孟英以后的医案中，有道光、咸丰年间天花流行的记载，其惨象是"十不救五，小儿殇于是者，日以百计"。本身先天不足、瘦小羸弱的王孟英发病了，症状是寒战、高热、乏力、头痛、全身酸痛，甚至惊厥、昏迷。这可是九死一生的疾病。已经痛失三个儿子的母亲非常清楚其危险程度，她以惊人的母爱力量作为支撑，

---

① 余新忠.清代江南的瘟疫与社会.北京：中国人民大学出版社.2003：208.

夜以继日地守护，怀抱着高热寒战的儿子，双膝跪于床上五天五夜。为王孟英治疗的医生是任六嘉，能将王孟英从死神手里夺回，应该是一位非常优秀的医生。经母亲的悉心照料，任医生的积极救治，王孟英很幸运地得救了。

亲历起死回生的惊险，成年后的王孟英对天花病的凶险更有刻骨铭心的认识，以至于对种痘发生了误解，在他以后的行医过程中，时常心有余悸，以"劝人勿种痘"为诫。当然，这是王孟英认识上的局限。大难不死的王孟英在病愈以后，体质更为虚弱，不能多动，否则极易出鼻血，只能常在家中静养。

十二岁那年夏天，王孟英又患了一次重病，这次得的是温病。从发病季节看应该是"暑温"，类似现在的乙脑、流感、中暑等。这次患病而愈，王孟英又一次大难不死，也属侥幸，他没有记录这次患病的治疗经过，仅说这次康复得益于"神灵护佑"，才能幸免于难。

父亲死后，传统儒家科举入仕的道路对王孟英来说也戛然而止，年仅十四岁的少年首先要考虑的是养家糊口，因为王家自曾祖从海宁迁钱塘时，就已经没有什么家产，到祖父归葬时，海宁的田产已全部变卖，父亲又是"侠义好施"之士，家里无甚积累，此时可以说已是一贫如洗了。王孟英的母亲很能干，与自己的兄长俞世贵商量后，开始让王孟英参与处理家里的事务。

葬父根据王母的意愿，墓地选在仁和（今杭州余杭区）的皋亭山。为什么选在这里，王母认为此地是"以回海昌便道，子孙易于祭扫"。既然归葬海宁暂无条件，那就先入葬在回海宁的顺道上。杭州城东北部，自西往东依次有半山、黄鹤山、元宝山、皋亭山、桐扣山、佛日山诸峰，其中皋亭山为最高峰，诸峰又统称为皋亭，是杭州最古老的山。王母把墓地选在这里，完全是出于无奈，因为王孟英曾祖王学权、祖父王国祥去世时，祖籍海宁旧仓尚有祖坟田产，祖父、曾祖生前都希望能够回归祖籍，所以他们去世后，王孟英父亲王升尚有能力将他们归葬海宁。在王孟英的记忆中，祖上意愿很明确，有朝一日还是要回归故乡的，这事在他幼小时就留下了很深的烙印。

但是王升去世之时，王家已经是"家无担石"，老家的"敝庐数椽，地土数亩，亦遂悉为人偿，是以先府君之葬，势难归祔祖茔"（《归砚录·弁言》）。因此，王孟英的母亲只能无奈选择在回乡必经之地的皋亭山寻得一块墓地，暂时将王升安葬，希望有朝一日等儿孙有能力了，归葬也比较方便。后来，母亲去世，王孟英将母亲与父亲合葬于此。但最终，由于战乱以及王孟英颠沛流离的避难生活，他没能将父母归葬海宁，自己也过早死于非命，魂归异乡。

笔者曾于 2018 年夏天，从杭州丁桥沿着上塘河到海宁实地走了一趟。途经皋亭山，上山探访，王家墓地虽然已无从找寻，但从皋亭山回到海宁确实方便，山南脚下就是从海宁到杭州的上塘河。当时以水路为主要交通，上塘河是大运河进入杭州城的唯一通道，也是从杭州到海宁最便捷的水路，坐船出杭州进入余杭，过临平，进入海宁直达县城盐官，与海宁境内各水系四通八达。王母将墓地择在此处，无奈之下也是用心良苦。

道光元年（1821）冬天，十四岁的王孟英在曾外祖父金履思的帮助之下，到婺州（今浙江金华）协助佐理盐务，担任助理会计职务。金履思是一位盐商，对王氏四代人的人品非常了解，对王孟英少年失怙，以及王氏后人之不幸很同情。在这位前辈的帮助下，王孟英有了一份稳定的工作，也让他有了一份微薄的收入，基本可以保障全家人的清苦生活。在《随息居重订霍乱论》一书中王孟英这样回忆："道光元年冬，金履思丈，念祖父之劳勚，命余佐理鹾务于婺州之孝顺街。"因此，王孟英在婺州工作的地方，是孝顺街的一家盐行，位于金东区的一个古镇，原是长山县的县治所在地，历代这里都是交通要道、商贸繁荣之地。

孝顺街并非一条街，而是一个镇，是金华的一个千年古镇。唐武德四年（621），建置长山县，县治即孝顺，清代称孝顺街。王孟英在这里工作、生活、学习了十年，留下了青少年时期的成长轨迹。在后来写的《随息居饮食谱》一书序言中，王孟英有这样的回忆："蒙父执金履思丈，念旧怜孤，字余曰孟英，命往金华鹾业，佐司会计。"说是佐理，其实就是做做内勤，管管杂差，兼管账目等差事。这份工作应该是比较清闲的，因而王孟英有了较多的时间读书学习，给他的自学创造了很好的条件。

五、焚膏继晷，乐此不疲——刻苦用功的读书程度

王孟英天资聪颖，禀赋异常，在童年阶段其家境还是不错的，舅父俞世贵在《重庆堂随笔·弁言》中这样评价外甥："忆甥天姿颖异，幼即超群，王琴泉、王继周两先生皆器之。嗣遇金匏庵、谢玉田、孙铁崖、谢金堂诸前辈，咸目为不凡。"可见王孟英的聪明才智从小已经显露。安化王氏在钱塘有私塾，王孟英儿童时期在私塾受到了良好的教育，他的启蒙老师除了《随息居饮食谱》中所提到的王焌中先生，还有上面舅父提及的诸位先生。王孟英在启蒙教育阶段，已经打下了系统的儒学基础，为今后学医创造了很好的条件。

王孟英天资聪颖，舅父说他"幼即超群"，庄仲方在《王氏医案三编·序言》中说："山人有夙慧，书一览即领解。十岁知三党、五服之别，通算术。""山人"即半痴山人，是王孟英的别号。"三党"语出《尔雅·释亲》，是指父族、母族、妻族伦理，"五服"语出《国语·周语》，是指先王之制。庄仲方也是王孟英父执辈朋友，看着王孟英长大，后来与王孟英成为忘年交。由此可知，凡是王孟英的启蒙老师、亲戚和友人，都认为这孩子从小就是一个奇才。

可惜的是，少年以前的王孟英由于屡遭家变，曾祖、祖父及父亲相继去世，少年王孟英成了家中最大的男人，必须面对现实，承担起养家糊口的责任。在选择人生之路的关口，好在有父亲弥留之际的嘱托，人生在世"必期有用于世"，王孟英铭记于心，有用于世莫如济世，济世莫如良医。王孟英后来在婺州结识的好友周光远，在《王氏医案》序言中这样写道："予友王君孟英，少年失怙……然自顾家贫性介，不能为利达之人，将何以为世用耶？闻先哲有'不为良相，则为良医'之语""而锐志于轩岐之学，潜心研究，遂抉其微"。这两段话道出了王孟英学医的始因。

王孟英选择学医之路，初始是出于家庭环境所逼，或许也是无奈之举。赵梦龄在《仁术志》序言中说："孟英孤露，辄思自异，精于医，非所志也。故尝披览坟索，慨慕古人，落落自喜，其胸次有如此。"到了中年王孟英已成为名医，作为朋友的赵梦龄非常了解王孟英的志向，因此有

"精于医，非所志也"的感慨。他清楚王孟英从小应该有更远大的理想，但现实的生活境况，只能选择另一条人生道路。

道光元年（1821），父亲王升去世，家庭困境使王孟英过早成熟了，葬父后，面对母亲和弟妹，他开始思考以后的人生道路。父亲的遗言很明确，希望他能成为对社会有用的人，王孟英自然首先想到，当年出生时，曾祖开始著《医学随笔》，祖上的愿望也很明显，认为"有用于世莫如医"，学医是当下最理想的选择。在迫于现实的情况之下，道光元年（1821）冬天，两位长辈给十四岁的王孟英找了条出路，一位是曾外祖金履思，他是一位盐商，给曾外孙介绍了婺州（今浙江金华）盐业商行会计工作，有了一份微薄的收入，基本可以保障全家人的清苦生活。中断学业，是为了养家糊口，有一份工作是最重要的。另一位是舅父俞世贵，除了照顾在杭州姐姐一家的生活，为王孟英排除后顾之忧，还要关心远在金华的外甥继续学习的问题。舅父为外甥取了个斋号叫"潜斋"，希望他能静心沉潜、专注学问，成就事业。王孟英在《随息居饮食谱》一书后记中，回忆舅父时说道："谊笃亲亲，力肩家事，赠余斋名曰'潜'，属潜心学问，勿以内顾为忧。"可见舅父对外甥的关系，除生活上的照顾，更重视其学业的发展。有父亲的遗愿，又有长辈、舅父的帮助，王孟英义无反顾选择了学医之路。

金履思为王士雄取字"孟英"，舅父则赠他斋名"潜斋"，两位长辈的用意都很明确，希望这个孩子能"潜修英发"，成为有用之人。"潜斋"是王孟英非常喜欢又有纪念意义的斋号，后来一直沿用，所出的丛书也是以"潜斋"命名。少年王孟英认定只有发愤励志，才能对得起长辈的期望，他对舅父说，准备用十年时间，潜心医学，以承祖业，以此作为对舅父的报答。舅父也为眼前这个有志向的外甥而动容，对外甥说："汝志如是，汝父不死矣。"对舅父为王家的支持和付出，王孟英终身感激不尽，每次提到舅父他都极为深情，成年后为整理舅父遗作不遗余力。遗憾的是，在婺州期间，对王孟英帮助极大的两位长辈金履思和俞桂庭相继离世。十年后，王孟英在医学界已经有了很高声望，但他在回忆两位长辈的恩情时，仍不无遗憾地说："余愧无以仰副二公盛意而潜修英发也。"（《随息居饮食谱·后序》）王孟英用"仰副"两字，以示对两位长辈的极度尊敬。在古代，"仰副"大多用于奏折，可见两位长辈在王孟英心目中的地位。

在孝顺街盐行，王孟英开始了白天工作，晚上学习，一边学徒谋生，一边苦读学医的生涯，由此开始了笃志医学，十年苦读的艰辛历程。好在家中有几代人留下的大量儒家经典和古代医书，他在自己的卧室兼书房自撰"读书明理，好学虚心"一联，用于自勉。他后来回忆这段时间："公余之暇，辄披览医书，焚膏继晷，乐此不疲。"（《随息居重订霍乱论》）其用功读书的程度，可以说到了废寝忘食的境地。如此刻苦用功，舅父俞世贵都看在眼里，在他的《校订愿体医话良方》一书中说道："如王甥孟英之锐志于医也，足不出户者十年，手不释卷者永夜。"赵菊斋在《潜斋医书·序》中也提到王孟英当时"综览群书，夜以继日"，以至于"灯燃帐内，顶为之黑"。用庄仲方的话来说，王孟英放弃了个人所有的喜好娱乐，把全部的时间都用来"泛览史籍古文词"。

王孟英在艰苦的环境中，"披览坟索，慨慕古人"。这一段时间的苦读以及对古代圣贤的仰慕，培养了王孟英儒雅的气质并成就了博古通今的学问，所以他的医案书写及言谈举止才有如此好的文风和修养。而且王孟英读书，从不拘泥于一家一派，而是博览群书，由博返约，哪怕是一位名不见经传的小人物，只要言之有理，一定认真汲取其精华，并灵活运用于临床。

笔者整理了王孟英所有著作中所引用的前人书籍，列出了一份书目，多达 294 种，涉及经、史、子、集，时间跨度从先秦诸子到历代儒、释、道典籍，并非仅局限于医家，可见一生所读数量之多、涉猎之广，令人叹为观止，亦可见其博学之来之不易。采录或有遗漏，尚待贤者补采。

经部

周　《尚书》《易经》《诗经》。

春秋　子思《中庸》，左丘明《春秋左氏传》。

先秦　《论语》《孟子》，吕不韦等《吕氏春秋》。

汉　《孝经》《礼记》《诗经》《尔雅》。

宋　陈彭年、丘雍《广韵》。

史部

汉　刘向等《战国策》，班固《艺文志》《天文志》。

齐　魏收《魏书》。

晋　陈寿《三国》。

唐　李大师、李延寿《北史》，李百药《北齐书》，吴兢、韦述《唐书》。

宋　叶隆礼《辽志》，司马光《资治通鉴》。

元　脱脱、阿鲁图《宋史》。

清　张廷玉《明史》。

子部

春秋　《孙子兵法》，管仲《管子》，庄周《庄子》。

先秦　《黄帝内经》。

汉　《难经》《神农本草经》，张仲景《伤寒论》《金匮要略》，佚名《金匮玉函经》，陶弘景《名医别录》，许慎《说文解字》，魏伯阳《周易参同契》。

晋　葛洪《肘后备急方》，王叔和《脉诀》。

隋　巢元方《诸病源候论》。

唐　孙思邈《备急千金要方》《千金翼方》，李绛和《兵部手集方》，王焘《外台秘要》，韦宙《集验独行方》，王冰《元和纪用经》，杨归厚《杨氏产乳集验方》。

宋　王怀隐、王祐等《太平圣惠方》，高若讷《伤寒类要》，太医院编《圣济总录》，王惟一《铜人经》，朱肱《伤寒类证活人书》，许叔微《普济本事方》，陈自明《外科精要》《妇人良方》，张锐《鸡峰普济方》，杨士瀛《仁斋直指方》，陈无择《三因方》，郭雍《伤寒补亡论》，张杲《医说》，陈承、裴宗元、陈师文《太平惠民和剂局方》，王璆《是斋百一选方》，苏颂《图经本草》，闻人规《痘疹论》，宋慈《洗冤录》，郭思《千金宝要》，王贶《全生指迷方》，窦材《扁鹊心书》，窦默《疮疡经验全书》，杨介《存真环中图》，杨子建《十产论》，蒲虔贯《保生要录》，姚僧垣《集验方》，洪遵《洪氏集验方》，郭稽中《产育宝庆集》，王执中《针灸资生经》。

金元　李杲《脾胃论》《内外伤辨惑论》，刘完素《宣明论方》，危亦林《世医得效方》，王好古《医垒元戎》，李仲南《永类钤方》，艾元英《如宜方》，朱震亨《丹溪心法》《产宝百问》。

明　张三锡《治法汇》，俞弁《续医说》，倪冲之《伤寒汇言》，张凤逵《治暑全书》，喻昌《尚论篇》《医门法律》《寓意草》，王肯堂《正治准绳》《伤寒准绳》，缪希雍《先醒斋医学广笔记》《本草经疏》，汪绮石《理虚元鉴》，韩懋《韩氏医通》，张时彻《急救良方》，朱櫹、滕硕、刘醇等《普济方》，吴又可《瘟疫论》，姚可成《食物本草》，李时珍《本草纲目》《濒湖脉学》，龚廷贤《万病回春》，江瓘《名医类案》，薛己等《薛氏医案》，张介宾《景岳全书》，赵献可《医贯》，黄承昊《折肱漫录》，陈实功《外科正宗》，陶华《伤寒全生集》，卢之颐《本草乘雅》《疏钞金锦》，倪朱谟《本草汇言》，倪洙龙《伤寒汇言》，吴绶《伤寒蕴要》，陶华《伤寒六书》，蒋仪《医镜》，孙天仁《孙氏集效方》，陈实功《外科正宗》、杨继洲《针灸大成》，罗必炜《医方捷径》，徐用诚《玉机微义》，高隐《医林广见》《杂证》，武之望《济阴纲目》，陆岳、陆肖愚、陆祖愚《陆氏三世医验》，陈文治《疡科选粹》，陈嘉谟《本草蒙诠》，徐光启、熊三拔译《泰西水法》，译著《泰西人身说概》《人身图说》。

清　译著《全体新论》，吴天士《医验录》，戴天章《广瘟疫论》，刘若金《本草述》，赵学敏《本草纲目拾遗》《医林集腋》《祝由录验》《本草话》《花药小名录》《摄生闲览》《奇药备考》《养素园传信方》《囊露集》《串雅》《升降秘要》《药性元解》，顾松园《医镜》，吴谦《医宗金鉴》《名医方论》，吴瑭《温病条辨》，尤在泾《医学读书记》，叶桂《温热论》《临证指南医案》《叶案存真》《景岳发挥》《幼科要略》《本草经解要》，余霖《疫疹一得》，陈耕道《疫痧草》，秦之桢《伤寒大白》，薛生白《医师秘笈》，寄瓢子《温热赘言》，郭云台《证治针经》，冯兆张《冯氏精囊秘录》，熊恁昭《热疫志验》，陆以湉《冷庐医话》，唐大烈《吴医汇讲》，陈士杰《金匮玉函经》，黄锦芳《医案求真》，邹澍《本经续疏》《本草疏证》，徐大椿《医贯砭》《兰台轨范》《洄溪医案》《医学源流论》《伤寒类方》《难经经释》，尤怡《金匮翼》，魏之琇《续名医类案》《柳洲医话》，金簠斋《转筋证治》，怀远《古今医彻》，王清任《医林改错》，郭志邃《痧胀玉衡》，龙柏《脉药联珠药性食物考》，游光斗《简便良方》，王晋夫《医方易简集》，田晋元《时行霍乱指迷》，王梦兰《秘方集验》，何梦瑶《医碥》，沈又彭《沈氏女科辑要》，吴澄《不居集》，章穆《调疾饮食辨》，周纪常《女科辑要》，江世琳《橘红辨》，姚德豫《洗冤录解》，吴章侯《攒花知不足方》，沈源《奇症汇》，薛福《瘦吟医赘》，黄凯钧《友渔斋医话》，王子接《古方选注》，史搢臣《愿体医话》《愿体集》，吴金寿《三家医案合刻》，陈士铎《石室秘录》，潘仕成《海山仙馆丛书》，沈金鳌《沈氏尊生书》，庄一夔《福幼编》，汪汲《古愚老人消夏录》，俞正燮《癸巳类稿》《持素篇》，张志聪《本草崇原》，张璐《本经逢原》《张氏医通》《伤寒绪论》，汪昂《本草备要》《医方集解》，章楠《医门棒喝》，沈又彭《医经读》《伤寒论读》，倪桂维《产宝》，亟斋居士《达生篇》，顾金寿《灵兰要览》，柯琴《伤寒论翼》，舒诏《伤寒集注》，钱潢《伤寒溯源集》。

集部

春秋　《楚辞》。

三国　应璩《应休琏集》。

魏晋　萧统《昭明文选》，刘欣期《交舟记》。

南朝　顾野王《玉篇》。

唐　刘恂《岭表录异》，杨晔《膳夫经》，张文成《朝野佥载》，韩愈《韩昌黎集》。

五代　孙光宪《北梦琐言》。

宋　李昉等《太平广记》，沈括《梦溪笔谈》，张世南《游宦纪闻》，叶梦得《避暑录话》，陆游《剑南诗稿》，孙光宪《北梦琐言》，黎靖德《朱子语类》，朱熹《论语集注》，洪迈《夷坚志》，郭忠恕《佩觿集》，贾似道《悦生随抄》，俞文豹《吹剑录》。

元　黄庚《星甫野语》，伊世珍《琅嬛记》。

明　王圻《续文献通考》，张自烈《正字通》，包汝《南中纪闻》，王逵《蠡海集》，佚名《峤南杂记》，屠本畯《闽中海错疏》，何孟春《余冬录》。

清　陈确《葬书》，顾炎武《肇域志》，李王逋《蚓庵琐语》，陈松涛《灾荒记事》，陈芳生《先忧集》，纪昀《纪文达公遗集》《阅微草堂笔记》，徐昆《柳崖外编》，王懋竑《白田草堂存稿》，袁牧《随园诗话》《随园食单》，沈德潜《沈归愚诗文集》，郑庆元《湖录》，程瑶田《九谷考》，徐继畬《瀛寰志略》，胡敬《先友记》，梁绍壬《两般秋雨庵随笔》，陈鼎《留溪外传》，俞万春《荡寇志》，尤侗《艮斋杂说》，吴楚材、吴调侯《古文观止》，郁龙士《瑶史》，汤用中《翼駉稗编》，钮琇《觚賸续编》，吴震方《说铃》，王士祯《居易录》，乾隆《大清律例》，徐承烈《听雨轩杂纪》，曹廷栋《老老恒言》。

以上书目并不全面，仅录自王孟英著作中有引述者，并不代表他所读过的所有著作，根据王孟英读书不辍的习惯和博学的程度，他一生所读的书籍应该远不止这些。在婺州的十年时间，王孟英几乎研读了医籍《黄帝内经》《难经》《神农本草经》《伤寒论》《金匮要略》等经典以及清以前历代各家学说的主要著作，同时对清朝以来，如当时新崛起的名家吴鞠通、沈尧封、薛生白、叶天士、章虚谷、余师愚、柯韵伯、徐洄溪等人的著作和医案都做过一番精心研究，并随时记下自己的心得体会。这在王孟英的著作中都有体现，如其注《三家医话》《言医》《医砭》《重庆堂随笔》《古今医案按选》《洄溪医案》等著作时，引用前人所述信手拈来，看来随意轻松，其实背后倾注了多少个"焚膏继晷"的日日夜夜。

早年的王孟英，对经方的研究也是下过一番苦功，在道光八年（1828）二十一岁那一年，好友周光远常患噫气，俗称打嗝，凡遇身体稍有不适，就会发病，打嗝不仅声响，而且持续时间长，势不可遏，非常难受。这年冬天，周光远发病尤为厉害，到了苦不堪言的程度。王孟英对周光远的身体颇为熟悉，认为他体态丰腴，阳气易虚，容易导致浊阴上逆。他在治疗时有的放矢，先用张仲景《伤寒论》中的理中汤一剂，再用《伤寒论》中的旋覆代赭汤。周光远用后噫气即止，以后每次发作，王孟英嘱其如法用之，每次都能立马见效，以后慢慢呃逆减少，后来就不再发作。周光远病愈后，王孟英告诉他："此仲圣妙方，药极平淡，奈世人畏不敢用，殊可陋也。"可见，年轻时的王孟英对经方的研究是下过很深功夫的，对温病学说的发展也是完全建立在传承基础上。这些医案都收录在王孟英最早的医案集《回春录》中。王孟英早期治病，以经方为主，用药极其简单，大多是在经方的基础上稍加减一两味药而已，这也基本反映了王孟英学术传承的脉络。

第六章　德行才艺

　　关于医者必须具备的才学和品德，王孟英可作为表率，正如杨照藜在为《王氏医案》所作的序言中所言："才不足以包乎所业之外，则其业不精；心不足以周乎所业之中，则其业不精。"杨照藜提出了两个不能精则不足以成为好医的条件，一是医学以外的学养，二是自身品行的修养，而王孟英则两者兼而有之。王孟英为人儒雅豁达，情操高尚，其人品德行受到同行的尊敬和病人的信任。好友庄仲方在《王氏医案三编》序言中说："然则吾之所以重山人者，非惊其绝世之工，而钦其内行之笃也，君子先德行而后材艺，其成而下者，有成而上者为之主也。"在庄仲方看来，王孟英最值得称颂的是他的品德。好朋友张养之也曾有过这样一句评介："孟英之手眼，或可得而学也，孟英之心地，不可得而及也。"这是在治愈了张养之常年痼疾，感谢王孟英对自己有生命再造之恩，是发自肺腑对王孟英医德人品的高度赞扬。王孟英身上所闪现的仁心仁术，热肠胆坚，循循善诱，胸襟坦荡等优良品德在其诊疗过程中随处可见。对病人贫富如一，对同道不斥前医之非，对朋友赤诚以待，对家人不蓄私财，其道德人品堪为一流。诸葛竹泉在初版《霍乱论》序言中这样评价王孟英："先生之为人，尤世罕觏，恂恂然不趋乎时，不庚乎时，望之可畏，即之可亲，凡从而游者，皆钦爱不忍离。"道出了王孟英之人格魅力。

一、不斥前手之非以自我——医德与人品

　　在《潜斋简效方》一书中，王孟英有"劝医说三则"，是劝诫医生为人处事的准则，对医生的学问、德行、人品提出了具体的要求。作为医生必须具有仁心仁术，不能见钱眼开，谋取不义之财，医生赚钱以后应该多做善事，宜"修合良药以施贫苦，疏财帛以行利人利物之事"，如是世医

之家，千万不能凭借祖上名声，而不学无术或欺世盗名。王孟英以一生之行为准则，践行履约。

"不斥前手之非以自我"是张柳吟第一次与王孟英相识时的评介，张柳吟与王孟英结为忘年交，缘于一次诊疗。道光十五年（1835）夏，已近六十岁的张柳吟随儿子张恒斋刺史赴云南幕游，刚出杭州城不远，其随从郑九突然生病，张柳吟就近请绍兴名医陈六顺诊治。当时越医临床思想大多受明代张景岳影响，喜用温热药。郑九服用陈六顺开的药后，突然大汗昏狂，精流欲脱。张柳吟听同僚介绍说杭州有一位年轻名医王孟英，医术很高，便立即派人请来为随从诊治，并恳请王孟英尽力挽救郑九生命。

年轻的王孟英儒雅内敛，沉着镇定，为郑九切脉后，觉得病情虽然危急，但尚存一线生机，应该无妨。王孟英看了陈六顺处方，得知已用过附子、桂枝等温燥药，心知眼前的病情是为药所误，但他当着张柳吟及其家人的面，却并不说是误治所致，反而说是病人本来体质"阴分素亏，不可竟谓附、桂之罪也"。其实张柳吟也通儒精医，只是不能肯定是误用了温燥药物所致，听了王孟英的话，他深为其人品所折服。不道前医之非，这是作为一名医生起码的职业道德，何况眼前的这位医生如此年轻，张柳吟不禁由衷感叹：真是具有长者风度啊。在同行相轻的古代，王孟英的博大胸怀，受到了眼前这位长辈的首肯。郑九经王孟英积极救治，十余天后就病愈了。从此，张柳吟与王孟英结为忘年交，并介绍给自己的弟弟张洵，兄弟两成为王孟英的终身好友。

道光十九年（1839），王孟英结束了在玉环的幕僚经历，又回到杭州。这一年，王孟英新结交了一位朋友张养之。张养之出身寒士之家，少年丧父，有着与王孟英相似的身世。张养之年轻时患"无妄之疾"，所谓"无妄之疾"，从病变表现来看，应该是梅毒。王孟英与之认识时，张养之病已"缠绵七载，罄其赀财，经百十三医之手，而病莫能愈"。为此，他立志自学医术，"广购岐黄家言，静心参考，居然自疗而痊，然鼻已坏矣"，此后，因"抱此不白之冤，自惭形秽，乃闭户学书，专工作楷"，病废而志不残，张养之不仅通过自习成医，而且又成为了书法名家。王孟英是在一次为他治病时被其勤奋励志的精神所感动，遂与之结交。

张养之的痼疾虽经自疗而愈，但身体极虚，平常极易外感，夏天也须加衣，又因阳痿多年，常服温辛壮阳之药。王孟英曾多次劝诫他不要常服温补药。一年夏天，张养之忽然发病，王孟英去看望时，"脉极沉重，按至骨则弦滑隐然。卧曲房密帐之中，炉火重裘，尚觉不足以御寒，且涎沫仍吐，毫不作渴，胸腹无胀闷之苦，咳嗽无暂辍之时，惟大解坚燥，小溲不多，口气极重"，根据这些症状，经仔细辨证，王孟英认为是"积热深锢，气机郁而不达"，治疗"非大苦寒以泻之不可也"。但是张养之对用大剂苦寒药心存疑惑，认为自己素体甚虚，用惯了温补药，怕苦寒伤及身体，因此不太敢接受王孟英的主张。王孟英耐心详细地分析了他的病因病机，才逐步取得张养之的信任。

王孟英对他说道："我不惑外显之假象，而直断为实热之内蕴者，非揣度之见，而确有脉证可凭，但请放心静养，不必稍存疑畏。"王孟英的安慰，坚定了张养之服药的信心。但毕竟患病太久，痼疾难愈，服了三天后，病情未见好转。

此时患者的亲友开始质疑王孟英的方案，认为大剂苦寒并不适合张养之，甚至说"养之之命，必送于孟英之手"，于是"众楚交咻""举家惶惑"。张养之听后也有些将信将疑，动摇了之前的信心。第二天，在众亲友的催促之下，不得已又另请了陈、俞两位医生前来会诊。

得知好友有变更治疗方案的想法，王孟英深为担忧，他太了解好友的身体以及这次病情的轻重缓急了，如再折腾下去，必将性命不保。于是赶紧跑到好友病榻前说："兄非我之知己也，则任兄服谁之药，我不敢与闻也，兄苟裕如也，则任兄广征明哲，我不敢阻挠也。今兄贫士也，与我至交也。拮据资囊，延来妙手，果能洞识病情，投剂必效，则我亦当极力怂恿也。第恐虽识是病，而用药断不能如我之力专而剂大也。苟未能确识是证，而以无毁无誉之方，应酬塞责，则因循养患，谁任其咎也？或竟不识是病，而开口言虚，动手即补，甘言悦耳，兄必信之，我不能坐观成败，如秦人视越人之肥瘠也。"在朋友面前，王孟英坦诚相劝，直言不讳，措辞甚至有些激烈。

再看了陈、俞两人的治疗方案，王孟英更是气愤，所用药物一派温补，如此治疗岂不是要了朋友的性命？于是，他毫不客气地说："今俞某之方如是，陈医殊可却之，速着人赶去辞绝，留此一款，以作药资，不无小补。"话已说到这个份上，对朋友可以说是仁至义尽了，但王孟英担心张养之再有犹疑，又平下心来继续说："况连服苦寒，病无增减，是药已对证，不比平淡之剂，误投数帖，尚不见害也，实由热伏深锢，药未及病。今日再重用硝、黄、犀角，冀顽邪蕴毒，得以通泄下行，则周身之气机，自然流布矣。"王孟英知道，对读书人晓之以理，似乎更重要，才又用了比较平缓的语气。

听了这番语重心长的话语，张养之大为感动，很快醒悟过来，决定继续服用王孟英所开之方。两天以后果然开始见效，症状好转，饮食日增，旬日后基本恢复，调养百日后"康健胜常"，冬天不再畏冷，多年阳痿也得以治愈，不久还添一女。正是由于王孟英对朋友的赤诚和负责，对朋友之病的洞悉，坚持原则，恪守治法，才使张养之重拾健康。

经此一病，张养之对王孟英的医术和人品更为敬佩，逢人便说："孟英之手眼，或可得而学也，孟英之心地，不可得而及也。我之病，奇病也，孟英虽具明眼，而无此种热情，势必筑室道旁，乱尝药饵，不能有今日矣。况不但有今日，而十余年深藏久伏之疴，一旦扫除，自觉精神胜昔，可为后日之根基，再生之德，不亦大哉！"（《王氏医案·卷一》）这是对王孟英高尚医德的颂扬，也是张养之发自肺腑的真诚之言。可见，医生的责任和坚持有时比医术更重要。

而王孟英在考虑病人的感受方面，细心到几乎无微不至。比如他说遇到危急病人，医生首先要做到镇定。"凡患急证，病人无不自危，旁人稍露张惶，病者逆谓必死，以致轻者重，而重者遂吓杀矣。盖人虽寿至百龄，未有不贪生畏死者，此人之情也。故近情之医，虽临危证，非病人耳聋者，必不当面言凶，亲友切勿交头接耳，以增病人之惧，妇女更勿颦眉掩泪，以致弄假成真。"作为一名医生，在患者面前的行为规范，也是医疗救治的一个重要组成部分，这些医德范畴的内容，时至今日依然是医生的必须修养。

王孟英在整理《洄溪医案按》一书时，看到徐大椿对一位想要行医的朋友说的一段语重心长的话，所谓行医之要："惟存心救人，小心敬慎，择清淡切病之品，俾其病势稍减，即无大功，亦不贻害。若欺世徇人，止知求利，乱投重剂，一或有误，无从挽回，病者纵不知，我心何忍。"王孟英对此体会极深，颇有同感，特加按语："行医要诀，尽此数语。"两人可谓心心相印。

治疗濮树堂重症一案，也是王孟英高尚医德的具体体现。濮树堂的病一波三折，寒热错杂，复杂多变，"幸病者坚信，服药不疑"，才使得救。好在王孟英不久前刚治愈濮树堂妻子的重病，故濮树堂对王孟英的医术深信不疑，坚持按照王孟英的治疗方案服药，达半月之久，王孟英随机应化，调整药方。濮树堂的诸多亲友一度以为病已危及生命，再不更换医生，性命将不保，请来了的其他医生，也说已很难挽回，搞得人心惶惶，疑惑不定。

即使在这样的情况下，王孟英仍旧气定神闲，心中不乱。他知道这个病从头到尾都是由自己一手治疗，对挽救病人的生命很有信心，之所以一开始并未向病家道明病之凶险，就是担心家属惶惑，犹豫不决而乱请医生。就在家属都以为病人危急之时，王孟英则看到了病人经过治疗后生机正在逐渐恢复，在这个关键时刻，他坚持认为，"但当恪守予法，自然水到渠成，切勿二三其德，以致为山亏篑"，竭尽全力劝阻病家更换医生的想法。最后王孟英力排众议，坚持了一个星期的治疗，病人得以康复。

这个案例说明了王孟英在面对急重症病人时，有坚定信心，决不轻言放弃的精神，更不以病重难治一类的话语增加病人压力，使家属惶惑。不惑于病证，不囿于人情，坚韧不拔，正是王孟英医德高尚之处，也是王孟英之所以会受到那么多病家和同行敬重的原因。

王孟英对任何病人都是仁心以待，从不以病人地位尊卑而有所区别，而且望闻问切精细，常能从细微处发现疾病的内在原因。道光十八年（1838），杭州城内一位二十七岁的倡女（以歌舞娱人的妇女）因患时疫，生命垂危，经王孟英积极治疗而获救。不久后，其又因其他不适来诊视，曾经另一位医生已看过，说是患了急痧证。王孟英察其脉甚细，而按之紧数，人的精神状态极度委顿，吁吁而喘，泛泛欲呕，眉锁春山，泪含秋水，腮红腹痛，舌润口和，肢楚欲捶，指尖不冷。从这些症状看，王孟英得出的结论是"似房劳太过，寒袭奇经之男劳复也"。古时所称"女劳复"或"男劳复"，是女子或男子大病刚愈，房劳过度所致，王孟英认为此病并非痧证，因涉及隐私，他很巧妙地了解了该女子的夜生活状况，然后为她开了强肾固精的处方，女子的病两天就痊愈了。这个案例说明王孟英诊病绝非人云亦云，敷衍了事，而能从细微的面部表情了解病人内心隐私，如果把这个病当成痧证误治，那是非常危险的。

王孟英的好友胡荣甫专门为此案做了精彩点评，说王孟英是"临证如神，叙证如绘，佛心仙手，其言蔼然，而一片灵光，传之纸上，效斖不易，洵是天才"。这是对王孟英高超医术在临证实效上所取得的成就和医德人品最真实的评价。

洞察病人内心，耐心疏导，化解病人的郁闷或疑惑，也是王孟英临证时的常用手段。咸丰元年（1851）秋的一次乡试，杭州洪苏仲赴试后，以为没有考好，恐难中取，因而怏怏不乐，渐以发热成病，症见"日形困顿，懒语音低，神情恍惚，稍合眼辄以文有疵累如何中式云云"。家里已经为他请了多位医生诊视，大多以伏暑论治，不但无效，病情反而日益加重，于是请来王孟英。

王孟英详细了解病情以后，知道其是心病，并非外感，认为"良由阴分素亏，心营易耗，功名念切，虑落孙山，病属内伤，似乎外感，大忌发表，更禁寒凉，又非东垣补中益气之例，无怪医者为之技穷也"。像这样的病人服药并非主要，王孟英就以心理疏导为主，"有药治病，无药移情"，安慰他道："文之不自惬于怀者，安知不中试官之意乎？且祸盈福谦，《易》之道也。尝见自命不凡者，偏不易售，而自视欿然之士，恒于意外得之，即此一端，吾可必其中也。"尽管是安慰之语，但这段话给了病人很大的信心。而且，王孟英最后一句，"我看这一次说不定你能中举"，给了病人希望，"病者闻之，极为怡旷"。然后，王孟英又给他开了一张药方，服药后各恙渐安，半月病愈。等到发榜，洪苏仲果然中了举人。这下王孟英又神了，不仅治好了洪苏仲的病，还一语中的。大家都说："药即神妙，而慧吐齿牙，竟成吉忏，仁言仁术，医道通仙，可于孟英信之矣。"

（《王氏医案三编·卷一》）王孟英说他可能会中举，只是安慰之语，病人能够因而释怀并树立信心、尽早康复才是王孟英的目的。在治病过程中，王孟英善于洞悉病人的心理，在当时被誉为"镜质消熔，与尘蒙雾障有殊也"。

在瘟疫流行，缺医少药的情形下，作为医生，除了现场救治，制送丸药和刊刻医书也是控制疫情和预防传播的有效途径。王孟英除了为人治病，还献方送药，行善施爱。一次，乡绅吴仲方请王孟英提供几张预防和治疗瘟疫的常用方，以备百姓不时之需。医本仁术，施药行善也是医生职责，王孟英二话不说，给了他两张温病大家叶天士的丹方，一张是甘露消毒丹，另一张是神犀丹。王孟英认为这两张处方是治疗"湿温、暑疫的最妥之药，一治气分，一治营分，规模已具，即有兼证，尚可通融"。王孟英熟知《内经》运气学说，根据这年的"司天在泉"，推测第二年"恐有奇疫"，因此推出这两张处方很有必要。考虑到百姓的接受程度，王孟英特意将甘露消毒丹改名为普济解疫丹，因原有"甘露"二字，人必疑为大寒之药，"消毒"二字，世人或误作外证之方，改名后更便于百姓接受。

吴仲方拿到王孟英提供的两张效验方后，联合了商界一些好善之士，依方送药，这次善举在这一年"救活不知若干人也"。而王孟英的用意也是利用这一善举，积极推广寒凉之剂治疗温热病的一大举措，他用事实说明暑热病的救治，大剂寒凉才是良方。这两张处方，经王孟英的推介普及，成为至今人人知晓的名方。

后来王孟英因上海霍乱流行而去了上海，就在抵达上海的第五天，便遇到自己所住的商号附近两位少年，不幸同时患上了霍乱病，一位已死，另一位叫纪运翔的生命垂危。商号主人周采山是一位热心人，知道此事后对王孟英说："岂可见死不救哉？"于是，介绍王孟英前往诊治。王孟英看到病人时，已经"手面皆黑，目陷睛窜，厥逆音嘶，脉伏无溺，舌紫苔腻，大渴汗淋，神情瞀乱，危象毕呈"，生命危在旦夕，幸亏王孟英及时用自制黄芩定乱汤对其治疗，纪运翔才幸免于难。这是王孟英初到上海便显身手成功救治的第一个霍乱病案例。自此，王孟英名声大噪，病人纷至沓来，王孟英也有了大显身手的机会，用黄芩定乱方加减治愈了许多霍乱病人。宗侄王绍武亲眼看到王孟英这一处方的神奇疗效，便把此方送至屠甸老家，施舍给家乡一带霍乱患者，救治和受益病人多达一千余人。因为疗效好，王孟英在上海很快有了立足之地，帮助了更多的霍乱病患赢得了生的机会。

王孟英生活节俭，严以律己，但不善家务，更不善理财。他将家中财务交由弟弟王季杰管理，自己则一心投入医疗之中。赵梦龄在《王氏医案续编》，庄仲方在《王氏医案三编》中都对他有过类似的评价。赵梦龄说他"处己之私，有较然不欺"，对钱财一类全然不管，"如与弟同财，事母无私蓄，交友不负平生之言"。庄仲方说："山人有数善焉，其贫而业医也，有所得必献之母，不私之于妻，其弟性拙，辟一业造就之，俾成材得赡其室家，此古人子妇无私，兄弟同财之义。其待友也，久要不忘平生之言。能治生而无余赀。"王孟英一生不积财，善施舍，为穷人看病不收费，保持了书生的纯粹，其人品道德足为后世垂范。

二、檄愈头风，以理服人——文采与技艺俱佳

王孟英的著作和医案集中另一个特色是文采出众，这与他的儒学根底及家学渊源深厚有很大关系。读他的著作既轻松又有趣，引经据典并不会有晦涩难懂的艰深感觉，他的医案，读之精彩处，每每令人拍案叫绝。庄仲方曾对王孟英医案的文采有过这样评价："山人疏方必先立案，虽运笔如飞，不劳思索，而人情物理体贴入微，往往有阅其案病即已，不必更服其药者。"他还举了一个例子："如某夫人辟谷慕仙，屏人独处，或以为颠，施治则拒，家人无策，延山人往，书一案，令读之，果渐纳谷而瘳，其神妙类如此。"庄仲方所说的这个案例在王孟英所有记载的医案中并未查到，今人已无缘读到王孟英令此夫人读一案而病愈的精彩文笔了。庄仲方还说到王孟英的精彩文风，不但使医家折服，甚至"病者家能琅琅诵其案"，病者的家人甚至可以像美文一样琅琅背诵，可见对王孟英文笔的喜欢程度。在朋友界王孟英被称为"袁简斋先生后身"，说他具有袁枚之才。王孟英知道后谦虚地说："谓余为袁简斋先生后身，余闻之愧不敢当。以袁公之聪明孝友、政事文章，焉能望其万一，不过性情通脱有相类耳。"袁枚

是王孟英崇敬的文人，博学通医，王孟英著作中有多处引用袁枚诗文。王孟英医而通儒，袁枚儒而通医，说两者性情相通，并非自诩之词。

王孟英善用骈文写医案，往往在一案之中，集医、哲、理于一体，融诗、联、赋于一文。案中既有引经据典，寻求古训式的论述，又不乏华丽丰富的辞藻修饰。往往以诗代文，结合四六骈体，让人读起来酣畅淋漓。

如治疗萧某的痢疾医案，案句虽不长，却比喻贴切。王孟英这样写道："吾以燃犀之照，而投激浊扬清之治，病虽愈矣，内蕴之痰浊尚多，奈向来为温补药所禁，锢于肠胃曲折之间，而不得出，今广投壮水之剂，不啻决江河而涤陈莝，岂可与时行暑热之痢同年而语耶！"他的文风善用排比对偶且辞藻华丽，读此医案犹如读六朝文赋。又如顾宗武因杂药乱投致死一案，看到之前病人已经用过温补、温燥、大泻等多种方法而无效，已经无力回天，他在脉案中只留下这样一句话："补之不可，攻之不能，病虽不在膏肓，卢扁望而惊走。"战国名医扁鹊因为家住卢国，故称"卢扁"，后泛指名医。短短数语，道出了王孟英对时弊的针砭以及面对病人无可救药时的无奈。

一次，病人王雪山自感病重不起，恳请王孟英设法救治。王孟英诊后所写的医案，王雪山看了后兴奋地说："读君之案，洞彻病情，倘幸成全，足感再生之德，即使无效，我亦瞑目而亡。"可见王孟英医案分析之精辟，说理之透彻，文采之迷人，使病人在精神上首先获得信任感和安全感。

张柳吟第一次读到《回春录》，便被王孟英医案中理法方药的严密、分析病因病机的犀利深刻所折服，甚至用了"檄愈头风"这一典故来形容其医案的精彩。"檄愈头风"，语出《三国志》中关于陈琳的一则故事。曹操有一次头风病发作，但当他读了陈琳所作的檄文后，顿时觉得头痛痊愈了。其实文章并不能医治头风，他只不过是读了陈琳酣畅淋漓的文章，一时精神振奋，似乎病也好了。把王孟英的医案当檄文读，这是张柳吟对好友行文风格犀利的赞扬。

道光十八年（1838）冬天，治疗毛允之一案，就是一例精彩的医案，这本是很轻浅的一个病，但因治疗时一误再误，导致病情越来越重，危及生命，后经王孟英救治才转危为安。整个案例书写完整，分析详细，*丝丝*

入扣。病人初起仅因风寒感冒，医生先用辛温发散，继而滋阴养液，但病情一直没有好转，拖延至第二年春天。看过的医生都以为是患了"伤寒坏证"，先是一位僧医用升麻、柴胡、黄芪、白术补气升阳，无效后，再请了一位姓丁的医生，用轻粉、巴霜泻其宿邪，也没有明显好转。于是连续请医更医多次，杂药投遍，而患者形神却日益疲惫憔悴。毛允之的父亲打听到杭城王孟英医术高超，便请王孟英为其诊视。

王孟英出诊时，病人的病情是这样："脉来涩数上溢，呃忒口腻，虽觉嗜饮，而水难下膈，频吐涎沫，便秘溺赤，潮热往来，少腹如烙，按之亦不坚满。"根据这些症状，王孟英从病因分析入手，认为"此病原属冬温，治以表散，则津液伤而热乃炽"。他认为病人一开始并非外感伤寒，应是冬温，第一位医生用表散而伤津，而津液既伤，继以滋阴填补之剂，导致热邪禁锢于内。后面的医生再误施予温补，更致气机受窒，又误用升麻、柴胡、黄芪、白术欲升其清，反助其逆。而丁姓医生再用巴霜、轻粉欲降其浊，反而尽劫其阴。王孟英的分析如抽丝剥茧，层层深入。

由于治疗上一误再误，导致病情拖延了三个月，演变成眼下的脉象症候。王孟英再进一步分析病证并注重脉象："病及三月，发热不是表邪，便秘旬余，结涩非关积滞，且脉涩为津液之已伤，数是热邪之留着，溢乃气机为热邪所壅而不得下行，岂非温邪未去，得补而胶固难除，徒使其内烁真阴，上熏清道，以致一身之气，尽失肃清之令。"讲透道理后，王孟英给出了治疗方案："法当搜剔余邪，使热去津存，即是培元之道；伸其治节，俾浊气下趋，乃为宣达之机，何必执参、茸为补虚，指硝、黄为通降哉？"然后再开出方药：北沙参、紫菀、麦冬、知母、花粉、兰草、石斛、丹皮、黄芩、桑叶、栀子、黄连、木通、银花、橘皮、竹茹、芦根、橄榄、枇杷叶、地栗、海蜇等每日稍有加减出入，病人服用半月而愈。

这是一例辨证准确、治法精当、处方清灵的精彩案例，其医案书写理、法、方、药完备严谨，堪称典范。

道光二十三年（1843）秋，王孟英治疗杭州盐运使康康侯的病，也是精彩案例之一。康康侯是一位满族官员，位高权重，发病后已经多次治疗，补药也服过不少，但病不仅未见好转，反而日益加重。杭州名医顾听泉邀请王孟英一起参与会诊，王孟英也是先从脉象入手，"病人脉象滑数，右歇左促，肝部间有雀啄，气口又兼解索"。摸到这样的脉象，王孟英心里一惊，这可是危脉啊！在中医脉象学中，雀啄脉和解索脉分别属于十大怪脉之一，多见于生命垂危者，是脏气将绝、胃气衰竭、肾与命门皆衰的征候。雀啄与解索两大怪脉同时出现，说明患者的病情已非常急重。

王孟英再进行望诊，见其"面色宛如熏黄，头汗自出，呼吸粗促，似不接续，坐卧无须臾之宁，便溺涩滞，浑赤极臭，心下坚硬拒按，形若覆碗，观其舌色，边紫苔黄，殊不甚干燥"。

接着再问其所苦，病人自述："口渴甜腻，不欲饮食，苟一合眼，即气升欲喘，烦躁不能自持，胸中懊恼，莫可言状。"在综合了望、问、闻、切四诊后，开始分析病因病机："此由湿热误补，漫无出路，充斥三焦，气机为其阻塞而不流行，蔓延日久，津液为之凝滞而成痰饮，不啻人禽杂处，苗莠同畴，邪正混为一家。医见肢冷自汗，不知病由壅闭而然，欲以培正，而邪气方张，得补反为树帜，岂非资寇兵而赍盗粮哉？非其类者锄而去之，乃为吃紧之治。"正虚邪实交锢，王孟英已经推测出病人之前一定用过不少温补之剂，湿热因误补而滞留，并用了兵法术语"资寇兵""赍盗粮"作比喻。

面对一位朝廷命官，又是顾听泉邀请会诊，前面已经过多位名医的治疗，王孟英丝毫不敢懈怠，写医案时甚至用到了治国用兵之策，治病如治兵，在古代儒、医是相通的。

顾听泉同意王孟英的分析，康康侯的病本起于夏间，开始仅有心悸少寐的症状，一位杨姓医生以为虚而补之。当时康康侯因忙于公务，暑湿外侵，受而不觉。这次，又在杭州协助办理科举考试事宜，操劳过度导致再次发病。前医治疗也总不外乎温补一途，以致愈补愈剧。顾听泉综合了王孟英意见，考虑用温胆汤为主的治疗方案，因温胆汤是理气化痰的主方，他再次征询王孟英的意见。

王孟英当仁不让，从痰论治是当务之急，他也发表自己的意见："脉证多怪，皆属于痰，今胸痞如斯，略无痰吐，盖由痰能阻气，气不能运痰耳。"王孟英分析了因痰致病的原因，最后提出了以温胆汤加减的治疗方案:"宜于温胆中加薤白、蒌仁,以通胸中之阳,又合小陷胸为治饮癖之圣法,参以栀、豉泄其久郁之热,以除懊恼,佐以兰草,涤其陈腐之气而醒脾胃。"

顾听泉听后深以为然,就按王孟英的意见治疗,连投两剂,服后康康侯诸恙明显转好,脉亦略有缓和。康康侯大为兴奋,认为既然诊断正确,病系实证,何不一泻而去之?因康康侯也略通医,于是,他擅作主张,连服大黄丸两次,承气汤半帖,希望自己能尽快康复。

两天后,王孟英知道了这一情况,赶紧阻止,并解释说:"畏虚进补固非,欲速妄攻亦谬。盖湿蒸为热,灼液成痰,病非一朝一夕而成,治以上下分消为是,不比热邪传府,可一泻而愈也。"果然不出所料,第二天,康康侯病情发生了变化,下部出现水肿。王孟英看后说道:"攻癖太速之戒,古人不我欺也。"这是古人早就有的教训。

为此,王孟英与顾听泉再次商议,在前法基础上加入黄芩汤合泻心汤方意,配雪羹汤同用。黄芩汤和泻心汤分别是张仲景《伤寒论》《金匮要略》中的经典药方,雪羹汤则是王孟英所独创,由海蜇和荸荠组成。

康康侯服后,"痰果渐吐,癖亦日消,而自腹至足,以及茎囊,肿势日加"。旧有的症状渐渐消失,但新的症候又出现了,病人家属一见,又开始不安起来。

但王孟英对步步为营的治疗进程满怀信心,胸有成竹地分析给康康侯听:"势已如此,难以遽消,但从三焦设法,则自上而下,病必无虞。"王孟英清楚这病的演变规律,安慰他不必心急,病况已经没有太大问题了。

经与顾听泉再次商议,王孟英认为可参用刘河间的桂苓甘露饮法。而此时,另一位儒医姚平泉则有不同意见,他力主崇土胜湿之法,并认为寒凉药不可再用,主张改为温补法,其他几位医生则认为前药既然有效,仍可继续服用,不必更换,支持王孟英的方案,但认为不必改动前方。

王孟英继续为大家分析病因:"前药原可服也,嫌力不足耳。"本来王孟英想再加大药力,但考虑众人意见,同意前方再服一天。

次日,病情依然无甚变化,但痰中带血甚多。王孟英认为,这是"湿热熏蒸不已,自气及营矣"。由气及营,是病情由表向里演变的迹象,不能再迁就了。王孟英征得顾听泉与另一位儒医王子能同意，调整了处方，用知母、黄柏、生地、犀角、鳖甲、白芍、苡仁、贝母、石斛、茅根、麦冬、滑石、栀子、藕汁、童溺，并口嚼三七吞服，病人用药后，吐血止住了。但是，过了几天，吐血又发，而且伴有肢冷自汗，心馁畏脱之证。

这时，姚平泉医生又开始发话了："气不摄血，当以归脾汤以统之。"意思很明确，不能再用寒凉药了，而是要用补气摄血法。家属也开始惶惶不安起来。接下去的三天，连续换了三个医生。第一天是陈芝江医生，因病人脉象变化无常，而不能区分病人究竟属实还是属虚；而第二、三天的杨姓、阮姓医生，都怀疑是大虚之候。到了第四天，康康侯还是决定再听听王孟英的意见。

王孟英对病情的演变依然有十足把握，没有受到干扰，思路异常清晰，与各位医生据理力争："然望、问、闻、切，不可独凭于指下，今溲如赭石汤，浑赤有脚，其为湿热之病，昭昭若揭。"王孟英已经感觉到有些医生似乎并不认同他的分析，有的则将信将疑，他继续耐心分析："初伤于气分，则津液受灼以为痰，渐及于营分，则阴血不安而妄溢，邪气内盛，岂非病实？而真实类虚，吾不受病之欺也。"告诫他们不要被假象迷惑，说完，看众人似无异议，王孟英坚持前议，再用前方寒凉法，以清营凉血为主。病人服用两剂后，吐血果然止住。

接下来的治疗，王孟英一反前几日不可妄攻的观点，认为"血之复吐也，由于气分之邪以扰及也，欲清气道之邪，必先去其邪所依附之痰。盖津液既为邪热灼烁以成痰，而痰反即为邪热之山险也，不妨峻攻其实，而缓行其势"。因为前几天，病邪尚在气分，故王孟英反对妄攻，欲速则不达，而现在病在营分，则峻攻时机已经成熟。这种步步为营、一丝不乱的疗法，如将相领兵攻城略地，指挥千军万马，挥洒自如，游刃有余。

病情正在朝着好的方向发展，康康侯当然听从王孟英的意见，遵其医嘱。王孟英先用礞石滚痰丸三钱，意在泻火逐痰，康康侯服后，感觉到了四十多天来从未有过的畅通，再连用数日，开始解胶痰黑矢多次，而小溲亦渐清长，苔色亦退，寝食遂安，惟下部之肿尚未消退。

此时，康康侯的病已好大半，只剩下阴部水肿未消了，对于下一步的治疗，分歧又开始了。马香崖、陆虚舟两位儒医出现了，他们认为康康侯大病后，脾必虚，极力主张用实脾行水法消肿，讲得头头是道，似乎很在理。

但王孟英并不认同他们的观点，据理反驳道："谛参脉证，病不在脾，况善饥便燥，口渴溺多，吾方虑转消证，亟投甘润之不遑，恶可渗利伤阴，补土劫液耶？"本来王孟英就担心，病情有可能演变为消渴证，还在犹豫是否用甘润之剂，更何况是用温补法，一旦用错，则前功尽弃。

王孟英进一步分析："且脾虚下陷之肿，与湿盛而肿之肿，其膝之上下内外形势，必然相贯。今膝之上下内外凹凸迥判，毫不毗连，盖由湿热所酿之痰饮，既误补而痞塞中焦，复妄攻以流窜隧络，所谓不能一荡而蠲，势必旁趋四射，吾当以法取之。"逻辑上分析得如此缜密严谨，其他医生再也无话可说了。

王孟英再次以渊博的学识、高超的谈话技巧赢得了治疗上的主导权，康康侯的病情正在逐渐好转，便放手由王孟英决定治疗方案。

后面几天，虽然痰中带血有些反复，但病人精神不错，饮食如常。王孟英安慰道，"无恐也，此乃前次嚼三七太多"所致，叫他嚼后吐去即可。再调整几天的药方，康康侯便不再吐血，咳嗽亦止。于是，王孟英开始专治下部之肿，几天后，康康侯除两腿觉得干瘦燥痛，茎囊亦随之而消。通过这次治病经历，王孟英与康康侯一家成为好友，在以后的医案记录中，有他多次为康康侯及家人治病的记载。

这是王孟英记载最完整的为达官贵人治病经过的一个案例，整个治疗过程如履薄冰，惊心动魄，参与会诊的医生，有名有姓者就多达八人。其间众说纷纭，各不相让，有时各人观点甚至针锋相对，王孟英在其中所承受的压力可想而知。经过一个多月的治疗，王孟英不负所望，最终治愈了康康侯的重病。全案病情分析丝丝入扣，严谨合理，用药或古方今用，或自制配方，古今贯通，用药时机掌握恰到好处，整个治疗过程有惊无险，充分说明这一时期王孟英的医术已到炉火纯青的境地。而在《仁术志》中这些精彩医案还有很多。

一年秋天，好友高若舟的母亲患泻痢，病人已年逾花甲，平时体丰善泻，家庭医生张某一向习惯于用参、术健脾补气。这次泻白痢，张医生依然按常规理中汤加减治疗，但病人病情日益加剧，张医生因此怀疑病人老年火衰，又在处方中加入一味大热之药附子，病人用后泻痢稍有好转，但病势转瞬加重，"腹胀且疼，不食不溺，哕逆发热，势已危殆"。高若舟急邀王孟英前来诊视。每遇重症，王孟英必定先察脉象，见脉沉而滑数如梗，心中已明白七分，一定是用了温热药，看了处方，果然如此，于是说："暑热未清，得无补药早投乎？"他当机立断，改用清凉泻火之剂救治，一剂下去，病人腹痛减轻，小便通行，但白痢仍泻。这时，病人的女儿在旁边插话了："向服补药，白痢已止，今服凉药，白痢复作，盖病本久寒，凉药不可再用矣。"书香门第的女子果然非同一般，听起来似乎很有道理。既然她略通医学，王孟英便为她好好地讲了一番道理，下面这段话完全可以作为治疗泻痢、疟疾、产后恶露的经典医论："言颇近理，使他医闻之，必改温补。但病机隐伏，测识匪易。前此之止，非邪净而止之止，乃邪得补而不行之止。邪气止而不行，是以痛胀欲死。夫强止其痢，遽截其疟，犹之乎新产后妄涩其恶露也。世人但知恶露之宜通，而不知间有不可妄通者；但知疟痢之当止，而不知邪未去而强止之，其害较不止为尤甚也！今邪未清涤，而以温补药壅塞其流行之道，以致邪不能出，逆而上冲，哕不能食，是痢证之所畏。吾以通降凉润之剂，搜邪扫浊，惟恐其去之不速。胡反以白痢复作为忧，岂欲留此垢滞于腹中，冀其化脂膏而填空隙，故若是之宝惜而不愿其去耶？"（《仁术志·卷四》）王孟英不仅医术高明，文采极好，口才也是一流。这段话也许病人的女儿似懂非懂，但病人的儿子高若舟是一位饱学之士，听后当然深信不疑，跟家人说，就按王孟英的方案治疗吧。几天后，病人果然痊愈了。张柳吟在点评这个案例时，认为这段话完全可作为"通达之论，医所宜知"。

王孟英不仅文才一流，书法亦颇负时名，他书斋、厅堂所悬挂的对联都是自己所书，在婺州的居室，他所书写的"读书明理，好学虚心"联句，引起了周光远的关注，在海宁居处的书房，他还写有一联："精神到处文章老，学问深时意气平。"这是乾隆时期状元石韫玉的句子，从曾祖王学权时已经作为家中的座右铭。王孟英此时自书此联，是为了"秉承先训，书以自励"。从现浙江图书馆馆藏王孟英与蒋光焴的信札看，其书法清新瘦硬，笔势奇纵，功底深受黄庭坚书风的影响。朋友们看到他的书法，常会向他索字，而王孟英为人清高不随世俗，书法亦从不轻易送人。关于王孟英的书法水平，有两个故事足以说明。一次，著名文学家张曜孙通过王孟英嘉兴的朋友杨啸溪想求一幅王孟英的书法，因张曜孙自以为通医，又崇尚温补，在医学上亦颇自负，曾误用温燥治死过王孟英的朋友，两人在医学理念上的分歧，为王孟英所不屑一顾，因而一口拒绝。蒋寅昉知道此事后，对王孟英交口称赞，认为这是文人应有的骨气。还有一次，一位京官来浙江督学，也是自以为通医而傲慢，通过杭州著名藏书家邵懿辰向王孟英求书，也因认为不是同道中人而被拒绝。两个例子既说明了王孟英当时的书法颇有名气，也反映了王孟英不畏权贵、刚正清高的为人品性。

三、以生民疾苦为心——医家的社会责任

不为良相，则为良医，作为医家，王孟英除了为民除疾外，还积极关注社会时弊，关心民众疾苦，尽了作为医家应尽的社会责任，用赵梦龄为《潜斋医话》所作的序言中对王孟英的评价，就是"所言一以生民疾苦为心"。

关注民生、破除陋习是王孟英一生颇为重视的问题，除了忧国忧民，还对长期以来养成的不良社会风俗和民间陋习，予以抨击或呼吁尽力改进。在家乡海宁期间，他对民生问题尤为关注，大力推广凿井，改善饮用水卫生状况，对粮食储存、作物种植、戒烟禁酒、破除迷信乃至殡葬改革等民生问题，在诸多领域表示了极大关注。当时的海宁偏于一隅，交通以水路为主，相对闭塞，老百姓的观念和生活方式与省会城市杭州有很大差异。初到海宁的王孟英，就发现当地百姓在粮、油、姜、茶等日常生活必需品的认识和使用上存在许多误区，因此他除了积极推广凿井取水这一方法，还着力于纠正民众生活方式中的误区，努力纠正不良社会习俗。

回到海宁的王孟英，为家乡父老乡亲办了一件大事。出于一位温病学家的敏锐性，身居水网纵横的路仲小镇，王孟英最先关注的是家乡的水环

境。根据他对时疫的长期观察，深知饮用水卫生与疫病流行有很大关系。他反复强调："人之饮食，首重惟水。""人可以一日无谷，不可以一日无水，水之于人，顾不重欤！"因此，回海宁不久，王孟英就对家乡的饮用水卫生状况进行了考察。

海宁地处杭嘉湖平原，南临钱塘江，境内河网密布，沟渠纵横，湖泊众多，是典型的江南水乡。自古以来，水乡居民傍水而居，饮用水一直以河水为主，而且饮用洗浣、耕作浇灌，都依靠每家每户房前屋后的一条河流，且人畜不分。

王孟英深知霍乱、瘟疫等传染病的爆发和流行，与饮用水的卫生状况有着密切的关系。在撰写《霍乱论》一书时，就已经广泛调研了疫区水环境污染与疫病发生的关系，发现凡霍乱疫病流行之区域，大多为水环境臭毒之地。在海宁时期所写的《归砚录》，有对海宁及周边地区的水源状况作了详细分析，认为"惟杭、嘉、湖、苏、常数郡之水，独异于他处，以地势坦夷，水极平衍，自古称为泽国，而支河万派，浜汊繁多，其大河之水既已平流，则浜汊之间竟如止水。居其所者，饮于斯，食于斯，濯粪秽于斯，若暑月早年，则热毒蕴蓄，为害尤烈"。当时的海宁与江南大部分地区一样，正处于太平天国战乱的兵火之中，瘟疫流行。加上钱塘江海塘常年坍塌、决堤，官府无力也无心维修，致使海水倒灌，内河咸水淡水浑浊。据沈梓的《避寇日记》记载："其地系含山塘水也，亦带咸味，盖含山塘犹承海宁塘栖之下流也。""余至濮，濮镇河水味皆咸，自镇而南，硖石、王店等处咸尤甚，咸水漂入稻田者稻尽死，其濒海者可知矣。"由于海塘经年失修，致内河水"愈久愈咸，必至田禾不能资生与海宁等，而灾始亟矣，海宁海盐等处三年无成谷矣"[1]。可见当时的水质之差，导致海宁、海盐等地已三年歉收。

初到海宁的王孟英为家乡恶劣的水环境所震撼，所谓"止水藏垢纳污，饮之主多病"。通过调研，他发现世代居住在水乡泽国的居民，患外科疮疡、疟疾、脚气一类疾病的人数明显多于其他地区，原因就在于饮用

① 沈梓.避寇日记//太平天国史料丛编简辑：第四册.北京：中华书局.1963：80.

水的不卫生。水环境恶劣导致疫病的流行，在当时已经是一个很严重的问题，保证居民的饮用水卫生安全，已是刻不容缓之事，初到家乡的王孟英就一直在考虑如何解决这个问题。

在当时的条件下，除了雨雪水，王孟英更推崇井泉水，毕竟雨雪水是靠天获取，只能备用而不能常用，因此他认为最适合家乡居民获取清洁水源的方法是凿井取水，这是最好的补救之策。于是，王孟英开始呼吁动员，发动民众推行广凿井泉的举措。经过实地考察和深入调研，在短短五个多月的时间里，王孟英写出了一份《水乡必宜凿井说》的调查报告。从王孟英的这份报告可知，海宁地区在清咸丰以前，居民饮用水以河水为主，整个城乡区域水井很少，因此引发了王孟英"吾乡罕井养之家"的担忧。为使民众健康，减少疫病流行，他的观点很明确："欲康济斯民者，当以凿井为急务焉。"但当时的实际情况是，家乡人民已长期习惯于从河中取水，对凿井之利知之甚少。《水乡必宜凿井说》是一篇饱含深情和责任感的论文，用王孟英自己的话来说："雄性喜凿井，奈无其力，惟冀同志者，匡余未逮为幸。"

初到海宁，王孟英人生地不熟，要靠个人的力量来推动并非易事。要想改变眼前的现状显然是困难重重，毕竟百姓的生活方式是千百年来养成的。要尽快改变，只有寄希望于家乡同仁的共同努力。咸丰六年（1856）三月初五，王孟英拿着《水乡必宜凿井说》来到好友管庭芬家，希望通过管庭芬在乡贤中的影响力，扩大宣传，动员老百姓多挖水井，改变饮用水源。管庭芬将这件事记入了日记，并将这篇文章的主要内容摘录于日记中："三月初五，孟英患吾乡罕井养之家，作《水乡必宜凿井说》一篇见示。"

王孟英在这篇文章的开头就强调了饮用水对人体健康的重要性："窃思人赖饮食以生，而饮食之烹饪必借于水。水之于人，顾不重欤？"他极力呼吁："但囿于习者，难与谋始，敢望大雅君子，仁心为质，广为传说，身先开凿，俾人人共饮清泉，而免疾病，则井养不穷，同享王明之福，其阴德曷可量哉。"希望有识之士能做出表率，带头开凿。对于王孟英提倡的"凿井而饮"，当时海宁一些较为保守的势力是有争议的，反对者认为，

"吾乡为荷叶之地，不宜于井"。对此，王孟英予以辩驳："噫！是何言欤？所谓荷叶地者，以四面环水，形如荷叶也。凡属水乡，大都若是，不独吾乡尔也。至水乡凿井，及泉甚易，工省价廉，又何乐而不为耶？"

王孟英据理力争，把直接饮用河水导致疾病流行的弊端，分析得非常透彻，并突出了饮用井水对减少瘟疫流行的极大好处。他还亲自指导乡人如何凿井，在选取井眼时，对周边的环境提出了具体要求，以确保水源卫生，尽可能减少疫病的传播："人烟稠密之区，疫疠时行，以地气既热秽气亦盛也。必湖池广而水清，井泉多而甘洌，可借以消弭几分，否则必成燎原之势，故为民上及有心有力之人，平日即宜留意。或疏浚河道，毋使积污，或广凿井泉，毋使饮浊，直可登民寿域，不仅默消疫疠也。"

疏浚河道，广凿井泉，使居民用上清净甘洌之水，在疫病流行之际，是"登寿域""消疫疠"的有效途径，也是预防疫病进一步传播的最好办法。王孟英还对井水的具体消毒方法做了指导："食井中每交夏令宜入白矾、雄精之整块者，解水毒而辟蛇虺也。水缸内宜浸石菖蒲根、降香。"（《随息居重订霍乱论·治法篇》）这些都是很有效的中药消毒方法。

经过王孟英以及乡绅们的共同努力，海宁境内凿井取水之风迅速普及。这一举措，不但及时改善了当地饮用水的卫生状况，而且水井在旱时可作备用，能救一时之急。

这一年的夏季，海宁等地适逢大旱，整夏无雨，赤地千里，王孟英当时正游嘉兴，看到"一路乡民，咸忧渴死，石水贵至百钱，大户水费日以千计，无井故耳，有心有力者，不可境过辄忘也"。而海宁地区由于及时凿了大量水井，很快缓解了旱情。对此，王孟英深感欣慰，特地为力主凿井的海宁乡绅张雪沂撰写了一副对联，以表感激和鼓励："我泽如春，仁言利溥；上善若水，世德流长。"

王孟英不仅力主凿井，还对凿井的相关技术也非常熟悉，在稍后的《随息居饮食谱》一书中，他介绍了凿井的五个步骤，即择地、量深浅、避震气、察泉脉、澄水法。对凿取井泉后如何测试水质好坏，王孟英也提出了具体的技术指导，分别有煮试、日试、味试、称试、帛试等方法。当时，西方技术已经开始传入并影响中国。王孟英能接受西方思想以及西方的科学技术，还积极推介"泰西掘井法"。明朝末年以后，"泰西"专指西方国家。所谓泰西掘井法，是指在高地凿井如何选地址、审泉源的方法。王孟英择其比较实际的气试、盘试、缶试、火试四种方法，一一做了介绍。从环境的治理到饮用水的改善及消毒，都做了具体的指导，可以说，无论是初刻或重刻《霍乱论》时期，王孟英所提倡的饮水卫生，都及时为控制和预防疫情起到了最大的作用。在王孟英等一批有识之士的积极推动之下，一时海宁境内水井遍地，井水成为居民饮用水的主要来源，这一习惯一直沿袭至 20 世纪七八十年代。

民以食为天，王孟英还关注海宁民众的饮食。他观察后发现，海宁农民长期以来在藏米、藏谷的习俗上存在误区。粮食收割入仓后是藏米还是藏谷？王孟英认为，新米更有利于健康，所谓"新米养人，陈米养病""米愈陈则愈劣，纳稼之时，但宜藏谷，随时碾食，则味香不减而滑"。因此，应该是藏谷为好。但是，王孟英观察到嘉兴、海宁一带农民不习惯藏谷而喜藏米，"乃嘉兴等处，不谙藏谷之法，刈获之后，即春而入囤，用糖蒸盦数月，米色变红，如陈仓之粟，名曰冬春米，取其经久不蛀，亦杜远方贩运，以惯食此米者，不出二百里之外也。志乘未载，不知何人作俑，而土人习之，翻以白米味淡而不香，何异醉人视醒人为醉之颠倒耶？然米经蒸变，不但色、香、味全失，而汁枯性涩，是去其精华，徒存糟粕也。故煮粥不稠，造饧、酿酒皆不成"，而"本草言陈者良，是为病者言，以新者力厚，恐贻食后之患耳"（《归砚录·卷一》）。《神农本草经》所说的"陈者良"，是指病者而言。因新米力胜，恐病后不利养胃，而不是指平时食用的健康人，其实王孟英认为，久食陈米更易伤脾胃。

除此之外，王孟英还向民众普及饮茶以及食用油分类的新观念。尽管茶是养生保健最好的饮料，但也不可过量，过服或嗜茶对人体同样有伤害。王孟英对绿茶、红茶的特性做了分析。难能可贵的是，他对食用油分类的认识，与现代科学基本一致。认为橄榄油最良，茶油、麻油、豆油次之，菜油为下。菜油不宜多食，否则会导致不孕不育；茶油以色味清和不滑，是油中最宜脾胃者。

现在江南水乡的农民在房前屋后种竹子、葡萄已经是极为普遍的现象，但在当时却远没有普及。王孟英曾极力鼓励农民利用住宅周围的空地种竹子和葡萄，因为竹笋和葡萄既可食用，又是药中上品，宜广为种植。在《归砚录》一书中，王孟英还介绍了先进的移植方法，从中可以看出，王孟英在农作物栽培方面知识也很丰富。

戒烟是王孟英非常关注的问题。回到海宁后，他发现民间吸食鸦片的现象较杭州有过之而无不及。王孟英一生痛恨鸦片，在其著作中曾多次论及鸦片之危害。自从乾隆年间鸦片进入中国以后，中国人吸食鸦片的越来越多，人群越来越广，渐成泛滥之势。最早鸦片是作为药品引进的，由于在吸食过程中带来快感，导致上瘾。尤其是清后期，中国社会陷入战乱和动荡，大批中下层官吏及民众心情苦闷，生活无聊，于是以吸食鸦片来排遣郁闷，在民间渐成一种风气。

年轻时的王孟英与当时一批有识之士一样，对鸦片在中国的流行就有了深切的担忧。在《回春录·卷一》中，就有"误尽天下苍生"之感叹。当时王孟英已经认识到鸦片对人体的毒害，"夫鸦片，本罂粟花之脂液，性味温涩，而又产于南夷之热地，煎晒以成土，熬煎而为膏。吸其烟时还须火炼，燥热毒烈，不亚于砒，久吸之令人枯槁。"对鸦片的毒性已经分析得非常透彻。

咸丰三年（1853）王孟英编著《潜斋简效方》时，再次论及鸦片，对鸦片荼毒国人的现状有了更为深刻的认识，"盖彼外国法禁甚严，无一人敢吸此烟者，专挪卖于中国，而骗银易土，蛊惑愚人。缘此烟吸入，顷刻能遍一身，诸药无其迅速，气主宣升，精神随以上涌，升提日久，根蒂日虚，烟瘾日深，银钱日少，必至倾家、废业、绝嗣、丧身而后已。五十年来天下之蒙其害者，人所共闻。"列强入侵，王孟英见证了鸦片对中国的毒害，国家白银流失，百姓倾家荡产，荒废学业，且导致身体羸弱，最后丧失生命。王孟英是中国较早倡导禁烟的医生之一。除了呼吁，他还在《潜斋简效方》一书中，提供了解鸦片毒、戒烟的处方。

咸丰四年（1854），在编写《四科简效方》时，又把"截烟引"列入甲集之首。王孟英详细记载了乾隆以后鸦片流入中国并渐至泛滥的过程，这有助于国人了解近代鸦片史，也可以补充鸦片在中国流入的历史。在乾隆以前，朝廷进口鸦片仅作为药材使用，项目也是列于药材之下，每百斤税银三两，进口量极少。到了嘉庆年间，吸食者渐渐增加，朝廷为此专门颁布法令，对吸食鸦片者，罪以杖刑。到了道光时期，刑律更严，有流放甚至死缓。但是仅几十年时间，禁令益严却禁而不止，吸食者反而越来越多，已遍及全国。当时王孟英的朋友许乃济官为太常寺少卿，于道光十六年（1836）向皇帝提呈奏议《鸦片例禁愈严流弊愈大亟请变通办理折》，提出了所谓"弛禁论"，认为严禁鸦片方法失当，引起流弊颇多，越禁越多，因此向皇上建议进口鸦片必须以药材纳税，入关后不准用白银交易，并且严禁文武官员沾染恶习。许乃济因其"弛禁论"受到林则徐等禁烟派的激烈反对而遭革职。王孟英引用许乃济奏议中的一段论点，认为此方法颇为可行。许乃济的奏议在当时曾引起中国政府对鸦片贸易的重视，是最后导致鸦片战争爆发的导火索之一，马克思在《鸦片贸易史》中曾提及许乃济是"中国最有名的政治家之一"。王孟英仅是一名医生，不可能在政治舞台上发挥才能，但他深知鸦片对国人的危害，因此深恶痛绝。眼看鸦片肆虐中国，朝廷却无力挽狂澜之能，只能为之叹息，并尽其所能。除了呼吁倡导戒烟外，他还提供禁烟的处方以减轻吸食者的痛苦，因此在《四科简效方》中首列"戒烟方"，也算是尽到了作为医生应尽的社会责任。

咸丰六年（1856）以后，王孟英在海宁开始撰写《归砚录》，对吸食鸦片的现象做了进一步的分析统计，分析吸食鸦片者的心理状态。吸食者明知鸦片有害而不肯戒除，还乐此不疲，王孟英对此颇感疑惑。后来经过对大量烟瘾病人的实例调查，知道其上瘾后的危害非同小可。"亦有此烟一吸，其乐逾于登仙，虽死不悔之说，信者其为淫药矣。又云吸此烟者，初则壮健非常，至数年渐渐鬖瘦，不久髓竭精枯而死。始因坐拥厚赀，身本无病，而求快乐，讵知乃以求死。"更为可怜的是，有些人开始是为了治病，因为鸦片作为药用，有止痛、镇咳、麻醉等功效，但容易成瘾。而鸦片一旦上瘾，很难戒除，最后的结果是吸食者髓竭精枯而死，鸦片对人的伤害显而易见。王孟英看到了太多吸食者最后的结局，"始则富贵人吸之，不过自速其败亡，继则贫贱亦吸之，因而失业破家者众，而盗贼遍地矣。故余目之为妖烟也"。因此，他在家乡行医、交友的过程中，凡有机会，都会极力宣传鸦片的危害，劝吸食者尽早戒除，并将自己研究的戒烟方免费提供给烟瘾者使用。

咸丰六年（1856），王孟英在《中华新报》上看到一篇玛高温撰写的关于鸦片的文章。玛高温是浙江宁波第一位美国传教士医生，在宁波开设西医诊所，教中国医生解剖学知识，创办《中华新报》，是浙江近代医学的开拓者之一。玛高温是一位有良知的传教士，对葡、英诸国的鸦片大量进入中国，荼毒百姓也深为担忧。王孟英不仅在《归砚录》中全文抄录了这篇文章，还加了跋语："噫，鸦片进口逐渐加多，其害愈炽愈盛，伊于胡底！嘉庆二年至今六十载，进口之数若是之广，有心人闻之，有不为之痛哭流涕者耶？"王孟英对鸦片肆意荼毒国人发出了悲怆的呼喊，劝国人戒烟可谓苦口婆心。

王孟英关注的另一个问题是饮酒。对于酒的利弊，在各种著作中常有讨论。乱世之中，嗜酒与吸烟一样，成为精神空虚者的寄托。王孟英一向反对饮酒，在《归砚录》以及稍后撰写的《随息居饮食谱》中，都把论酒列入重点，并以较多的篇幅论述利弊，认为"贞节之人，以酒乱性；力学之人，以酒废业；盗贼之徒，以酒结伙；刚暴之徒，以酒行凶。凡世间败德损行之事，无不由于酒者"。本来适量饮酒有益于养生，但酗酒成瘾则于身体于社会无益，因此王孟英力倡戒酒。并以古代《尚书》"酒诰"的戒令，来说明戒酒的重要性。"酒诰"出于《尚书·周书》，是中国古代最早的禁酒令。当时周公旦封小弟康叔为卫君，令其驻守商墟，以管理那里的商朝遗民。他告诫年幼的康叔，商朝之所以灭亡，是由于纣王酗于酒、淫于妇，以至于朝纲混乱，诸侯举义。周公担心饮酒恶习会造成社会大乱，为避免前车之鉴，命令康叔在卫国宣布禁酒的法令。

王孟英饱读经书，对儒家思想极为推崇，他列举"汉时所以三人群饮罚金四两"的规定，认为"酒之为物，志气两昏，故禁酒可以兴民教，富之，教之，诚富国坊民之善术"。社会满目疮痍，民生疾苦，而酿酒、饮酒成风，导致粮食紧缺，米价上涨。仅海宁一个小县，每年用于造酒之粮，要耗费万石计，导致米价日昂，民生更为艰难，长此以往，必定酿成大劫。这是王孟英所不愿看到也颇为担忧的问题。他认为"禁酒可以使民富"，甚至向当局者建议增加酒税，以调节酒的销售。

王孟英不善饮酒，也不提倡饮酒，自律甚严，生活非常节俭。因祖上向来禁止族中子弟饮酒，故王家子弟长大后皆不戒而自不饮。他痛恨有些人趁着社会动荡，酒后行为放肆以致有失礼仪的现象。有些人"每于逢场登席，献酬豪举，自以能饮为长，因而失仪乱德，多言偾事，或强词夺理，戏谑伤人，皆酒之所使也"。好胜逞强，醉后伤人，丑态百出，最后导致误人害己。"性本聪明，而读书之智，以酒而昏；材非愚蠢，而奋往之神，以酒而惰，所谓如醉如痴，醉生梦死者，皆自嗜酒渐渍而成也。"王孟英甚至把嗜酒之害提高到可以亡国亡身的程度，"愚谓帝王甘酒，可以亡国；贫人甘酒，可以亡家；富人甘酒，可以亡身"。因此，为了社会的安定、身体的健康，他力劝戒酒，并为嗜酒者免费提供戒酒验方。

破除迷信，也是王孟英在家乡极力倡导的事情之一。在王孟英的著作中经常有"吴俗尚鬼信巫""越人好鬼""吾俗尚鬼神，好淫祀"一类的记述。回到海宁后，王孟英看到家乡迷信之风比杭州更为严重，老百姓一旦遇到疾病，首先找的不是医生，而是先去寺庙求签拜佛以祈求神灵护佑；或请巫师道士作法驱邪，既耗费资财，又贻误病机，最后落得人财两空。他在《归砚录》中这样写道："吴俗好鬼，自吾乡以及嘉、湖、苏、松、常、镇等处，凡家有病人，必先卜而后医，而卜者别有传授，信口胡言，辄云有鬼，令病家召巫祈祷。"尤其是当时的民众对瘟疫病流行尚未有清楚认识，大多以为"大疫流行，必有鬼神司之"，对自然界以及社会上出现的反常现象，用迷信的眼光去认识，是当时一种普遍现象。一旦遇病，人们往往视其为鬼神作祟的结果，认为只有通过占卜求神，才能摆脱恶魔的纠缠。

因此，王孟英在《归砚录》中对这种现象进行了激烈的批评，呼吁民众不要放着光明大道不走而偏走阴暗小道。如有所求，一定不要舍本逐末迷信鬼神。他甚至建议官府制定相应措施，禁止乱言占卜之事，认为这是"全民命而惜物力，洵有司之惠政"的好事。

迷信极盛，不仅民间如此，士大夫阶层同样如此。当时社会上流行一种太乙针，假托出自金元刘河间的秘传。曾一度风行全国的太乙针又称太乙神针，是在雷火神针基础上发展起来的艾灸疗法。通过药物艾条施灸穴位以达到治疗疾病的目的，在针灸学中并不神秘，但被一些江湖术士利用后，假托神授秘传而被蒙上了一层神秘的色彩，又经过别有用心者将其说得神乎其神，成为骗人谋财的工具。王孟英目睹不少善良百姓，因轻信谣传，放弃药物治疗，蜂拥于太乙针而死于非命的案例。王孟英嘉兴的好友盛少云父亲也是轻信了这种风靡一时的疗法而死于非命。对于这种操医术者"欺世俗而罔利"的社会陋习，他为此深恶痛绝。

在力倡破除迷信的同时，王孟英还身体力行，通过发生在身边的真实案例，教育乡亲养成有病求医的习惯。"余居淳溪七载，家人虽屡患大证，未尝一用巫瞽，亦未伤人，乡人目以为异。庚申秋，季杰之病甚危，寿萱侄求签于观音，大凶，其妾欲事祈祷，余力止之，卒以治愈，附识之，以戒我后人。"（《随息居重订霍乱论》）

在海宁期间，王孟英所批评的类似陋习还有不少，在《归砚录》一书中多有论述。如厚葬之风盛行，凡为死人选墓穴，必先堪舆风水，劳民伤财。王孟英非常欣赏明末清初海宁思想家陈确，对其所著的《葬书》极为推崇。《葬书》是陈确的一部重要著作，反对鬼神迷信、节烈和厚葬，宣传唯物主义和无神论思想。王孟英认为陈氏《葬书》是"古今第一部葬书，最有功于天下后世者也"，他把陈确的观点视为救世之药石，"吾乡前辈陈乾初先生以堪舆为异端之尤，谓地师之罪，浮于佛老，皆救世之药石也。读者切勿视为愤嫉，庶可供挽颓风"。后来，王孟英在上海期间，与蒋光焴的通信中仍强调陈确《葬书》为"攘斥异端，力挽弊俗，其功似不在昌黎下，故弟推为古今第一书也"，并希望蒋氏能重刻《葬书》。这些都说明了王孟英已具有唯物论和无神论的思想，作为古代医生，这是非常难能可贵的。

在《四科简效方》中，王孟英对民间的一些常见陋习批评尤为激烈，除了在禁食鸦片、反对嗜酒、养生保健等方面都有自己独特的见解外。有一篇专门论述反对女子缠足的，体现了王孟英女权思想的觉醒。王孟英认为，女子缠足是一种陈规陋习，流传千年，贻害无穷。这种把"母毒其女，姑虐其媳"以为爱的封建愚昧思想，导致"亿万世亿万人无穷之孽"

的陋习，毫无可取之处。为此，王孟英专门考证女人缠足历史，认为古人为女人缠足，绝对不是为了女子的美丽，而是为了拘束女子的外出。"呜呼！岂理也哉！未嫁则父母拘之，既嫁则丈夫拘之，谨其闺门，严其出入，养其羞恶，课其女红，于以拘游走也，何难之有？而顾为此戕贼形躯之事，忍莫甚矣！拙莫甚矣！况古来贞静者，岂尽由步之纤？淫奔者，岂尽由履之大？奈之何如就三木，如受刖刑，遂令髫龄弱质，罹鞠凶于早岁，遭荼毒以终身，每见负痛饮疼，因此而瘵病者有之，由是而夭亡者有之，幽闺暗狱，魄滞魂冤，哀乎哉！想我国家平成以来，风同道一，男子剃头辫发，则晨夕免梳网之烦，暑月受清凉之福，德莫大焉，何独女子而不普沾其泽乎？倘亦遵路遵道，顺天地之自然，极官骸之得所，岂不休欤？"（《四科简效方·丙集》）作为一名医生，王孟英看到了太多女子缠足所致的悲剧，缠足时疼痛呼号，甚至夭亡的惨象，这种荼毒女性终生的惨刑，是有违天理极不人道的行为，应该及早停止。王孟英不仅从生理学角度，还能从社会学的意义上认识到这是一种对女子自由的禁锢，在其所处之时代，无疑有进步意义。

除了尽力改变陋习，批判社会不良风俗，在救助济世等方面，王孟英也尽力发挥医生的作用以尽自己的社会责任。如道光以来发生的疫病，除了霍乱疟疾外，其他如水痘、天花、烂喉痧、白喉等各类疫病也大肆流行。王孟英为了救治更多的病人，常参与各类社会救助。乐善好施本是祖上遗训，面对许多医生在疫病流行时无计可施，看到大量贫苦民众无力治病，王孟英及时向社会推出加味三豆饮、青龙白虎汤和锡类散等经验方，分别用于痘症、喉痹、烂喉痧等时疫，广为印发宣传，并动员有良知的商人或老板施药分送，及时帮助了许多无助的病人。在上海霍乱流行期间，他把自己的经验方"黄芩定乱汤"，嘱咐侄子带回家乡施方送药，为有效控制家乡的疫情尽一份力。

四、孟英学识前无古人——才学超群

王孟英博儒通医，学识超群，被杨照藜认为是学识与品行兼而有之的人物，其才学人品受到当时儒林和同行尊重敬仰。与他交往的不乏当时

大儒名医，慕名找他看病，既能治好病，又可交谈天理人伦，极富人格魅力。关于医术与才识的关系，杨照藜在《王氏医案》序言中，有一段论述："盖医者生人之术也，医而无术，则不足以生人，医而误用其术，则不惟不足以生人，而其弊反致杀人。夫医虽至庸，未有忍于杀人者也。而才不足以应纷纭之变，学不足以穷古今之宜，识不足以定真伪之幻，则其术不精，斯曰杀人而不自知，故为医而无才、无学、无识不可也，为医而恃才、恃学、恃识亦不可也，必也平心以察之，虚心以应之，庶乎其可也。"杨照藜对医家的要求极高，既提出了医家才、学、识的重要性，又不能恃才傲物，自以为是，以谦虚平和之心应对，而符合这样条件的医家，"今才如孟英，学如孟英，识力精超如孟英"，当今之世，只有王孟英是一位卓卓可传的佼佼者。

几年后，杨照藜到杭州再次见到王孟英，读了王孟英赠送的《潜斋丛书》，愈发觉得王孟英"业益精，学益邃，涵养深醇"，并欣然命笔为《温热经纬》一书作序，序言中又一次提到了王孟英之所以能成为大家的原因："噫！技至此乎！夫士君子能成不朽之盛业，而为斯民所托命者，其精神必强固，其志虑必专一，其学问必博洽，其蕴蓄必深厚，而天又必假以宽闲之岁月，以成其志。孟英怀才抱奇，隐居不仕，而肆力于医，故所造如此，岂偶然哉？"其中的精神强固、志虑专一、学问博洽、蕴蓄深厚，便是对王孟英品行学识的最好概括。在《温热经纬·卷二·仲景疫病篇》中，对王孟英关于百合病一段论述后，杨照藜加了一段论注："余尝谓孟英学识，前无古人，试取其所注与古人所注较论之，当知余言之非阿所好也。"从对张仲景著作的注解中，杨照藜再一次看到了王孟英学识的渊博，甚至有了"前无古人"的赞誉。

与王孟英结交者大多是缘于治病，看重王孟英的人品学识，张柳吟是王孟英的忘年交，两人相识亦缘于一次看病。年轻的王孟英不仅以医疗技术获得青睐，更让张柳吟认可的是谦谦君子的素质，以及渊博的学问和极高的品行。两人结交后，张柳吟又将其介绍给弟弟张洵，年轻的王孟英曾护送张洵赴玉环就任，还兼任了一年的幕僚，其间写了第一本书《霍乱论》，张洵为之作序。序言中，张洵说到了初次见到王孟英，将之目为奇人的过程，可见王孟英之魅力。令张柳吟为之倾倒的还包括王孟英看病时的医理分析，医案书写时的文采才华，在《随息居重订霍乱论·第三医案篇》中，张柳吟这样评介王孟英："使病者听半痴论病之无微不入，用药之无处不到，源源本本，信笔成章，已觉疾瘳过半。古云：檄愈头风，良有以也。"读王孟英医案犹如一篇辛辣的檄文可以治愈太祖的头痛病，可见王孟英学识文采之佳。

在张洵幕府时与王孟英同事还有一位学者诸葛竹泉，也为初版《霍乱论》作序，序中称王孟英"抱倜傥之才，精轩岐之学""其好学深思，诚有人所不能及""铸古镕今，阐经斥异，其有功于世"，这是对王孟英学问的评价，而对王孟英的为人也作了具体的描述："先生之为人，尤世之罕靚，恂恂然不趋乎时，不戾乎时，望之可畏，即之可亲，凡从而游者，皆钦爱不忍离。"不趋炎附势，不委曲求全，是他的人格，望之可畏，即之可亲是他的魅力。

赵梦龄是杭州著名儒医，与王孟英父辈即是世交，也是王孟英的忘年交，作为同行，曾目击王孟英的学识与医术之精深。在他眼里，王孟英操术之奇、著作之富，独行堪师兼而有之的素质，这样的人才，"代不过数人"，因此也是"必传无疑"式的人物。庄仲方是著名藏书家，与王家有三代之谊，也是王孟英的忘年交。在杭州五十余年间，阅人无数，而像王孟英一样"内行之笃，治术之精"，是继宋以来许叔微、张杲之后，无愧以医者，是一位堪比仲景式的人物。（赵梦龄、庄仲方《仁术志》序）

胡荣甫是诗人，父子均是王孟英的朋友。曾目睹王孟英治疗一娼女患温疫案，对王孟英医疗技术，医案书写，医德仁心，做了这样评述："临证如神，叙证如绘，佛心仙手，其言蔼然，而一片灵光，传之纸上，效鞸不易，洵是天才。"我们现在仅是从医案的记录看到王孟英的治疗结果，无法体会到胡荣甫作评价时的真诚心情，但作为病人治疗的见证人，做出如此评述，这个案例的治疗过程，以及王孟英当时对案情的分析或对病人的所作所为，一定是一个非常令人感动的场景。

王孟英在海宁期间，不仅以医术超群而服众，其才学也深得乡里文人雅士的赏识。初到路仲，拜访乡贤耆宿管庭芬，便得到管庭芬的赞赏。管庭芬在日记中记下了两人初次见面畅谈后的体会，在管庭芬眼中，王孟英"人极儒雅，著述甚丰"，两人就此结交，"今雨情联，相见殊殷殷，畅叙之月上乃返"，由此可见王孟英的学识人格魅力。《归砚录》在海宁写成后，当时海宁的朋友界以及外地来访者，看到书稿纷纷题诗留言，这些诗文对王孟英的当时境况，为人为学都作了描述。

钱保塘是王孟英在海宁期间结识的好友，结识不久因中举以教谕身份入川，在他的《清风室诗钞》中，有《题王孟英归砚录》五律二首，在以往王孟英研究资料中未曾提及。

其一

医国心同切，持危德可钦。

天涯余一砚，肘后值千金。

力破拘虚见，咸知济物心。

新编定传播，沧海几知音。

其二

澒洞风尘里，中流挽浊澜。

才名今仲景，家世古盐官。

与我论心久，如君妙手难。

终期同里闬，乱定整归鞍。

钱保塘走的是科举仕途，故有首句"医国心同切"句，看到王孟英的新著，便论定是一部可以传世的好书，并把王孟英看成是海内少数几位知音之一。在第二首中，对王孟英身处乱世而有力挽浊澜的精神由衷敬佩，"才名今仲景"一句将好友的才能名望与张仲景相提并论，并相约乱定后一起回乡报效乡梓。

王孟英与友人间的交往，有时充满了诗情画意，显示了医家之外文人风雅的一面。咸丰六年（1856）初春，王孟英两次冒雪到嘉兴访友，秀水曹大经用诗记录这一颇具魏晋风采的快乐之事：

挥手湖山意洒然，卜居林野爱幽偏。

济时有道同良相，涉世无讥是散仙。

重庆渊源宏旧绪，存仁著述富新编。

相逢路较前时近，易棹王猷雪夜船。

这一年的冬天，王孟英曾两次赴秀洲看望曹大经，都逢大雪，因此诗中引用了"王猷雪夜访戴"的典故。说的是东晋王羲之的儿子王徽之，字子猷，一次雪夜，他从睡眠中醒来，打开窗户，命令仆人斟酒独饮。四处望去，一片洁白银亮，于是起身，慢步徘徊，吟诵着左思的《招隐诗》。忽然间想到了好友戴逵，当时戴逵远在曹娥江上游的剡县，即连夜乘小船前往。经过一夜将到之时，却又转身返回。有人问他为何这样，王子猷说："我本来是乘着兴致前往，兴致已尽，自然返回，为何一定要见戴逵呢？"故事出于《世说新语》。曹大经在此引用说明了与王孟英之间的情谊之深。

王孟英学养之精深，医德之高尚，在文人、医家、患者中是公认的，有些文人如嘉兴庄仲方祖孙三代、杭州胡次瑶父子两代都是王孟英的好友。咸丰七年（1857）夏天，杭州好友胡次瑶专程来到路仲，看望王孟英、管庭芬等老友，与王孟英探讨医理，他告说王孟英，战乱以来，杭州已经没有好的医生，自己的侄女新婚不久患病，仅患肝胃痛，因求乱胡乱服用了许多香燥伐肝的药物，导致死亡。胡次瑶就自己所见的几个误治案例请教王孟英，并请王孟英能写入《归砚录》一书，"以为世人之戒"。三年以后，胡次瑶死于太平军杭州沦陷之战，其子胡荣甫侥幸逃脱。三年后，胡荣甫再次来到路仲，与王孟英、管庭芬等老友相聚，并为王孟英留下长诗一首。

从《归砚录》中留下的诗文可知，当时来海宁看望王孟英的有秀水曹大经、宜春袁凤桐、杭州赵梦龄、胡耀曾、戴穗孙、归安章华征等友朋。

咸丰七年（1857），宜春袁凤桐来到淳溪，看到王孟英避隐路仲溪水环绕，过着桑梓樵渔式世外神仙般的生活，颇为羡慕，一口气写下四首律诗：

其一

喜从桑梓话渔樵，境僻溪环好结庐。

非有闲情耽水石，每寻佳趣到琴书。

折肱道契孙思邈，苦口言符陆敬舆。

不尽忧时怀古意，且开小圃灌春疏。

其二

仁心古谊继忠州，千顷波涛一叶舟。

书可活人常小试，才堪医国切先忧。

艾溪老宿牵离绪，秀水耆英慨旧游。

惆怅生平师友谊，灵根天爵要交修。

其三

世态模棱静里参，有时扪虱纵清谈。

灵兰独悟能砭俗，甘蔗旁生祝梦男。

把卷闲宜窗卧北，著书名若斗垂南。

会当一遂缁衣好，一棹双桥益访三。

其四

几岁疮痍未息兵，桃源小隐谢浮名。

高文纵笔千言当，妙语挥犀四座倾。

世外神仙留橘井，山中风味足莼羹。

一编自有千秋业，不独归来砚可耕。

袁凤桐自称晚生，称王孟英为师辈，四首诗都是真情流露。其一是对王孟英隐居环境的赞美，身处溪水环绕、渔樵琴书相伴，犹如唐朝的孙思邈，隐于山林治病救人，亦如中唐的陆敬舆，即陆贽，忧国忧民，关注民生。其二是指王孟英驾一叶扁舟穿梭于江浙间忙于应诊以及友朋往来互访，在"千顷波涛一叶舟"句后有自注："远道有求诊者，先生每乘小艇夜行。""艾溪老宿牵离绪"自注有："赵菊斋先生隐居寿昌。""秀水耆英慨旧游"句后自注："庄芝阶先生甫即世。""灵根""天爵"意为朋友之间都是一些有才德、有修养的人。其三赞美王孟英彻悟人生，把卷闲坐的洒脱，著述立说，一定会如北斗南星一样光彩照人。其四写出了王孟英在兵荒马乱的中，暂且抛去浮名，潜心学问，成就千秋伟业，不仅仅是携砚归田这样简单。指王孟英依然有远大理想和高尚志气。

咸丰八年（1858）夏，王孟英回海宁后新结交的朋友周二郊，在王孟英处看到《归砚录》手稿，即席赋诗一首：

回溯神交两载余，获亲光霁快如何。

名山著述穷元奥，济世襟期藉发摅。

妻子一廛甘小隐，丹黄四壁爱吾庐。

新编借富规时意，许我先窥未见书。

从诗中可知，周二郊是王孟英回海宁后新结识的朋友，相识才两年，诗中说王孟英虽曰归隐，却一刻也没有停顿，著述不辍，表达了对王孟英的钦佩之意。

湖州女史章华征既是王孟英的老病人，也是他的仰慕者，咸丰八年（1858）秋来到淳溪看望王孟英，赋诗二首：

其一

曲水回环一碧流，淳溪地僻乐清幽。

居非近市耽歌啸，家有藏书共校雠。

良相救时同妙手，奇方获解豁双眸。

先生此道肱三折，苦口言如药石投。

其二

高旷襟期志气活，不贪为宝励鸡廉。

功深著作琳琅富，学究岐黄岁月淹。

种杏成林追董奉，抚松归隐似陶潜。

残躯一再叨仁术，黍谷回春勿药占。

章华征一到淳溪，被环绕的碧水曲流所吸引，这里没有大城市歌舞丝竹的喧嚣，地僻而清幽，走进王孟英家里，四壁俱书惟见主人读书校书之勤，深感先生既有妙手回春的仁术，又有忧国忧民的胸怀。其二是颂扬孟英志向高旷，行医廉洁，"不贪为宝励鸡廉"中的鸡廉，是指小处廉洁之意，语出汉代恒宽《盐铁论·褒贤》。诗下有章华征自注："先生视病不受贫者之酬。"最后一句章华征自注云："素病虚弱，屡邀诊治，渐次痊可。"说明了章华征曾经王孟英的诊治得以康复。

咸丰九年（1859）仲春，老友赵梦龄来到海宁，四年前与王孟英一起离开杭州避乱，一回海宁，一回寿昌（今建德），今日故友相见，当然老泪纵横，赵梦龄赋长诗一篇：

生不为相当为医，一扫寰宇之疮痍。

吸水直须穷上池，洞烛症结如燃犀。

真宰上诉阊阖披，乃许司命俟神祇。

我观毒药供医师，十失三四犹次之。

食不制兮事不稽，无怪使我生狐疑。

富贵溺心鼎炉欹，功利夺人龙虎飞。

群魔欹正艰且危，乾坤不交坎离睽。

世事如云类若斯，灵丹一粒珍刀圭。

王君抱砚归淳溪，布衣蔬食甘掩扉。

著书索隐探渊微，世人未见惊新奇。

天鸡璀旦醒梦迷，名山一席传者谁？

赵梦龄在杭州时，与王孟英医学观念颇为一致，在与温补派的争论中，是王孟英少数几个盟友之一，对王孟英的学识人品、医术渊源深为折服，对时下世风、医风之不正，两人有同样的认识并颇感痛恶。当赵梦龄读到王孟英《归砚录》手稿后，知道当世医家能传至后世者，非王孟英莫属了。

咸丰十年（1860），世交胡耀曾来到海宁，他这次来海宁待得时间较长，管庭芬日记中也有多次交往的记载。胡耀曾看了《归砚录》手稿，也赋长诗一篇：

先生自是人中龙，二十八宿罗心胸。

岐黄术欲追上古，卢医扁鹊将无同。

偶然著作归砚编，阐扬至理开蚕丛。

笑他世上争名客，蕉鹿絷华驹过隙。

恬淡真如张季鹰，逍遥直似陶彭泽。

转瞬沧桑事可悲，吴山看遍劫灰飞。

申屠卓识先归隐，早向淳溪掩竹扉。

辋川庄好春风静，扁舟似入桃花源。

屋后时闻疑乃声，门前且看桑榆景。

避乱重来访旧友，依然把酒话田畴。

当年曾起膏肓疾，回首而今已十秋。

受恩深愧酬无力，坎壈愁常泪沾臆。

往事凄凉不忍谈，故园今已生荆棘。

何日三吴息战争，与君相约结比邻。

砚田同作归耕计，对榻西窗论道经。

胡耀曾的父亲胡琨也是王孟英的好友，第一次杭州沦陷时，没有及时逃离，咸丰十年（1860）二月二十七杭州再次沦陷，胡琨殉节。胡琨（1814—1860），字美中，号次瑶，曾与王孟英有结邻而居的打算，结果逃离时遭遇不幸。王孟英在《归砚录》中记载了这件事："次瑶醇谨博学，与余交最深，久欲卜居结邻而未果，庚申之变，率妻姜登舟，将来海昌，城闭不能出，与贼遇，并一幼女殉节于河，可哀也已。"胡耀曾侥幸逃离，来到海宁，故友相见，所以感慨万千。诗中有"避乱重来访旧友，依然把酒话田畴。当年曾起膏肓疾，回首而今已十秋"。老友相见，离乱伤怀，唯有泪满衣襟，胡耀曾接着写道"何日三吴息战争，与君相约结比邻。砚田同作归耕计，对榻西窗论道经"。"三吴"泛指长江中下游地区，是太平天国战争的重灾区，他盼望战争早日结束，能与老友同结比邻，归耕共砚，一起读书论道，诗中道出了当时知识分子内心期望和平宁静生活的心境。只可惜好景不长，同年十月海宁相继沦陷，王孟英也迫不得已再次离开海宁，先去了濮院，后到上海。

同治元年（1862）仲夏，在王孟英即将离开濮院前夕，杭州有一位叫戴穗孙的学生，应该是王孟英二女儿王静宜丈夫家中的亲戚，将与王孟英一起同赴上海，其也为《归砚录》书稿题诗一首：

渟溪深处结茅庐，遍地疮痍孰疗除。

惟此石交堪与共，归来且著活人书。

徇世逍遥寄睡乡，回春妙手擅岐黄。

编成小录千秋业，重庆遗书合瓣香。

把卷蓬窗动旅怀，申江一棹与君偕。

思归已是无家客，凄绝当年赐砚斋。

从戴穗孙这首诗所写的内容看，应该是王孟英准备离开濮院去上海，回到淳溪处理家事时，戴是同行，戴氏与王孟英是亲家，自称是戴文节公戴熙后裔，故诗中最后一句自注云："先文节公曾蒙宣庙赐砚，因以名斋。"从内容上看，写这首时的心境颇为凄楚，满目疮痍的劫后淳溪，已经再也没有了以往的幽静，流露出将再次旅怀的愁绪以及或将思归无期无家可归的惆怅。

这些朋友间的评价和诗文题跋，都从另一个侧面，展示了王孟英博学多才的一面。

五、胸襟过人，和而不同——坚守理念中的重要盟友

王孟英为人谦和内敛，被朋友称为"胸襟过人"，所到之处受人景仰，这与他"和而不同"的交友原则有很大关系。王孟英在事业上的成功，在很大程度上也是得益于周围有一批志同道合的朋友，在布满荆棘的道路上，同行相尊，砥砺前行。

杭州自古繁华地，权贵云集，群医称雄，在高手林立的杭城行医，没有真本事很难立足。尤其是为官宦大户看病，主人往往因为有钱有势，不肯轻易信任不熟悉的医生。一些大户人家遇家人得病，有时会邀请各路名医会诊。于是，流派不同的各医家，见解各异，众说纷纭，这种现状给王孟英诊病带来不少麻烦，同时也给了他施展才华的机会。

旧时，大凡文人官吏、读书之士，多少懂得一些医学知识，有些甚至本身就是儒医。这类人往往自命不凡、挑剔难缠，看病时又常喜欢多请一些医生会诊，以显示身价实力。王孟英在杭城有了知名度以后，也经常受权贵之邀参与会诊，因此在临证时，常会遇到周围众多医生各持高论、意见相悖的情况。王孟英医案中记载有多例会诊时各流派之间的争辩，王孟英或孤军奋战舌战群医，或联手反击出奇制胜，或一治到底坚守理念，其灵活善变的手法，令人瞠目结舌。在整个治疗过程中，他往往能坚持己见，力挽狂澜，最后将病人救治成功，其雄辩过程的激烈与最后医疗结果的精准，成为王孟英行医生涯中极为精彩的一笔。

在治疗原则上，尤其是寒与温之间的针锋相对，有时甚至不可开交。王孟英所创导的理念，在临床治疗温热病过程中，因其疗效而赢得信任，

在周围也渐渐形成了一批以寒凉治温病的同盟者。如果说在行医初期，王孟英极力反对滥用温补，倡导清凉甘寒理念，尚处于孤军奋战阶段，那么到了中年以后，在临床实践过程中已经凝聚了一批志同道合者。在救治一些重要人物的场合，王孟英不再孤独无助，而是充分发挥众人智慧，既能顺利实施治疗方案，又能在力排众议中取得优势，从而明显提高了温热病的救治成功率。

顾听泉、王瘦石、许芷卿、何新之等都是当时杭州颇享声誉的儒医，由于医学理念的趋同，他们先后都成了王孟英的盟友。每遇官宦望族、权贵名流患病须请名医会诊时，总有他们的身影，共同商讨，形成默契。这样的环境比王孟英年轻时孤独无援好了许多。

道光二十四年（1844），杭州富室沈裕昆的夫人感染风温，发热咽痛，先邀请顾听泉诊视，服药后咽痛好转，发热不退。七天后，病情加重，"目闭鼻塞，耳聋肢搐，不言语，不饮食"。尽管顾听泉医术高超，经验丰富，也知道这次遇上了重症。于是向沈裕昆提出，是否请王孟英一起会诊。当时在场还有王孟英的族兄、儒医王瘦石，也是沈裕昆两位公子的老师。

沈裕昆征询王瘦石的意见。王瘦石深知王孟英的医术，也认为非请不可，于是修书一封。时已薄暮，沈裕昆差人连夜派车邀请。王孟英及时赶到，为病人诊脉后，认为顾听泉的诊断是正确的，病属风温无误，好在尚未逆传，当属顺传，应可救治。经与顾听泉讨论病情后，王孟英说："我刚才为病人诊脉时，发现她左手诊毕即缩去，随以右手伸出，可见她并没有神昏，意识是清楚的，察其苔色白滑，询其大便未行，便知温邪仅传胃府，并未逆传心包，而此证如此骇人，是因为病人素有痰饮，盘踞胃中，外邪入之，得以凭借，苔色白滑而不黄燥，也是这个原因。"

接下来，王孟英在与顾听泉、王瘦石讨论病情时，有一段关于风温诊治的论述，颇为精辟，可以看作是王孟英对风温一病的经验概括："夫温为热邪，脉象既形弦滑以数，但令痰饮一降，苔必转黄，此殆云遮雾隐之时，须具温太真（东晋名将）燃犀之照，庶不为病所欺。且昔人于温证仅言逆传，不言顺传，后世遂执定伤寒在足经，温热在手经，不知经络贯串，岂容界限！喻氏谓伤寒亦传手经，但足经先受之耳。吾谓温热亦传足经，但手经先受之耳。一隅三反，既有其逆，岂无其顺？盖自肺之心包，病机渐进而内陷，故曰逆；自肺之胃府，病机欲出而下行，故曰顺。今邪虽顺传，欲出未能，所谓胃病，则九窍不和，与逆传神昏之犀角地黄汤证大相径庭。"这是王孟英经过大量临床实践所得的经验，尽管是针对眼前的病人所说，其实是王孟英对风温一证的临证经验总结。

此时，王孟英又想到海宁乡贤、前辈医家郭云台《证治针经》一书中，关于"胃实不和，投滚痰而非峻"的论述，应该是治疗这类疾病的真谛，于是开出处方，以小陷胸汤合蠲饮六神汤，加枳实、厚朴，以芦菔煮水煎药，和入竹沥一杯，送服礞石滚痰丸四钱。处方开得很重，用药非常峻猛，一反王孟英清轻用药的风格，方中用莱菔（萝卜）煮水煎药也是他的首创，有增加消积和胃之功效。

因为王孟英在临床中很少有这样的用药风格，沈裕昆也似乎觉得太过于峻猛，不太敢用，面露疑惑。王孟英感觉到沈裕昆的为难，解释道："既患骇人之病，必服骇人之药，药不瞑眩，厥疾勿瘳，盍再质之瘦石、听泉乎？"在这关键时刻，王孟英怕家属犹疑而放弃治疗，主动提出是否可以再听听王瘦石、顾听泉两位前辈的意见。沈裕昆觉得有道理。

王、顾两位医生看了王孟英的处方，也觉得这次处方偏重，为了让家属接受用药，他们提出了一个折中的方法，将一方分几次服用，既保持了原方的功效，又缓解了家属的疑惑。第二天，王孟英与顾听泉再次前往会诊，王孟英诊视后，有些疑惑，昨天用了那么重的药，怎么脉诊上看征象还是没有减轻？经询问，才知道昨天因为病家怕用药太重，分了几次服用，药效也因此分散了。

王孟英知道原因后，说道："是势分力缓之故也，今可释疑急进，病必转机。"顾听泉听后深以为然，转而说服家属并支持王孟英的大胆疗法。沈裕昆不再犹疑，如法用药。至黎明，病人果然"大解胶韧痰秽数升，各恙皆减，略吐语言，稍啜稀粥，苔减黄燥"，病情出现好转。以后几天，王孟英开始减轻药量，病人日益向安，于是再改用清轻之剂，调治而愈。

（《仁术志·卷一》）

顾听泉是王孟英的重要盟友，两人相交也是缘于一次会诊。道光二十三年（1843）夏至前，顾听泉的亲家屠绿堂患了重病。古代医生有"病不治己"的传统，因此，医生本人或亲人得病，往往另请自己信得过的医生诊治，从而避免掺入个人感情，导致分析诊断发生误差。顾听泉也是如此，亲家重病后，首先想到请当时在杭州已经很有名气的王孟英为其诊视。王孟英为屠绿堂诊脉后判断已病入膏肓，无药可救，应该过不了夏至。当时，王孟英与顾听泉相识不久，还不是很熟，王孟英如此果断、大胆直言，颇令顾听泉刮目相看。也许顾听泉心知肚明，早知道亲家之病已不可救治，但作为亲戚不能直言，他听到王孟英的看法与自己完全一致，心里十分欣慰，也很佩服王孟英的判断力。果然，屠绿堂在夏至前五天去世了。从此，顾听泉与王孟英成为至交，后来又成为志同道合的盟友。两人经常被邀请共同参与官宦名流的会诊，共商救治方案，在一些重病的救治过程中，两人的意见往往惊人的一致。在当时温补派是主流、寒凉派孤掌难鸣的社会环境中，顾听泉是王孟英坚定的支持者。两人不仅是盟友，顾听泉自己患病也常请王孟英治疗。一次顾听泉患痰饮证，因平素体丰色白，颇有气虚之象，自服疏解之剂未能获效，欲服补气之剂又不敢贸然用药，于是请教王孟英。王孟英则予清肝育阴之剂治愈，因此顾听泉对王孟英的辨证论治之精细，深为折服。

当时，杭州还有一位儒医何新之，也是王孟英的支持者之一。道光二十六年（1846），何新之因外感而邪势内陷，转为重症，因其表弟沈悦亭也精医并且是王孟英的崇拜者，便极力推荐王孟英前往救治。王孟英仅用小陷胸汤加减，便"数帖而安"。康复后何新之极为高兴，对王孟英的用药风格颇为认可，之后得病必请王孟英诊视，从此也成为王孟英行医过程中的盟友之一，在以后一些重要病人的会诊中，经常推荐其参与并支持王孟英的诊疗方案。何新之病愈以后，还专为王孟英的大女儿王馥宜做媒，促成与沈悦亭的儿子喜结连理。从此，何新之自己家人、亲戚患重症，他都请王孟英诊治，王孟英也是不负所托，每次都能快速治愈。一次，何的亲家全家患疟疾，经误治延至重症，何新之已经改用清解之剂仍不效，后乞诊于王孟英——治愈。类似的案例还有许多。

王孟英成功救治一系列温热病的重症，其用药的魄力、胆识，得到同行和病人家属的敬佩和赞叹，有些案例的成功救治，与王孟英身边几位志同道合者的积极配合密不可分。没有王瘦石、顾听泉等人的理解和支持，治疗过程也许要曲折得多，同时也说明了这一时期，王孟英治疗温热病的高超技术，已经得到同行的认可，在推行温热病治疗理念上，已经不再是孤军奋战，其反对温补，推广寒凉的医学理念正在逐渐深入人心。

寒凉派初起，温补派与之势不两立，温补派毕竟已有数百年的历史，根深蒂固。两派之争，寒凉派明显处于弱势，以至于王孟英在参与会诊时，常常会有势单力薄之感叹。有时为了避免不必要的麻烦，减轻病家的犹疑或旁人的非议，王孟英会讲究一些策略，以践行自己的治疗理念。

一次，程燮庭的儿子患病，因其为六代单传，整个家族都深为之担忧。当然要请最好的医生治疗，故病家汇聚了不少杭州名医参与会诊。当时病人的症状复杂多变，病因属寒属热颇难区别。大多数医生认为是虚疟，欲与人参、附子治疗，只有王孟英认为病人不是虚疟，也非属虚寒，如用温热之剂，势必造成误治而危及生命。在当时的情势下，王孟英颇为难，尽管病人家属对他的医道深信不疑，对其分析也很认同，但毕竟还有些人并不认可王孟英的诊断，家属因此举棋不定。

王孟英此刻深知自己肩上的重担，对程燮庭说："予虽洞识其证，而病情，纵有妙剂，难许速功。治法稍乖，亦防延损，虽主人笃信，我有坚持，恐病不即瘳，必招物议，中途歧惑，其过谁归？"从这段话中可以看出王孟英遇到的压力之大，尽管他坚信自己的判断没错，但疾病是会有变化的，万一短期内疗效不明显，如再遭到旁人的非议，或病家中途改变主意，这个责任可是重大啊。

于是，王孟英想到了好朋友顾听泉。顾听泉当时在儒医圈内威望极高，王孟英向程燮庭提出请顾听泉到场一起商议。这是王孟英的策略，也反映了王孟英的睿智。有顾听泉在场，两人的辨证思路、用药风格基本一致，可以以其之长补己之短，也因此少了某些自以为是的人非议。

程燮庭当然同意。王孟英经与顾听泉共同商议，先用凉肾舒肝法，再用填肾阴、清肝热之法，经过先治疗后调养，程燮庭儿子终获痊愈。这是王孟英治疗富室大户病人时少受干扰的一个成功案例，王孟英能一路凉药到底，中途未经中断，顾听泉给了他很大的支持。

自古以来儒医相通，文人懂医是很平常的事，但有些文人自以为通医而误人误己，在王孟英的朋友中，与山阴文人俞仲华的交往，是一个颇为有趣的故事，可引以为戒，王孟英因此把他写入《归砚录》一书中，两人的交往也正体现了王孟英"和而不同"的处世原则。俞仲华即俞万春，字仲华，号忽来道人。浙江山阴（今绍兴）人，小说《荡寇志》的作者。学医于同邑陈念弟，是正统的温补派，性倜傥淡泊，不以功名得失为重，曾行医于杭州，与王孟英交谊颇深。在文韬武略方面，两人甚为投机，然则一谈到医学，常争论不休。王孟英对张景岳之温补论，素多微词，而俞仲华则是张景岳的忠实信徒。两人尽管在医学流派上存在分歧，但俞仲华对王孟英的医术颇为折服，如遇时感重症，必推荐孟英诊治。但俞仲华太迷信于张景岳的温补法，以至于两个儿子均因误用温热药而殒命，俞仲华次子"极聪慧，善诗画。患咯血，乃翁专与桂附药而殒"，而长子俞伯龙"极钝诚，恪守家传，患肝胃痛，乃身服温补致殆"。尽管王孟英曾极力劝阻，无奈"乔梓皆不悟"，"乔梓"比喻父子，王孟英为俞仲华的执迷不悟而深感痛惜。为此，王孟英向所有儒而好医者发出真诚呼吁："夫以仲华之才之学，谈医而犹走入魔道，医岂易言哉！"尽管两人的医学见解不同，但不影响好友间的交往。文人大多比较自负，朋友间谈医亦颇为时尚，但由于过分自信而误事者也不少，对这些现象，王孟英在《归砚录》中批评了这种风气："愚谓虽读医书而阅历未深者，尚有人为书囿之弊，故论病最非易事。"医者，人命关天，千万不能过于自信，有些文人自以为读了不少医书，就擅自诊病开方，一知半解，往往害人匪浅。王孟英周围有诸多儒而好医的朋友，借此以予奉劝。

在同行间，王孟英以谦虚著称，从不以技邀功，除了学术见解不同方面的批评，从不道人之非，每次顾听泉邀请王孟英会诊，王孟英则说："听泉学问胜我，知证有疑窦，而虚心下问，岂非胸襟过人处。"这种同行间的相互尊重，相互取长补短，在同行相轻的古代社会尤为难能可贵。

第七章　成长之路

　　探索王孟英的成长之路，除了他的天赋异禀、家族渊源、自身努力等因素外，与他所处的时代背景，如疾病谱的改变，新旧观念的交织与斗争、社会动荡等因素也有很大的关系，而更重要的应该是王孟英的敏锐和好学，是刻苦用功的程度，极强的观察与思考能力，善于探索和责疑等因素综合的结果。如杨照藜对王孟英之所以能成功的原因，在《温热经纬》序中做了这样的分析："夫士君子能成不朽之盛业，而为斯民所托命者，其精神必强固，其志虑必专一，其学问必博洽，其蕴蓄必深厚，而天又必假以宽闲之岁月，以成其志。孟英怀才抱奇，隐居不仕，而肆力于医，故所造如此，岂偶然哉？"杨照藜从天赋、精神、志向、学问、修养、境遇等方面对王孟英做了综合概括，认为王孟英的成功并非偶然，而是各种因素所促成的必然结果。因此，研究王孟英的成长历程，也有利于今日名医再造工程的思考和借鉴。

一、不惑于昔人之谬论——只眼读书不为古人欺

　　从王孟英一生所读过的部分书目来看，极为丰富，在他的著作和医案中，所引用化裁的古人经典，博学之深，叹为观止。难怪好友杨照藜在阅读了《温热经纬》一书以后，由衷发出"孟英学说，前无古人"之感慨。关于王孟英善于读书，庄仲方在《王氏医案三编》例言中有这样的评价："山人幼而好学，尝寝馈于性理诸书，及观其言行，殊无一毫迂腐气，故其于医也，辨证裁方，亦无窒滞气。"王孟英自幼即博学通儒，深究理学，善于读书，更善于灵活运用古人的经验，反对死读书，更反对照搬古人教条，在朋友眼中是一位书卷气极浓又无迂腐之气的儒雅之士。

　　"读书明理，虚心好学"，是王孟英学医之初就为自己立下的座右铭，

他在稍后所作的《古今医案按》书中，有一段关于善读书与善治病之间关系的精辟论述："善读书者斯善治病，非读死书之谓也；用古法须用今方，非执板方之谓也。专读仲景书，不读后贤书，譬之井田封建，周礼周官，不足以治汉唐之天下也；仅读后贤书，不读仲景书，譬之五言七律，崑体宫词，不可以代三百之雅颂也。"善读古书而灵活运用，这是王孟英"只眼读书"的聪颖之处，也是王孟英从众多以生命为代价的患者中得来的感悟。在一例因被不学无术者照本死搬治死的案例后面，王孟英写过这样一段批注："岂真欲其速死哉？纸上谈兵，读书无眼者，往往如是。"死读书与不学无术一样，害人匪浅。善于读书，敢于责疑是王孟英良好的学习方式之一，好友杨照藜曾这样评价王孟英善于读书的方式："目光如炬，如此读书，方不被古人所瞒。"好友张养之则认为王孟英"知识之超见，总由读书而得"，其善读书的方式为朋友所公认。

从前人书籍中吸取精华，王孟英并不局限于圣贤名人，对一些无名小卒或名不见经传的著作同样关注。道光三年（1823），学医之初，王孟英看到海宁乡贤前辈郭云台写的《证治针经》一书，这本书当时只是抄本，流传及影响并不广，但此书中的《瘟疫》上下两篇，阐述了用寒凉法治疗温热病的思想，对年轻时的王孟英影响至深。尽管郭云台在清代众多医学大家中并不起眼，也名不见经传，但他在治疗温热病中的真知灼见，却赢得了王孟英一生的敬重。王孟英在以后所写的《温热经纬》《回春录》等著作中，曾多次引用过《证治针经》中的观点，以至目前仍有不少人认为这是一部王孟英的未竟之作。一直到四十年后的同治元年（1862），郭云台早已去世，王孟英在上海避乱，其间仍念念不忘这本著作中治疗温热病的精湛见解，为此重新寻访抄本，为其校订准备刊印，《证治针经》一书能流传至今，全靠王孟英的挖掘整理。

道光八年（1828），王孟英看到了前辈余师愚的著作《疫疹一得》。《疫疹一得》初刻于乾隆五十九年（1794），当时也并未引起世人重视，因此流传很少。至王孟英二十岁那年看到时，已经"世鲜流行""几失传矣"。余师愚善于治温热病，他的"非石膏不足以治人疫"的临床见解，以及所创用的"清温败毒饮"一方，与王孟英治疗温热病思想的形成和疗法产生了极大的共鸣，王孟英在临床中擅用大剂量石膏，即深受其影响。

对迂腐读书人误人误己的教训在王孟英著作中常常提到，迂腐而不知变通的读书人往往可笑至极。在《王氏医案续编·卷三》中，王孟英记录了这样一个笑话：一安徽籍在杭儒生，因十年前读《论语》，读至"不撤姜食"一条，遂理解为孔老夫子每餐食必有姜，于是也学圣贤每餐必服，盛夏不辍，以至于患了大溢血，还执迷不悟。请王孟英治疗时，尽管冬季，身不衣棉，头面之汗蓬蓬，后经王孟英大剂凉药治愈。这是一则酸腐文人闹笑话的典型。"不撤姜食"语出《论语·乡党篇》："不撤姜食，不多食。"孔子喜姜，他有每次饭后嚼服几片姜的习惯，但是迂腐的读书人却一味照搬，将自身体质于不顾，导致热郁过度而发病。王孟英举此例的目的是强调读书人要以善于思考的方式读圣贤书，而不是死读古人书，盲目模仿圣人的生活方式，岂知"凡药皆当量人之体气而施"。在治好了这位死读书的文人之病后，王孟英不免发出"死读书不如不读书"的感慨。

在临床上，王孟英见到过太多执死书以治活病的案例。曾有一流产的妇女，崩漏之症经王孟英治疗后好转，后因病家囿于当时盛行之"胎前宜凉，产后则否"的习俗，再邀请萧山竹林寺僧医治疗。僧医固守"暴崩宜补"的原则，病妇服用温补之剂数天后，崩未止而气息衰微，渐至生命垂危，最后僧医无能为力。病家只好再邀请王孟英诊视，王孟英绝不墨守成规，大剂清营凉血照用，仅用了十天就治愈了该病人。可见执死方以治活病与读死书以指导自己的行为一样贻害无穷。

不囿陈式，别具一格，是王孟英特有的风格，临证时以独特的眼光，见常人所未见，发常人所未发，治疗往往也能取到特别好的效果。治疗嘉善沈酝书案，即是典型案例。沈酝书患便血三十余年，症见形瘦腰疼，嗽痰气逆，一直以温补法治疗为主。这次发作自感濒危，求王孟英判断后决定是否返回嘉善待终。王孟英诊视后，觉得病情并非如此危急，反而肯定地说："便血是痔疮出血，长期误以温补导致出血愈发严重，如肯服我药，旬日可愈。"沈酝书听后顿感欣慰，遂摒弃前医，开始服用王孟英的处方。果然，不到十天就痊愈了。其实王孟英的处方极其平常，用的是千金苇茎汤合白头翁汤加减。治愈后，几位前医纷纷请教王孟英为何会有如此把握和神奇疗效，王孟英毫无保留地与大家分享，当年徐灵胎批注叶天士医案时已有明确提醒："便血无至十余年者，惟痔血则有之。今便血三十余年，不问可知为痔血矣。"足见王孟英读古人书有力透纸背的功力。

在王孟英看来，要以仁心仁术为病人服务，光靠主观意愿是不够的，必须要有过硬的本领，而过硬的本领则来自实践和读书。王孟英一生手不释卷读书无数，却从不泥古，吸取前人经验同时结合自己的临证经验，他对经方极其崇拜，运用自如，但从不照搬死套。

在江西宜黄期间，王孟英与杨照藜相谈甚欢，两人在杨照藜的书斋，有过一次关于如何善读古人书的彻夜长谈，在谈论到古代医书中对脏腑解剖理论的认识时，杨照藜送了一部王清任的《医林改错》给王孟英。王孟英读完这部完全颠覆古代脏腑解剖理论的著作后，更坚信了自己年轻时的疑惑是有根据的。他写下了这样一段话："今春与杨素园大令言及从来脏腑之论，殊多可疑。杨侯叹曰：君可谓读书得间，不受古人之欺者矣。因出玉田王清任《医林改错》见赠，披阅之下，竟将轩岐以来四千余年之案，一旦全反，毋乃骇闻！"早在年轻时代，王孟英就已质疑古代脏腑理论中有关解剖的错谬，但当时的认识大多来自曾祖的《医学随笔》，读了王清任的《医林改错》以后，才真正认识到古代脏腑解剖理论之不足。

王清任（1768—1831），早王孟英五十年，字勋臣，直隶玉田（今河北）人，邑武庠生，任千总职务（清代基层军营官职）。年轻时即精心学医，并于北京开一药铺行医，医术精深，名噪一时。因其精究岐黄，在临床实践中发现古书中对人体构造的描述与实际情况不符，颇有疑义。当他阅读前人有关人体脏腑的论述及所绘之图后，发现"立言处处自相矛盾"。王清任觉得搞清楚脏腑解剖很重要，在行医过程中深感"业医诊病，当先明脏腑"，尝谓"著书不明脏腑，真是痴人说梦；治病不明脏腑，何异盲子夜行"。因此他经常利用职务之便，寻访尸体，精心观察人体之构造，并绘制图形，纠正前人错误。后来遇当地疫病流行，小儿死亡甚众，王清任在义冢处看到许多被狗咬过破腹露脏的小儿尸体，遂"不避污秽，每日清晨，赴其义冢，就群儿之露脏者细视之"，并结合自己观察受刑处死者之内脏情况，绘成"亲见改正脏腑图"，对古人错舛之处提出修正批评。这便是《医林改错》一书的由来，王清任之革新精神也为后世医家所钦佩。

《医林改错》共两卷，刊行于道光十年（1830）。上卷内容有二：其一，论述脏腑解剖，提出了王氏所绘的解剖图谱和一些生理学方面的新观点，修正了古人在解剖和生理认识上的某些错误；其二，论述了三首活血化瘀方剂在临床运用上的经验。下卷主要论述了半身不遂、瘫痪、瘟毒证、抽风、月经及胎产病、痹症、癫狂等病症的瘀血病机及辨证治疗，修正了古人对这些病症在认识和治疗上的错误。全书共收载自制或改制古方而成的三十二首活血化瘀方剂，及其在临床运用上的经验。

《医林改错》出刊时，王孟英才二十二岁，没有及时看到此书。王孟英对王清任的学说素有耳闻，这次在杨照藜府上看到此书，颇感震撼，也真正体会到古代脏腑解剖学的不足之处。而且，杨照藜也明确对他说，王清任的理论是正确的，因为他也是县官，有机会接触死囚，并且还通过动物进行验证。王孟英深信无疑，毕竟他们都是亲眼所见，"然此公征诸目击，非托空言，且杨侯遍验诸兽，无不吻合，然则昔之凿凿言脏腑之形者，岂不皆成笑柄哉"。本来王孟英就对模糊的脏腑形象概念有过疑惑，"余尝谓身中之事而身外揣测，虽圣人亦不免有未尽然之处"，现在长期存在心中的疑惑消除了。

中国古代解剖学是建立在古人对动物和人体死尸的模糊认识基础上发展起来的，由于时代局限，一些认识在今天看来既粗浅又简单，甚至是错误的。但无论如何，这些毕竟是古代医家对人体大胆探索的结果，曾经的价值仍应予以肯定。现代解剖学是西方从16世纪中叶发展起来的一门新兴学科，通过对人的尸体进行解剖后，对人体的骨骼、肌肉、血管、神经和脏器等以自然形态和分布，按顺序进行描述。西方的第一部解剖学专著《人体的构造》（即王学权、王孟英提及的《人身图说》）成书于1543年，明代后期开始传入中国，曾被认为是邪说异端而列为禁书。至王孟英时代，离《人身图说》一书传入中国已经二百余年，王孟英曾祖王学权就受到过《人身图说》的影响，也曾对古代脏腑解剖有过质疑，但由于清初西方学说传入国内不久，正统的儒家学说则认为解剖学是邪说异教一类，大多数国人并不予以认可和接受，中国医生对古代解剖学的质疑和对西方解剖学的接受始于清代医家王清任。直至王孟英看过《医林改错》，才确定两书所载基本相同。年轻时看到西方译著《人身图说》一书时，也并没有像当时大多数医家一样予以排斥，而是与曾祖王学权持同样的观点，认为是客观可信的，因此他在校订曾祖的《医学随笔》和沈尧封的《女科辑要》时，都提到或引用《人身图说》中的一些观点，认为"中外之人，貌有不同，而脏腑气血无不同者，且说理最精，并非虚揣空谈"。王孟英对王清任的学说很认可，并能在临床运用中将其贯通。从读书中善于吸取新的知识，敢于否认前人的错误观点，这是王孟英的聪明之处。他后来编写《温热经纬》，在论外感温病病邪传变理论时，把自己创立的伏气温病自里出表理论归功于王清任的启发。王孟英善于读书、勤于思考，他读书从不拘泥于古人的一家之说，能以包容和理性的态度接受新的医学知识，而不囿于古人错误阵式，这正是王孟英的读书特色。

当然医生除了天资聪颖，还须有终身学习的良好习惯，只有读书不辍，方能借术以济世，关于如何读书，王孟英在《潜斋简效方》一书中，有一段论述非常精辟：

为医者，非博极群书不可，第有学无识，虽博而不知返约，则书不为我用，我反为书所缚矣。泥古者愚，与其不学无术者相去几何哉？故柯氏有读书无眼，遂致病人无命之叹。夫人非书不通，犹人非饭不活也。然食而化，虽少吃亦长精神；食而不化，虽多吃徒增疾病。所以读书要识力，始能有用，吃饭要健运，始能有益。奈毫无识力之人，狃于如菜作斋之语，涉猎一书，即尔悬壶应世，且自夸曰儒理，喻氏所谓业医者愈众，而医学愈荒，医品愈陋，不求道之明，但求道之行，此犹勉强吃饭，纵不停食而即死，亦为善食而形消。黄玉楸比诸酷吏蝗螟，良不诬也。更有文理全无，止记几个成方，遂传衣钵而世其家业，草菅人命，恬不为羞，尤可鄙矣。语云：用药如用兵。善用兵者，岳忠武以八百人破杨么十万，不善用兵者，赵括以二十万人受坑于长平。噫！是非才、学、识三长兼具之豪杰，断不可以为医也。父兄之为子弟择术者，尚其察诸。

这是一篇非常好的短论。通俗易懂，形象生动，将读书比之于吃饭，能消化最重要，王孟英劝诫为医者，必须才、学、识俱备，多读书，不泥古，更不应以为只要读了几部经典、记了几个成方便可以行医。并告诫家长为子女选择医生职业时，必须考虑其是否具备这方面的才能，方不至于害人害己。杨照藜从《温热经纬》一书中，得知王孟英读书过程中去芜存菁的方法，做了"慧心明眼，绝世聪明"的批注，是对王孟英读书的方法和技巧之高超的由衷赞叹。

张柳吟对王孟英善于读书，将古人的智慧灵活运用于临床而取得奇效，同样极为赞赏，他在《仁术志》例言中有一段总结，讲得非常透彻："有不用古方之药，而用其意者，盖用药如用兵，不能执死方以治活病也。有竟不用古方者，乃良药期于利济，不必期于古方也。苟非读书多而融会贯通于其心，奚能辨证清而神明化裁出其手？天机活泼，生面别开，不愧名数一家，道行千里矣。"也是对王孟英读书能融会贯通的赞美。

二、平心以察，虚心以应——顺应时势以应纷纭之变

王孟英所处的时代，内忧外患，是一个动荡不安的乱世，各种思想观念处于新旧变革的交替时期，医学也是一样出现了流派纷呈的局面，各种学说，甚至针锋相对。对王孟英来说，身逢乱世既是生不逢时，身处变革也是历史机遇。王孟英之所以能够异军独起，独领风骚，好友杨照藜在读了《回春录》《仁术志》《霍乱论》等几部著作后，做了一个分析，写在《王氏医案》序言中：

盖医者生人之术也，医而无术，则不足以生人，医而误用其术，则不惟不足以生人，而其弊反致于杀人。夫医虽至庸，未有忍于杀人者也。而才不足以应纷纭之变，学不足以穷古今之宜，识不足以定真伪之幻，则其术不精，斯日杀人而不自知。故为医而无才、无学、无识不可也，为医而恃才、恃学、恃识亦不可也。必也平心以察之，虚心以应之，庶乎其可也。夫古人因病而生法，因法而成方，理势自然，本非神妙，唯用之而当，斯神妙也。今才如孟英，学如孟英，识力精超如孟英，而每临一证，息心静气，曲证旁参，务有以究乎病情之真而后已，宜乎出奇制胜，变化无方，著之医案，卓卓可传如是也。

在杨照藜看来，王孟英有才不恃才，有学不恃学，有识不恃识。王孟英之才，足以应纷纭之变；王孟英之学，足以穷古今之宜；王孟英之识，足以定真伪之幻，能以平静沉稳的心态观察时势，以虚怀若谷的胸襟顺应变化，最后出奇制胜，这是成为名医的必备条件，最后成就了王孟英"一时宗匠"的称誉。

王孟英学成回到杭州的最初十年，正遇霍乱及其他瘟疫连续不断地流行，这正好给了他直接观察、思考以及临床实践的机会。在此之前，因为中国没有霍乱病，可用于借鉴的前人经验很少，王孟英就从治愈的病人中调查、了解霍乱病人发病时的感觉，"余每治愈此证，必问其人曰：病未猝发之先，岂竟毫无所苦耶？或曰病前数日，手足心先觉热；或曰未病前睹物皆红如火"。从个案中发现规律，然后上升到理论，古代中医学就是在这样的经验医学基础上形成的。王孟英善于总结，勤于思考，再加上临床经验的积累，使其诊治的病人有了极高的治愈率。当然，王孟英在面对霍乱流行时，也曾与当时的老百姓一样，有过刻骨铭心的悲痛。因为发生于道光中期的霍乱，确实给江浙地区带来了很大的灾难，王孟英周围的亲友就有死于此疫，妻子徐氏也是死于这次霍乱。尤其是妻子的死，给了王孟英很大的打击。王孟英将妻子从得病到死亡的整个过程详细记载，由此可以了解当时感染霍乱后死亡之快速。

徐氏一向身体素质不错，且善劳作。一天夜晚，徐氏在灯下做针线活，陪王孟英校勘书籍，后半夜忽然腹泻两次，但并未引起王孟英的重视。第二天早上起来，她照旧为王孟英梳发，其间又泻了一次。于是王孟英为她诊脉，"脉七至而细促不耐按"，但并无其他病苦。深通脉学的王孟英，从脉象上已经知道问题的严重，这是一种"脉病人不病"的少见现象，因妻子平日身体颇强，症状不明显而已。以王孟英的经验看，妻子的病已经无可救药了，但当面又不能明说，便先安慰妻子，让其好好休息，然后告诉自己的母亲，并急派人通知妻兄徐友珊，令急速请他医共同商量。不久，妻子腹泻势头趋缓，食欲尚可，还能食挂面一碗，母亲看到这一情况，还怪儿子有些大惊小怪。正在王孟英稍感欣慰又有些疑惑不解之时，妻子忽然大吐，将所食面条全部吐出，灌以药物也没有用，腹泻随之频繁。到了中午，另请的医生来了，看到病况，也摇头说是没有办法了。尽管王妻已经病到如此程度，她还能以乳哺女，但是这次哺乳以后，病况急转直下，"既吸之后，乳即瘪而不起矣。形亦渐削，汗亦渐多，脉亦渐脱，音亦渐嘶"，到傍晚便去世了。这是一例变化极快的真性霍乱，从发病到死亡，不到一昼夜，王孟英近在身旁也无能为力。对于妻子的突然去世，王孟英悲痛万分。救治了无数霍乱病人的王孟英，在病人危急之时，在病家疑惑面前，果断坚毅，而面对自己的妻子却犹疑彷徨，乃至错失时机，导致最终不治身亡，这使他非常自责和内疚。医生对自己的亲人得病无暇顾及，甚至不予重视是很常见之事，但王孟英疏忽的恰恰是朝夕可以夺命的霍乱病，这使他在很长时间内都无法原谅自己。王孟英之所以毫不避讳记录妻子的死亡案例，一则说明当时霍乱疫情的厉害程度，再则强调了霍乱病瞬息万变的病情发展和治之不易的实际现状。

根据史料记载，发生在 1860—1863 年间上海、江浙一带的霍乱非常可怕，所谓"时疫流行，名子午痧，朝发夕死"，患者之多、流行之广，甚至影响到了曾国藩军队抗击太平军的战斗力。王孟英的医案中也记载了多例至爱亲朋在这一时期不幸陆续死于霍乱的案例。除了在《归砚录·自序》中提到的几例，在重订《霍乱论》医案篇中，王孟英还列举了多位死于霍乱的亲友，这令他伤心欲绝。从这些案例记载就可知当时的霍乱死亡率有多高了。

王孟英治疗温热病大显身手的时机，是回到杭州后的第一个十年，当时正值江南地区霍乱及其他瘟疫流行。王孟英这一时期治疗温病的验案，主要集中记录在《霍乱论》中。《霍乱论》的问世，初步确立了他作为温病学家的地位。张柳吟在《仁术志》序言中，称之为"治温病尤推巨擘"，充分肯定了王孟英在温热病方面的地位和实力。王孟英三十六岁以后的医案中，记录了大量治疗温热病的验案。

温病学说的发展，从清初叶天士开始到王孟英时代，已经过了一百多年，无何从理论还是临床，又出现了难以突破的瓶颈，尤其是霍乱病等新的烈性传染病的出现，对医家如何应对提出了新的挑战。关于王孟英之前的三位温病学家，有必要做一简单介绍，以便于了解王孟英温病学说的传承与发展。

第一位是叶桂（1666—1746），字天士，号香岩，江苏吴县（今苏州）人，其《温热论》是叶氏有关温热病理论和经验的总结，也是叶派时方医学的主要思想纲领，其发明的卫、气、营、血辨证纲领，至今仍是中医温病学的主要内容。叶天士是王孟英极为崇拜的医家，率先提出了温病必须从伤寒中独立出来的观点。王孟英说："间有一二明哲，识为温证，奈为'伤寒'二字束缚，左枝右梧，不能别开生面，独叶氏悟超象外，善体病情，世之所谓伤寒，大率皆为温热，一扫从前痼习，如拨云雾见青天。"（《潜斋简效方》）

第二位是薛雪（1681—1770），字生白，号一瓢，也是江苏吴县人，其主要著作《湿热论》阐发了江南多见的湿热病的理论与治疗，补充了叶天士《温热论》的不足。

第三位是吴瑭（1758—1836），字鞠通，江苏淮阴人，他在叶桂理论的基础上，进一步阐发了三焦论治的理论，他的《温病条辨》确立了三焦辨证的理论体系，与叶天士的卫、气、营、血理论并举，成为温病学辨证论治的理论体系。

四人之中，叶天士最年长，生于清初，是王孟英最为折服的温病学家。在《归砚录》卷二中，王孟英还特地录下了乾隆内阁大学士沈德潜撰写的《香岩先生传》。王孟英特别赞赏沈德潜对叶天士的评价，尤其是叶天士所强调的无论寒凉还是温养，一定要辨证论治，不偏执一方，不盲目试药，对疾病的转变做到心中有数。王孟英认为，自叶天士开始，医学才真正认识到了伤寒与风温、湿温证治之不同，被王孟英誉为"然则善学仲圣者，莫如香岩矣"，称其是寒热之争两千余年来"厥功甚伟"式的人物。在温病学创立之前，喻嘉言也是一位"识超千古"的人物。无论是刘守真论温，张凤逵论暑，吴又可论疫，"立言虽似创辟，皆在仲景范围内也"，只有喻嘉言论疫，"高出千古，直发前人所未发"。喻嘉言和叶天士，包括稍后的余师愚、陈平伯，都是王孟英推崇的人物。

王孟英是"温病四大家"中出生最晚的一位，小吴鞠通五十岁，吴鞠通去世时，王孟英正准备撰写《霍乱论》。到了王孟英时代，温病学说从创立到发展已走过了一百多年历程。在临床上，王孟英见到的温热病患者较前辈更多，伤寒与温病，已开始有了区分。他认真吸取前辈温病学家的先进思想，并结合自己的临床经验，创造性地发展了温病理论。王孟英在《潜斋简效方》中，对伤寒和温病做了明确区分："第伤寒者，外感之总称也。惟其明乎伤寒之理，始能达乎伤寒之变。变者何？温也，热也，暑也，湿也，四者在《难经》皆谓之伤寒。仲圣因之而著论，而治法悬殊，后人不解，遂将四时之感，一以麻黄、桂枝等法施之，自诩恪遵圣法，其如与病刺谬何？"从王孟英开始，尤其是《温热经纬》的著成，温病学派从理论到临床已完全独立，王孟英在温病学派中的地位也由此确立。

在《霍乱论》还没有成书之前，面对突如其来的疫情，当时的医生无任何前人著作或学说可以参考，即使偶有前人论述，也大多散乱而无系统，且并不适合指导当时真性霍乱的治疗。王孟英查阅了大量前人著作，发现仅在隋代巢元方的《诸病源候论》、宋代陈无择的《三因方》等书中提出了本于风寒之说，后世医家大多认为霍乱有寒无热。一直到嘉庆三年（1798）吴鞠通写成《温病条辨》，仍认为霍乱均为寒证，而且古代所论之霍乱，也并非当时之真霍乱。王孟英经过临床实际观察，对霍乱病从传播、发病、演变、治疗乃至预防，进行了认真的反思和梳理。根据多年经验，他认为霍乱应该有寒热之分，"热霍乱流行似疫，世之所同也，寒霍乱偶有所伤，人之所独也。巢氏所论虽详，乃寻常霍乱耳！执此以治时行霍乱，犹腐儒将兵，岂不覆败者鲜矣。"为了拨乱反正，王孟英决定写一部有关霍乱病的专著。

明知霍乱病有极强的传染性，为了获得第一手资料，王孟英仍热衷于对霍乱病人的治疗，并近距离观察病人发病后的细微变化，以及仔细询问发病前后的详细生活史，乃至于查看病人排泄物、呕吐物，在《霍乱论》中把各种霍乱患者的症状描述得非常详尽。

善于探索和总结，是王孟英在温病治疗上有所突破的关键，在《霍乱论》病情篇中，王孟英首先指出了以往医家对此病认识上的不足，明确了这是具有很强传染性的疫病。在此之前的医家，只有王清任提出过类似的观点。王清任是略早于王孟英研究霍乱病流行传播及死因的医家之一，曾亲自对患者尸体进行解剖，其认真探索的精神，让王孟英深为折服。王清任也亲历了道光元年那次严重疫情。"道光元年，病吐泻转筋者数省，都中尤甚，伤人过多，贫不能埋葬者，国家发帑施棺，月余间，费数十万金，彼时医工或云阴寒，或云火毒，余谓不分男妇老少，众人同病，即疫也。"王清任已经认识到这是疫病，只是他采取的治疗方法是针刺法，而没有探索药物治疗的方法。王孟英对王清任很佩服，认为"王氏亲见脏腑而善针法，所论皆凿凿可信，非悬揣虚拟可比"。可惜王清任并没有像王孟英一样，对霍乱病流行、演变以及治疗过程进行系统总结，仅仅是在对死亡病人的解剖基础上开展一些探索。

王孟英留心观察，发现霍乱病大多发生在夏热亢旱酷暑的季节，自夏末秋初开始发病，直至立冬后始息，这一时期霍乱不仅最为盛行，而且症状较为严重，这与现代流行病学认为霍乱在中国的发病季节一般在 5 到 11 月，流行高峰多在 7 到 10 月的结论基本吻合。

在病情篇中，他对霍乱病做了明确定义："霍乱者，挥霍闷乱，成于顷刻，变动不安之谓也。若上不能纳，下不能禁之久病，但名吐利，不得谓之霍乱也。"这一定义，把霍乱与夏秋季肠道传染病做了明确区分，成为了诊断霍乱病的指南，王孟英对霍乱病因病情的认识，是同时代众多医家中最有远见卓识的。

王孟英还明确区分了霍乱有寒、热之分。寒霍乱是由于"坐卧风凉，起居任意，冰瓜水果，恣食为常"引发，是阴阳之气乱于肠胃所致，属于普通的肠道性疾病；而热霍乱则是感受"臭毒"疫邪，暑秽蒸淫，饮水恶浊所致，属于急性传染病。其病可以从排泄物、转筋、口渴、舌象、脉象等方面进行辨证。

在治法上，王孟英强调从祛除病邪、恢复脾胃升降功能着眼，以"展化宣通"为原则，认为舒展气机、宣化湿浊，则邪气消弭，清升浊降，逆自平而乱乃定。在选方用药上，王孟英以古方结合自创效验方，对热霍乱以燃照汤宣土郁而分阴阳，连朴饮祛暑秽而行食滞；寒霍乱则用理中汤、五苓散或正气散之类，不同类型用药，寒温迥然有别。王孟英认为霍乱其来也骤，其变也速，及时救治尤为必要。书中除选载取嚏、刮法、焠法、刺法、熨灸、拓洗、敛气等民间急救方法外，还介绍急救内服方药七十余方。如寒霍乱选用三圣丹、蟾酥丸、紫金丹、速效丹，温开水送服；热霍乱选用紫雪丹、玉枢丹、行军散、飞龙夺命丹，凉开水送服。王孟英对仲景栀子豉汤体会最深，以栀子苦寒泄郁热，豆豉经腐后善和中，二药相合擅于清宣，故治热霍乱"独推以为主剂"，其所创立的燃照汤、连朴饮、黄芩定乱汤均本于此。

到了中年以后，王孟英已经有了一整套治疗温热病的理论和临床经验，《仁术志》的医案起于道光二十四年（1844），王孟英三十七岁，这一年杭州再次瘟疫流行，在医案中有多例成功救治温热病重症的记载，他在稍后所写的《温热经纬》中，已经很自豪地说："此证盛行，经余治者，无一不活。"

三、名重三江，传食诸侯——交游及足迹所及

王孟英一生漂泊不定，行医四十年，并没有像大多数医生一样，选一个固定的场所挂牌应诊，庄仲方说他是"不悬壶、不受扁"。爱好读书交游的王孟英，闲时读书交友，病人主要是通过亲朋好友间的相互介绍，以出诊为主。王孟英医案中所载绝大多数也是应邀出诊案例，大多是官宦望族、文人学士间推荐介绍的病人。董枯匏说他"梦隐名重三江，传食诸侯数十年"，吕慎庵说他"王君身虽隐而名望日隆，遨游公卿数十年"（董枯匏、吕慎庵《随息居饮食谱·跋》）。王孟英生性儒雅，为人豪爽，又学识渊博，医术极高，有极强的亲和力，因此交游颇广，深得朋友信任。其诊疗的病人，大多是危急重症，诊疗活动也主要是熟人间的推荐或慕名求治，所以平时出诊是为常态。袁凤桐在为《归砚录》题诗中有"千顷波涛一叶舟"句，诗有自注："远道有求诊者，先生每乘小艇夜行。"说的就是这样的情况，江南本是水乡，河道纵横，四通八达，王孟英常驾一叶小舟，应朋友之邀，四处周游。夜间行船，是为了白天有更多的时间读书应诊。笔者曾走访了婺州、杭州、海宁、濮院、上海等地王孟英曾居住过的地方，都是依水而居，当时，江浙一带的名医出诊都自备一舟为交通工具，这一风俗一直沿袭至新中国成立初期。

在常年的诊疗活动过程中，王孟英结交了不少朋友，这些朋友从生活、学业、事业、扬名等方面都给王孟英带来诸多的支持和帮助，是王孟英事业成功的重要条件。

王孟英最早结识的朋友是周光远，周光远年长王孟英十岁，在婺州期间，足不出户、手不释卷的王孟英，得到了周光远的青睐。周光远名鑅（1798—1848），浙江钱塘人，曾主政婺州盐业。王孟英在婺州这段时间，周光远正好在婺州主政，自然对辖区内盐业商行的从业人员都很熟悉。王孟英工作之余夜以继日刻苦攻读的精神，引起了他的关注。他对这位少年深为钦佩，有意接近王孟英，并给予关心和帮助，不久，两人便成了好朋友。用周光远自己的话说，与王孟英的友谊是"年未冠游长山，即纳交于余"。"长山"即现在的金华市婺城区，王孟英所住的孝顺街就是长山县治所在地，周光远的公署即设于此。

几年以后，王孟英开始独立应诊。一开始，王孟英都是帮助一些街坊邻居治病，仅小试牛刀而已，却也能屡起重症。周光远曾多次看到王孟英"治病之奇，若有天授"，对王孟英的天赋和医术充满信心，尤其是他看到王孟英"视疾之暇，恒手一编不辍"的刻苦，更加为王孟英励志笃学的精神所折服。每当看到王孟英住在低矮的楼上，桌边墙上悬挂的一副用于自勉的"读书明理　好学虚心"四字对联，都会产生一种发自内心的钦佩。后来在为王孟英编辑的第一部医案集《回春录》所写的序言中，还专门为这副对联做了诠释："可见苦志力学蕴之胸中者，渊深莫测，乃能穷理尽性出之指下者，神妙难言。"出于对王孟英的赏识，他也很乐意为其介绍病人，尤其是经历了王孟英救治自己昏厥重症后，周光远对王孟英更加信任了，以后但凡家里有人患病，必请王孟英诊视，而且逢人便说王孟英医术如何了得，并极力向人推荐。年轻的王孟英很快就在长山小县城出了名，也很快在婺州站稳了脚跟。周光远深知王孟英是一个难得的医学人才，从商终究不是长久之计，因此，他特意为王孟英的弟弟王季杰另辟一业，以便能有更多的收入弥补家用，而王孟英则可腾出精力发挥他的特长，专心致志开展他"有利于世"的医学生涯。

在周光远编辑的《回春录》中，有记载王孟英为周光远自己及家人治愈的多例疑难杂症。一次，王孟英已回到杭州，这年秋天，周光远患了疟疾，因好友不在身边，只能请婺州当地医生治疗，却被误治了。他回忆说，婺州的医生"初则表散，继则滋补，延及月余，肌肉尽削"，非但病情一点没有好转，而且依然"寒热不休，且善呕恶食，溺赤畏冷"，周光远知道，再这样拖延下去，性命可就难保了。于是，他果断租船到杭，请王孟英诊治。王孟英不负所望，确诊为"足太阴湿疟"，是久受阴湿，湿邪伏于体内，又感染风寒而诱发的一种疟疾类型。王孟英为其开出的处方是"金不换正气散"，周光远服了三天就痊愈了。但是，王孟英告诉他，由于病情已拖延月余，元气已被误治所伤，需要多方调养，才能彻底康复。金不换正气散是一张看起来极为平常的处方，由厚朴、藿香、半夏、苍术、陈皮、甘草组成，主治受山岚瘴气或不服水土而致的吐泻下利等证。由于疟疾是一种会反复发作的疾病，第二年，周光远在婺州又发病了，当地的朋友热心为他推荐医生，而周光远只相信王孟英，他这次不敢再贸然轻信当地医生了，在箱子里找出去年的方子，按原方再服用三天，结果也是药到病除，婺州的朋友和医生听了无不叹服，纷纷赞叹王孟英的高超医术。后来，周光远回到杭州，把这件事告诉王孟英，王孟英担心他还是会发作，又为他做了后续治疗。他对周光远说，疟疾本是"疟情如是，恐其按年而作，乃授崇土胜湿丸方"。周光远遵嘱，果然"明年夏令预服以堵御之，迄秋果无恙，后竟不发矣"。由于王孟英深知该病的发作规律，及时给予预防措施，最后彻底治愈了周光远的疟疾。

　　一年夏天，周光远感染霍乱，因病情紧急，自服青麟丸一钱。至拂晓，病情加剧，急邀王孟英诊视。待王孟英赶到，周光远已经"脉微弱如无，耳聋目陷，汗出肢冷，音哑肌削，危象毕呈"，王孟英怕开方、配药、煎药耽误时间，先嘱周光远母亲浓煎高丽参汤服下，然后急开方，以真武汤、理中汤为主加减，一剂下去，各症皆有所缓解。

　　第二天，王孟英再次去探望，看到周光远脾肾阳气已经恢复，刚猛之药可以撤去，并为周光远分析了当下的病因病机："凡治转筋，最要顾其津液。若阳既回而再投刚烈，则津液不能复，而内风动矣。此治寒霍乱之用附、桂，亦贵有权衡，而不可漫无节制，致堕前功也。"这是王孟英针对寒霍乱如何把握附子、桂枝等热药使用原则的论述，颇为精辟。霍乱有寒热之分，治疗用寒用热，在于权衡，方无过当之弊，否则药虽中病，而服之不止，反受其害，适可而止才是最重要的原则。王孟英又一次挽救了周光远的生命。事后，周光远不无感慨地说道："此番之病，危同朝露，若非孟英，恐不能救。"（《回春录·卷二》）他十分庆幸自己有王孟英这样一位好友。

有一次，周光远母亲突发中风，猝然倒地，不巧周光远又离家在外，家人急请王孟英诊视，王孟英发现周母脉浮弦而滑，于是诊断为气逆痰塞，遂用羚羊角、胆星、牡蛎、石菖蒲、丹参、茯苓、钩藤、桑叶、贝母、橘红、蒺藜等为处方，以顺气蠲痰、息风降火，病情得以好转。四年后，周光远母亲再次中风，忽作欠伸而厥。王孟英切脉后，脉象微弱而弦，认为病虽与前相似，但症状却明显不同，于是用高丽参、白术、何首乌、山茱萸、枸杞、桑椹、石斛、牛膝、蒺藜、橘红、牡蛎等，镇摄补纳以瘳。两次治愈周光远母亲的危重急症，而且同病不同证，用药各异，王孟英辨证论治的高超技能使周光远既感恩又敬佩，他感慨道："此等证，安危在呼吸之间。观前后卒仆数案，可见其辨证之神。虽古人不多让，况世俗之所谓医乎？家慈两次类中，予皆远出，微孟英吾将焉活？感铭五内，聊识数言，惟愿读是书者，体其济世之心，临证得能如是，将胥天下之沉疴而尽起矣。"（《回春录·卷一》）因为多次成功救治周光远本人及其家人，王孟英与周光远终成了莫逆之交，周光远待王孟英如小弟，王孟英视周光远为兄长，两人以兄弟相称三十余年。周光远为了王孟英的医术能够广为传播，还为其编辑医案，刻印著作，极尽己能，不遗余力。王孟英的第一部医案集《回春录》，就是周光远为其收集、编辑并刻印的。道光二十八年（1848）周光远去世，王孟英悲痛欲绝。在深切怀念之余，不无感慨地说道："同郡周君光远，知我最深。"直到咸丰年间，太平军兵乱，杭州沦陷，已经回到海宁老家避难的王孟英，还在惦记并努力寻找周光远母亲的下落。

道光十一年（1831），二十四岁的王孟英学有所成回到杭州，英俊潇洒，儒雅而斯文，极富书卷气，回杭不久就凭借自己的医术、学问和人格魅力，在医家林立、名医众多的杭城赢得了声誉，很快得到了杭城一些耆老和儒医的认可，获得了杭州名流富室、文人雅士的赏识，在杭州知名度不断提高，并有了一席之地。他与庄仲方、张柳吟兄弟、胡次瑶父子等相继成为忘年之交，与儒医赵菊斋、何新之、顾听泉、吕慎庵等人结成盟友，这使得王孟英快速在杭州主流社会站稳了脚跟。在朋友眼里，王孟英是一位谦谦君子，温文尔雅，博学多才，是值得信赖和交往的年轻才俊。他的朋友中，除了志同道合的医家、信任他的病者，更多的是文人雅士、地方名流，他们往往因医结缘，因才结交，因人品而相互敬重，尤其是一些年长的老者，很乐意与王孟英结为忘年交。与张鸿、张洄的结交便是如此，两者结缘于一次诊疗，从相识到相交，最后成为一生的挚友。

张鸿、张洄两兄弟都是王孟英的好友。张鸿是《仁术志》的第一位辑录者，张洄就是后来为王孟英初版《霍乱论》作序者，结识王孟英稍晚于其兄张鸿。张洄出生于乾隆四十五年（1780），年长王孟英二十八岁，而张鸿作为兄长，应该比王孟英年长三十岁以上。张鸿，字信堂，号柳吟，山东无棣县（今山东滨州市）人，因祖上在杭州为官而迁居杭州。喜岐黄，耽吟咏，善书法，常遨游南北名胜，著有《小榆书室诗草》。在王孟英著作中，称之为"无棣张柳吟"。张柳吟自己在点评王孟英著作时，则自称"海丰张柳吟"。无棣县又称海丰县，海丰张氏为明清时期的山东望族。在清代，张氏以科甲连第闻名海内，无棣古城有一座"科贡门第""官宦世家"的大牌坊，指的就是海丰张氏。明清两朝，张氏先后出了十一位进士、三十一位举人，家族成员中有多人在浙江为官，在杭州有张氏官邸。

结识张柳吟是道光十五年（1835），缘于为张家随从郑九治病的经历，王孟英治愈了郑九的重病，治疗经过使张柳吟对年轻的王孟英刮目相看，尤其是王孟英不以前医的错误来抬高自己，也不借以病情的凶险来邀功的品德，使阅人无数的张柳吟对他的医德和人品极为赏识，大有相见恨晚之感。他认为王孟英是一位值得终生交往的朋友，于是两人在这一年订了忘年之交。

通过深谈，王孟英得知张柳吟医学修养极高，"岐黄之言，无所不览"，但张平时不肯轻易为人诊病，为人极为稳重，亦深知医学之难。两人成为朋友后，张柳吟为王孟英刊印《霍乱论》，编次医案《仁术志》，还编辑徐大椿之《慎疾刍言》（后王孟英整理改名为《医砭》），为推介王孟英不遗余力。

道光十七年（1837），张柳吟弟弟张洵授官浙江太平县（今浙江温岭市）知县，途经杭州，经兄长介绍结识王孟英。张洵初识王孟英，同样被王孟英的为人折服，并视之为奇人："家兄柳吟善谈医，而极折服于武林王君孟英。丁酉冬，余始得而见之，果奇人也。遂相莫逆。"（张洵《霍乱论》序）据《无棣县志》记载，张洵（1780—?），字裔苏，号雨农，道光二年（1822）进士，为海丰张氏第十三世孙，官翰林院庶吉士，授浙江太平知县、浙江玉环知县，诰授奉政大夫，赐赠中宪大夫。张洵"善书，笔意在欧虞之间，尤能鉴别碑版书画"，其诗文多载邑乘、乡志，著有《桐华山馆诗钞》。

道光十八年（1838），大病初愈的张洵调任浙江玉环知县，当时浙江正值霍乱流行，张洵希望王孟英能作为幕僚随他一起赴任，有一位通儒精医又善治霍乱的幕僚在身边，于公于私都使他放心，而且作为朋友，王孟英对张洵的身体情况比较熟悉。王孟英知道张洵因频繁迁官心情不能泰然，并非身体不好，这也不是仅靠药石治疗可为，加上王孟英喜欢闲云野鹤式的云游生活，坐馆非其所愿，因此再三推辞，并细说自己不能一起前往的理由。张洵则依然诚心恳求，希望王孟英能作为随行医生护送自己到玉环行署，之后是否留任再由王孟英自己决定，同时，他也请王孟英朋友赵兰舟再次表达自己的诚意。

张洵再三相求，王孟英为其诚意所感动，答应陪同渡江共赴玉环。于是两位年龄相差近三十岁的友人，一路谈古论今，探讨治国之策、岐黄之术。张洵有了王孟英的陪伴，心情大好，身体无恙。途中还发生了一个故事，颇为有趣。

舟过剡溪（今浙江嵊州境内），张洵忽感身体疲惫，于是请教王孟英。王孟英并没有直接给他诊病，而是展示了一个小小的技能。王孟英忽然问道："你是不是好久没有打喷嚏了？"

张洵惘然答道："是好像有多年了，这有原因吗？"

王孟英回答："这是阳气不能宣布，古代张仲景已有论及，只是仲圣没有确立治疗方法。今天，我给送上一方，以博得公一喷嚏，如何？"

张洵说："可以啊。"

于是，王孟英开了一张处方，药用酒炒薤白、半夏、橘皮、紫菀、桔梗、甘草。舟到嵊县，登陆取药，煎而服之，然后换乘舆车前行，未及行至二十里，张洵的随从到王孟英的车前禀报，说主人已打喷嚏，随之身体、心情也顿觉豁然。一次喷嚏，竟然使张洵郁闷的心情豁然开朗，随从都感叹王孟英用药竟然如此之神。其实，这仅是王孟英的一次心理治疗而已，因为在古代有打喷嚏预示好事将至的说法，而王孟英所开的药方确实具有催喷嚏的功效。

王孟英与张氏兄弟的交情一直持续到咸丰初年，杭州为太平军所攻占，王孟英回到海宁，张氏兄弟不知去向，才失去联系。在那之前的二十余年时间里，张氏兄弟一家在杭州的亲朋好友患病，都是王孟英负责治疗。

道光二十九年（1849）年底，四十二岁的王孟英有一次远游，应邀到江西为吴酝香治病。其间经吴酝香介绍，赴宜黄为杨照藜夫人治病，与杨照藜开始交往。这次江西之行，王孟英最大的收获，一是考察了江西当时的医疗状况；二是结识了杨照藜，从此两人成为莫逆之交。

王孟英与杨照藜相见的时间应该是道光三十年（1850）正月二十二日，在此之前，杨照藜只是读了王孟英的《霍乱论》，对王心存敬仰而已，相见后因两人在医学上观点的高度一致，初次见面便有一种相见如故的感觉。

杨照藜，字素园，河北省定州人，根据民国版《定州志》记载，杨为道光二十四年（1844）甲辰科进士，生卒未见史料记载。根据他在王孟英《温热经纬》一书的评注中"道光元年……余时年十一岁"的记载推测，他小王孟英三岁，应该出生于嘉庆十六年（1811），曾任江西宜黄、临川、金溪县令，太平天国战争时曾做过曾国藩幕僚。杨照藜博览群书，尤精于医学，地理、金石篆刻、天文历算皆有涉猎，著有《温病纬》《江西全省舆地考》《素园文稿》《诗存》等著作。杨照藜的一些医学见解大多散见于对王孟英著作的批注中。

杨照藜也是出身贫苦，自幼喜读医书。与王孟英不同的是，他后来走了科举入仕之路，但对医学的精研，一生未尝放弃。从他为《王氏医案》所作的序言可知，他学医早期也是受到温补学派的影响。他这样写道："余自束发受书，笃嗜轩岐之学，以家贫无力致书，所蓄者《灵》《素》而外，立斋、景岳诸种而已。"可见杨启蒙于温补派，受温补派祖师爷薛立斋、张景岳影响较深。但在临床实践中，他发现用温补法往往效果甚差并为之困惑。后来到了江西，看到喻嘉言的著作，认真拜读后才明白，病情的复杂多变、方剂用药之准绳、寒暑阴阳之交替并非如此简单，也逐步认识了喻嘉言"才大而学博，识高而法密，有非薛、张诸公所能仿佛者"的广博学说。这一过程与王孟英的实践经历颇为相似。

杨照藜是一位善于研究的官员暨学者。他任宜黄县令后，发现位于江西东部山区的宜黄，交通闭塞，贫穷，医疗相对落后。上任后，便利用闲暇时间，重拾旧好，广泛收集医学著作，试图以自己的一技之长，为辖区内百姓提供医疗帮助。中国古代的许多地方官员，大多会发挥自己的儒医专长，为当地民众看病，并借此赢得声望，杨照藜是这样的典型。他"广搜百氏之书"，阅读研究了清朝以来如叶天士、尤在泾、王晋三、张路玉、吴又可、徐洄溪、柯韵伯、陈修园等大家的医著，包括王孟英的《霍乱论》，从此颠覆了之前的医学理念，认为寒凉派才是当下治疗时证的唯一出路。杨照藜看到王孟英的《霍乱论》，已经是道光二十八年（1848）。一次在宜黄书铺中，杨照藜偶尔得到《霍乱论》一书，读了以后，认为王孟英的书"其理明，其词达，指陈病机，判然若黑白之不可混淆，以为饲鹤山人之流亚，私心窃向往之"。饲鹤山人是清初医家尤在泾，杨照藜认为王孟英的学识才华已经可以称得上尤在泾第二了。从此以后，杨照藜一直盼望与王孟英结交。这次经吴酝香介绍，王孟英应邀赴宜黄为杨照藜的妻子看病，只用了五剂药，便治好了杨照藜妻子多年的病痛，这更加使杨照藜对王孟英钦佩不已。

这次江西之行，王孟英原本并没有到宜黄的计划，只是吴酝香的推荐，杨照藜的盛情，才去了宜黄为杨妻治病。原打算几天后就回，没想到通过在宜黄日夜畅谈，时间过得很快，转眼两个多月过去了。杨照藜意犹未尽，还希望有朝一日，能与王孟英一起"广搜百氏，兼综群言，吸摄精华，倾吐糟粕，勒为一书"。他本希望王孟英能作为幕僚，在宜黄留下来住更长一段时间，两人可以共同编书、写书，以倡导新的医学理念。杨照藜作为古代中国最基层的县衙官吏，深知民生疾苦，疫疾流行，为民者得不到及时治疗，为医者茫然无所适从，常为当时医道的衰弱而忧切。于是，他在从政之余，广搜博采，取精华，去糟粕，有编一本好书的想法，又恐自己才识不够，故欲物色好学深思之士。有王孟英这样一位志同道合者一起重振医道，共同著书立说，正是杨照藜的愿望。但因杨照藜初到宜黄任上，政务纷繁，宜黄的经济状况也不具备聘用幕僚的条件。从杨照藜的序言中可知，他打算日后再次邀请王孟英赴宜黄，共商此事。"欲俟资力稍充，邀孟英共事扬榷，成斯盛举"，眼下此事只能暂时搁置。

这是两人之间的第一次谋面，王孟英把自己的两本医案集《回春录》和《仁术志》作为见面礼送给杨照藜。通过阅读王孟英的著作以及两人间多日促膝长谈，杨照藜深知王孟英的才学远比自己原来所知的还要精深博大得多，于是两人订交。作为宜黄之行的回报，杨照藜出资把王孟英的《回春录》《仁术志》合为一编，再把《霍乱论》附录于后，加上自己的点评，书名改成《王氏医案》，付梓刊印，以广为传播。杨照藜还专门为此书写了一篇序言。

至暮春，因母亲病重，王孟英不得不告别宜黄回到杭州。临别，杨照藜为《王氏医案》写了一篇颇为感人的序文，在《王氏医案》序言中，杨照藜把与王孟英的相遇看作是一种缘分，在此之前他以为山水阻隔，相见不太可能。"余读孟英之书，于数年以前，以为迢迢二千里，山遥水阻，必无相见之期，乃吴君病而孟英来，孟英来而余室适病，宛转牵引，卒使数年来望风相思之友，把袂盘桓，倾吐肝膈，极苔岑偶合之奇，夙世因缘，谅非浅鲜。""苔岑"是指志同道合的朋友，"苔岑偶合"应该是"夙世因缘"所致。这篇序文，也是一篇医论，更是对王孟英人品、才学、智慧的概括。

以后，两人书信往来，互相邮寄奇方秘籍、讨论医学问题一直不断。王孟英的每一部著作，杨照藜都会认真拜读并加以点评按语，凡遇疑难病症，杨照藜每每向王孟英问疑诘难。"孟英知余耽情竹素，积嗜成癖，所获奇方秘籍，恒邮寄相示，拓我见闻。而余每有所疑，驰书相问难，孟英为之条分缕析，援古证今，如冰斯开，如结斯解，披函庄诵，未尝不抚案称快。"而王孟英也乐意与杨照藜讨论医学问题，对王孟英的每一次解惑析疑，都能使杨照藜拍案叫好，如茅塞顿开。不久，杨照藜又调任临川县令，回到杭州的王孟英又经历了一系列的变故，再次江西之行计划搁置，一晃数载已过，始终未能如愿。

咸丰四年（1854）秋，杨照藜为父亲奔丧回了一趟河北定州老家。在返任途中路过杭州，杨照藜急于与王孟英相见，这是两位故交的第二次相见，距上次江西订交已经是四年以后。当故友再次"握手言欢，历叙契阔"时，王孟英在杨照藜眼中是"业益精，学益邃，涵养深醇，粹然见于面目"。

这次重逢因江西战事紧急，又有公务在身，杨照藜在杭州只逗留了一天，王孟英本来想与好友讨论《温热经纬》的有关内容，可惜没时间进一步深谈。第二天，王孟英到码头送别，送了一套新刻的《潜斋医学丛书》给好友。这套书是王孟英数年来所搜集整理并认真加了按语的著作汇集，正好解杨照藜回程途中舟次旅舍之寂寞。《潜斋医学丛书》是王孟英于咸丰五年（1855）以前编辑的一套医学丛书，收入了自己选定的八种著作，分别是《言医》《愿体医话良方》《医砭》《霍乱论》《潜斋简效方》《柳洲医话良方》《女科辑要》和《重庆堂随笔》。

杨照藜从杭州回江西，行走于富春江两岸秀丽山水景色之中，翻阅王孟英批注编辑的丛书，深为才艺卓绝的王孟英拍案叫绝。正当杨照藜为这次短暂又意犹未尽的相见感到遗憾时，老天又给了杨照藜与王孟英进一步交流的机会。

当杨照藜的船行至江西玉山县境内时，太平军从婺源（当时婺源属安徽）进入江西，曾国藩的军队与太平军正在江西进行激烈的争夺战，去临川的路途已经不通，杨照藜只能掉头返回杭州。回到杭州的杨照藜干脆就住进王孟英的家里，于是两人"晨夕过从，相得甚欢"。

杨照藜在杭州期间，还拜读了王孟英重新整理校订后的《重庆堂随笔》，对王孟英的家学渊源有了进一步的了解，使之"不禁拜手而叹"，更深切体会到王孟英能"囊括百氏为一时宗匠"的原因。在《重庆堂随笔》一书的批注中，杨照藜这样评价王孟英："从来趋时者鲜实学，而潜心古训者恒多不合时宜，兼而能之者，惟君乎！"评价极高。杨照藜回到江西后，即投入曾国藩麾下，尽管军政事务繁忙，但两人间仍书信不断。

在杭州期间，王孟英结识的好友有庄仲方、汪谢城、陈载安等人，与陈载安的结识，也颇有传奇。道光二十六年（1846），王孟英曾应邀赴山阴（今绍兴）出诊，其间结识了山阴陈载安。陈载安当时已经是山阴世医名家，其在《霍乱论》刊印不久，因看到《霍乱论》便与王孟英"神交数年"。这次见面后，有"始得把臂，快慰平生，尝奇析疑，别聆妙语，翻恨相见太迟，致余闻道之晚也"之感慨。陈载安本身是"承世业，幼读医书，而阅历三十年，愈觉斯道之难精"的越中名医，深知世俗难改，行医之难，愈发觉得王孟英是"可以坐而言，可以起而行，不愧为一代之名家"。（陈载安《仁术志·卷四》小引）作为世医陈载安眼界极高，把当时的医家分为"明医"与"庸医"，把王孟英列入明医一类。第二年，陈载安放弃越中名医的身价，追随王孟英游学，这一年王孟英四十岁，而陈载安已有"阅历三十年"，显然年长王孟英。因读《霍乱论》敬仰王孟英，在绍兴相见后又一见如故，放下身段，追随王孟英，并参与张柳吟发起的《仁术志》卷四的编纂。陈载安能不耻下问，虚怀如谷，可见王孟英学识之深、魅力之大。陈载安将游学期间许多亲见的因误治误补，最后由王孟英成功救治的案例记录下来，收入《仁术志》卷四中，为王孟英保存了许多真实的第一手资料。

回到海宁后不久，王孟英就融入了当地的乡贤名流圈，并受到尊重。他与管庭芬的交情尤深，到达路仲第一个拜访的便是管庭芬。管庭芬为当时海宁乡贤耆宿，在海宁文人圈内有极高的声誉。《管庭芬日记》记载："咸丰五年十月十四日。王孟英先生迁故金氏之艺圃来晤，即往答。孟翁字潜斋，名士雄，本邑之新仓人。祖秉衡处士学权，乾隆间始侨居于杭，以岐黄之术济世，今已三世矣，尚籍海昌。孟翁因避喧，仍卜宅于吾里，人极儒雅，著述甚富，今雨情联，相见殊殷殷焉，畅叙之月上乃返。"在管庭芬眼里，王孟英"人极儒雅"，从"今雨情联"一句看出，两人以前并不相识。虽为初次相见，但一见如故，畅叙半天，言犹未尽。第二天，王孟英再次邀管庭芬至居处饮酒欢叙。三天后，王孟英又去拜访管庭芬，并以曾祖王学权著作《重庆堂随笔》二册相赠。

咸丰六年（1856）二月初六，王孟英以新刻的《潜斋医学丛书》十种相赠，管庭芬也将此事记录在日记中，并录下丛书目录："十种者：裴一中《言医选评》一卷，史撰臣《愿体医话》一卷，徐灵胎《医砭》一卷，魏柳洲《医话》一卷，沈尧封《女科辑要》二卷，水北老人《重庆堂随笔》二卷，孟翁著《霍乱论》二卷、《潜斋医话》一卷、《回春录》二卷、《王氏医案三编》三卷。"据此可知，王孟英在杭州时除自刻过《潜斋医学丛书》八种外，还有一套十种本。

从初识到成为至交，两人之间在精神上一定有相近和相吸之处。管庭芬为人也极清高，平生之友无伧夫酒徒之类，周围的朋友全是当时海宁文化界的精英，王孟英正是通过管庭芬认识了蒋光煦、蒋光焴、钱泰吉、六舟、许槤等名流。

自咸丰五年（1855）王孟英初次拜访管庭芬，至咸丰十一年五月初三将移家濮院与管庭芬告别，王孟英在海宁居住了五年零七个月。根据《管庭芬日记》中的记载，王孟英与管庭芬、蒋光煦、蒋光焴、钱泰吉、六舟等文人交往达一百零一次之多，其中与管庭芬的交往尤为频繁。从《管庭芬日记》《归砚录》《避寇日记》等书可知，在海宁期间，王孟英游访或来淥溪拜访的好友，有吴江仲子湘，武林徐亚枝和胡次瑶、胡荣甫父子，濮院董未青、沈质夫、吕慎庵、陈襄夔，秀水曹大经、庄芝阶，宜春袁凤桐，崇明姚欧亭等。

尽管淥溪是海宁的一个僻壤小镇，但却因王孟英的到来，各方人士频频光顾，前来拜访或慕名问诊者，一时给小镇带来热闹的气氛。《归砚录》也记录了王孟英晚年交友的真实状况，从为《归砚录》题诗文的文人学者看，有曹大经、袁凤桐、赵梦龄、胡耀曾、戴穗孙、章华征，海宁有周在思、管庭芬、钱保塘、杨文荪等。这些题跋最早的是咸丰六年（1856）彭兰媛所作。彭兰媛是彭芝亭的女儿，称王孟英"博雅君子也，储八斗之才，富五车之学，而尤长于医，疗疾之神，人莫能测"。在晚清著名学者、同邑钱保塘的题诗中，对王孟英甚至有"才名今仲景"的赞誉。咸丰九年仲春，老友赵梦龄来到海宁。四年前，他与王孟英一起离开杭州避乱，一个回海宁，一个回寿昌（今建德）。故友相见，老泪纵横，在杭州时，两人的医学观念颇为一致，在与温补派的争论中，赵梦龄是王孟英的少数几个盟友之一，对王孟英的学识人品、医术渊源深为折服，对当时的世风、医风之不正深恶痛绝。当赵梦龄读到王孟英《归砚录》手稿后，提了一首长律，有"王君抱砚归渟溪""名山一席传者谁？"他知道能传至后世者，非王孟英莫属了。

王孟英为人谦和，乐于助人，从不以名医自居，对同邑医生，亦极为尊重。在路仲期间，王孟英结识了一位乡医，是很有名的疮疡外科医生，叫管荣棠，医术精湛，远近闻名。之前王孟英曾有耳闻，到路仲后便亲临拜访，不耻下问。因同住路仲，王孟英常常携酒看登门论道，向其讨教外科疮疡疾病以及一些复杂的内科疾病的外治方法。管荣棠亦视王孟英为知己，毫不保留地把自己的手稿交给王孟英。在《归砚录·卷二》中，王孟英用了比较多的篇幅记载管荣棠的临床经验，对管荣棠之为人及医术做了很高的评价："吾乡管君荣棠，少服贾，天姿颖异，自知体弱，恐不永年，乃潜心于疡科者十余年，遂精其术。性慷慨，施药济人，能起危症，与余为莫逆交。"

可惜的是，两人相识仅一年多，咸丰六年（1856）冬，管荣棠突然吐血而死，年仅四十四岁。关于管荣棠的去世，其族叔管庭芬在这一年的十二月二十日的日记中有记载："痛悉族侄荣棠以血症暴卒，侄能慷慨尚义，济物为心，工于医术，不受酬贫者，兼恤以药饵之资，胡天夺其年，岂真醉而梦耶？"为此，管庭芬还为这位侄儿作了一首诗，诗中有"济世经纶挟术工"之句，赞誉其医术。在王孟英眼里，管荣棠是一位很受欢迎的乡医，乐善好施，不受贫者药资，其豪侠之气与自己气味相投。管荣棠的突然去世，使刚与之成为莫逆之交的王孟英极为惋惜，遂为之写下了一副感人至深的挽联："频年冷处存心，施药施粮，共叹君肠之热；一旦红尘撒手，斯人斯疾，可怜儿口犹黄。"管荣棠在世时，曾把未完成的书稿交与王孟英。王孟英认为管荣棠作为一位优秀的乡村医生，其宝贵的临床经验如不得以流传，是非常可惜的，尤其担心其精湛的外治疗法有失传之虞。好友去世，王孟英唯一能做的就是整理推广这一未尽之遗稿，以冀惠及更多的患者。对于管荣棠的简、便、效、验之外治法，王孟英极为推崇，对于管氏不为牟利的仁心仁术，更是敬佩之至。可惜管荣棠的遗著最后未见刊印，只在《归砚录》一书中保留了部分内容，记录了多例管荣棠医德医术方面的精彩案例，留下了管荣棠的许多医学见解，弥足珍贵。

在海宁期间，王孟英的重要朋友还有以藏书、刻书盛名的蒋光煦、蒋光焴兄弟，以及许槤、钱泰吉、六舟等名流。蒋光煦、蒋光焴与王孟英私交很深，在海宁期间经常来往，后来太平军攻占海宁，蒋光煦在别下斋付之一炬后郁闷去世，蒋光焴逃离海宁，携带藏书逃到湖北，得以幸存。王孟英到了上海以后，与蒋光焴通信频繁。根据吴格《衍芬草堂故交遗翰》一书中所收录的信札，其中有王孟英致蒋光焴十三通，以及浙江图书馆藏有清代名人信札中，也有数十通，从通信内容看，除了相互问候，互通时势，讨论的内容颇为广泛，王孟英建议蒋光煦乱世之中多刻医籍，并推荐海宁乡贤的医学著作等，由此可知两人的交谊极深。

在濮院期间，与王孟英交往密切的朋友有董耀、吕慎庵、沈梓等。董耀是著名书画家，王孟英避乱濮院时即寓居在董宅，《随息居饮食谱》《鸡鸣录》就是在董宅所著。吕慎庵是濮院儒商，在杭州时与王孟英就有交谊，王孟英只身一人先去上海，家人就暂时寓居在吕慎庵老宅。沈梓是濮院书生，在太平天国战争时期写下了《避寇日记》，保留了极为珍贵的史料，其中有多处记载与王孟英在濮院期间的交往。

王孟英在去濮院前已有去上海的打算。咸丰五年（1855）冬回到海宁后，太平天国战乱频扰海宁时，就有一些避难上海的友人建议王孟英直接迁居上海。当时以为战火不会很快波及海宁，又有一大家子的拖累，烦琐事情颇多，诊务又忙，回归海宁又是祖上愿望，因此一直未能成行。没有想到太平军势如破竹，咸丰十年以后，已兵临浙江，很快杭州、海宁及周边城镇相继陷入战火，濮院也岌岌可危，于是王孟英只身先到上海。到了上海，除了一些相继来沪避乱的老友如汪谢城、陆以湉，王孟英又结识的不少新的朋友，如崇明县令姚欧亭、苏州商人金簠斋等。与金簠斋的结识，促成了《霍乱论》的重订。

《霍乱论》的增补和重刻，金簠斋起到了很关键的作用。苏州人金簠斋是王孟英到上海不久新结交的好友，当时也正在上海避乱，他在年轻时就读过王孟英的《霍乱论》，并神交已久。金对王孟英的人品学识仰慕已久，避乱到上海后，得知王孟英也在上海，通过两人的共同朋友周鹤庭介绍相识，两人一见如故，从而订交。到上海后，因看到治疗霍乱缺乏专门著作和医生，曾于民间搜寻王孟英早年出版的《霍乱论》，为宣传普及霍乱病的治疗和预防不遗余力的金簠斋，因与王孟英好友周鹤庭同寓，得知仰慕已久的王孟英也已经到达上海的消息后，欣喜若狂，立即拜访王孟英。王孟英在《归砚录·自序》中记载了两人订交时的情景："遂来订交，善气迎人，使我如坐春风中，序齿长余两岁，乃殷殷然必欲执贽门下，余何敢当，而谦光下济，益可见其虚心好学之不可及矣。"王孟英的到来，似乎让金簠斋看到了希望，尤其他在看到王孟英用黄芩定乱汤治愈霍乱的神效后，便极力鼓励王孟英能站出来登高一呼，为上海治疗霍乱病指引一条明确的道路。这使得王孟英大为感动。

金簠斋为人热心豪侠，帮助王孟英校订刊印《归砚录》，并准备重订《霍乱论》，不料同治元年（1862）八月二十八夜突发霍乱，第二天便去世了。关于金簠斋的去世，王孟英这样记载："讵八月二十八一夜，陡患霍乱，诘朝吴县华君丽云，速余往视，已形脉两脱，音嗄汗淋，亟投参苓，莫从挽救。呜呼！余不觉涕下之如雨也。"金簠斋夜里发病，第二天早晨待王孟英赶到已经来不及救治，可见霍乱病的厉害程度。

面对神交二十多年，相遇不久即成至交的好友突然去世，王孟英写了一副百感交集的挽联，流露了伤知音离去、感身世茫茫的痛惜之情：

漂泊正无聊，感廿载神交，萍聚申江，将检残编求品鉴；

考终原是福，径一朝仙去，风凄秋夜，那堪衰鬓丧知音。

这年秋天，王孟英的好友姚欧亭正在崇明做县令，也因患霍乱而请王孟英前往治疗。去崇明之前，王孟英把在海宁时已经完成的书版《归砚录》委托金篛斋校订印刷。金篛斋办事效率极高，等到王孟英从崇明返沪，已经把所托之事出色完成，这令王孟英大为高兴，认为金是一位可靠的朋友，于是决定不负朋友所托，重新修订《霍乱论》。不料金篛斋突患霍乱去世，王孟英始料未及。虽然悲伤，但王孟英知道他现在唯一能告慰朋友的便是完成其期望。

汪谢城和陆以湉都是王孟英的老友故交，汪谢城（1813—1881），名汪曰桢，字刚木，号谢城，又号薪甫，浙江乌程（今湖州）人。咸丰四年（1854）举人，精史学、算学，通医学、音韵之学，著有《荔墙词》《四声切韵表补正》《二十四史月日考》等，官会稽教谕。他寓居杭州时，常与王孟英讨论医学，并参与王孟英多部著作的点校。陆以湉（1802—1865），字定圃，号敬安，浙江桐乡人。道光十六年（1836）进士，授台州府教授、杭州府教授，曾主持桐庐近圣书院、杭州紫阳书院讲席，精通医术，著有《冷庐杂识》《冷庐医话》《再续名医类案》等医学著作。同治以后与汪谢城一起避乱上海，是王孟英去世时在侧的友人，参与了王孟英患霍乱后濒危时刻的救治。

王孟英作为医家，以诊疗为主，一生游历并不广，足迹所及仅江浙沪地区，最远是江西宜黄、金溪，早年学医去金华，其他地方有玉环、兰溪、绍兴、嘉兴、苏州、吴江、崇明等地，居住过的地方有杭州庆春门、金华孝顺街、海宁路仲、桐乡濮院、上海浦西。一生颠沛流离，常年奔波，辛劳异常。仅据《归砚录》记载的出诊案例统计，咸丰五年（1855）冬至咸丰十一年（1866）夏，王孟英到外地的出游兼出诊活动主要有：乙卯冬（1855）应秀水吕慎庵之邀游新塍（今嘉兴）；丙辰春（1856）游梅泾（今桐乡濮院），丙辰仲夏应胡次瑶之邀赴杭州为其妻诊治，又应秀水庄芝阶之邀治桐乡冯广文之疾，七月中旬游槜李（今嘉兴）为沈则甫妻子治疾；咸丰丁巳（1857）正月，应仁和（今杭州）彭芝亭之邀专程赴杭为其女儿诊视，二月庄芝阶病危，赴嘉兴为其诊脉，孟春由武林返硖川，再由梅溪（今嘉兴王店镇）游嘉秀（今嘉兴），复鼓棹游梅泾而至槜李，又浮海游崇沙（今上海崇明），初夏好友姚欧亭任崇明县令，应邀赴崇明为其夫人治病，中秋由盛湖（今苏州盛泽镇）转禾，十月再赴杭州为友人诊脉，仲冬游姑苏，为长洲（今苏州）友人治病。这几年，可以说王孟英泛舟江湖，马不停蹄，一路都留下了为友朋治病的精彩医案。王孟英在江浙一带的知名度很高，朋友很多，董枯匏说他"游走公卿数十年"，并非虚言，正如他自己所说"余岂好游哉！余不得已也"。尽管王孟英一生交游并不广，足迹限于江、浙、沪、赣等地，但所到之处，都受到景仰，被称为"名震吴越间"，一点也不夸张。

王孟英学生颇多，其著作中提及有名有姓者有十余人，还有私淑、游学、亦师亦友者更多，主要有盛少云、徐亚枝、赵梦龄、陈载安、董兰初、凌九峰、沈辛甫、汪兆兰、姜人镜、蒋寅、庄益孙、周开第、戴穗孙、许之棠等。这些学生大多参与了王孟英历年医案的收集与编撰，也是王孟英高超治病能力的亲身经历者。《仁术志》医案中记载了王孟英救治学生盛少云一案，道光二十二年（1842）的冬天，杭州连日大雪，严寒久冻，西湖可行车马。王孟英的学生盛少云得了重病，症见"痰嗽夜热，自汗不寐，左胁痛如针刺，肌削不饥"。盛少云觉得这次病情严重，有些绝望，已拜托老师为自己准备后事了。但王孟英为其诊脉后，认为尚未至此，尽管病得不轻，应该尚有生机，好在未尝误治，最后经王孟英竭力救治达四五十天而愈。周光远在记录这个案例时加上按语，不无感慨地说："少云能与孟英游，其亦具眼之人乎？此真所谓患难交，不可不留心于平日也。然亦不能人人而遇之，殆佛氏所谓有缘存乎其间欤？"（《王氏医案·卷二》）深为盛少云能遇上王孟英这样的恩师而庆幸。盛少云大难不死，后来也成为一代名医，曾参与《仁术志》的编撰。

从王孟英一生的游历及交友来看，也印证了诸葛竹泉早在道光十八年（1838）为初版《霍乱论》作的序言中所说，先生之为人"望之可畏，即之可亲，凡从而游者，皆钦爱不忍离"，是一位极富亲和力的人物。

四、一砚泛游，回归故里——漂泊一生首丘之志终未成

王孟英的出生时间没有悬念，他的舅父俞世贵在《重庆堂随笔·弁言》中有明确记载："戊辰三月五日"，即清嘉庆十三年，公元1808年，农

历三月初五。出生地王孟英自己也有记载，是杭州髦儿巷。笔者查阅杭州档案馆藏乾隆时期《浙江省垣坊巷全图》，髦儿巷在杭州城庆春门附近，今已不存。

关于王孟英的卒年，在医史、文史学界一直以来是一个谜。笔者从相关史料发现，已有明确资料证实，王孟英卒于同治二年（1863）农历五月二十六日。享年五十六岁。

在此之前有关王孟英卒年的记载均为臆测，没有明确定论。从以前掌握的资料来看，能提供王孟英最后信息的文字是学生陈亨为《随息居重订霍乱论》写的跋文，落款时间为同治二年（1863）五月，说是已“请于先生，亟付剞劂”，说明是年五月之前王孟英还在世。从此以后，所有公开文字再也没有了王孟英的任何声息，王孟英突然销声匿迹，成了史学界和医史学界的一个谜。存疑的一百五十多年，对王孟英去世的时间一直没有一个准确的说法。20 世纪 80 年代初期，浙江省王孟英学术研讨会在海宁召开，笔者当时曾帮助会务及负责会议资料的收集、整理和装订，因此保存了诸多与会名家的论文手稿。会上各位专家也曾做过广泛的讨论，但关于王孟英的去世时间始终没有一个明确的结论。

近年来，笔者从两份资料中发现了可证实王孟英卒年、月、日的直接证据，一份是 2013 年 9 月中华书局根据浙江图书馆所藏稿本点校出版的《管庭芬日记》，管庭芬是王孟英在海宁期间的好友，他在日记中明确记载与王孟英从相识、交往、分别、噩耗的内容。同治二年（1863）六月初二，管庭芬在日记中记载如下：“闻王孟英丈殁于申江旅次讣音。孟英，予老友也，读书精古文家言，而于岐黄之术颇能贯通灵兰之秘，刻有《潜斋医学丛书》十余种，风行大江南北，与余极相契合，自吾里被寇后即迁居申江，今竟溘然逝，年未六秩。去冬接其手书，不意遂成永诀。为之悼叹不已。”这段日记揭开了王孟英卒年的谜团，为文史界及医史界提供了王孟英卒年最原始的例证。就在上一年的同治元年（1862）十二月，管庭芬还接到王孟英从上海寄来的信札，并以《归砚录》印本两册相赠，并述及嘉兴钱晓亭外翰、吾邑朱海曙茂才皆病殁于沪上的信息。管庭芬是六月初二得到王孟英去世的消息，当时从上海寄信到海宁的时间最快也要一周左右，那么推知去世时间大约应该在五月下旬的某一日。

另一个发现是在浙江省图书馆馆藏清人信稿中，有一通萧迺甲致蒋光煦信札，记载了王孟英患病去世的情况以及死亡日期："天有旱意，酷热非常，疫疬大作，系吊脚痧一症，有热有凉，治之非易，且往往不及措手。王孟英兄竟于前日作古，陆定圃、汪谢城所诊俱不得效。"信件落款时间为五月二十八日，信中说王孟英"于前日作古"，那么其去世时间应为五月二十六日。萧迺甲是海宁藏书家，当时也在上海避乱，蒋光煦是海宁衍芬草堂藏书楼主人，是王孟英在海宁期间交往密切的好友，浙江图书馆还藏有王孟英致蒋光煦信札数十通。

从上述史料可以确定，王孟英死于同治二年（1863）五月二十六日，因罹患霍乱（吊脚痧）去世，最后为王孟英治疗的两位医生是他的朋友汪谢城（即汪曰桢）和陆定圃（即陆以湉）。至此，一百多年来王孟英卒年卒月卒日之谜终于揭开。

一生为温病而战，最终却死于霍乱。本想效法圣人居九夷、大展抱负的王孟英，却天不假年，客死异乡，首丘之志至死未能如愿。

王孟英出生在一个特殊的年代，嘉庆是清朝从康乾盛世由强而弱的转折时期，嘉庆十三年（1808）王孟英出生这一年，中国发生了三件大事。第一件事是英国兵船进泊香山（今广东中山）洋面，派兵占据澳门炮台，不久，英舰复入虎门，泊黄埔，相持久之而去；第二件事是国内因河工要求拨银三百多万两，上谕谓财政困难；第三件事是查办广兴在山东办案时劣迹，查出每天食用耗银一百七八十两至二百两之多。[①]这三件事从一个侧面反映了清王朝进入嘉庆以后，已面临内忧外患的颓势，随着康乾盛世的结束，历两千余年的中国封建社会已进入尾声。

王孟英出生这年，曾祖王学权仍在世，四世同堂俨然一个大家庭，王学权为曾孙取名可谓煞费苦心，因为在王孟英之前，孙子王升已生过三子，均先后夭折，如今第四子降临，又适逢其祖父王国祥（王学权之子）六十寿辰，与祖父同一甲子，曾祖王学权视为祥瑞，冀以重望，亲自为曾

① 中国历史大事年表（古代）.北京：中国辞书出版社.1983：514.

孙取名为士雄，字篯龙，乳名龙儿（《重庆堂随笔》）。

王学权是一位饱学之士，士雄之意，隐含了曾祖的期望。"士"，许慎《说文解字》中言其本义为"事也，数始于一，终于十"；孔子曰"推十合一为士"；清代段玉裁的《说文解字注》的解释更为明确，"数始一终十，学者由博返约，故云推十合一，博学、审问、明辨、笃行，惟以求其至是也"，意为善于做事，从一开始，至十而终，是指做事有始有终的人。"雄"则意为强而有力、才能出众。士雄是王孟英的正名，曾祖希望眼前的曾孙是一位才华出众、能力超群的人。

曾孙出生之年，恰逢曾祖王学权八十高寿，祖父六十甲子，因此王学权也希望眼下这位曾孙以后必享篯祖之寿。篯祖即彭祖，尧舜时期的圣人，《列子·力命篇》有"彭祖之智不出尧舜之上而寿八百"之说。戊辰年又值龙年，故为王士雄取字为篯龙，乳名龙儿，希望曾孙长寿。王士雄还有两个弟弟，王季杰和王旭杰。雄和杰，也是王氏宗谱要求子孙为国尽忠的祖训。

这一看似平常的名字，倾注了祖孙三代人的期许，希望王氏家族再出蛟龙，有朝一日衣锦还乡，光宗耀祖。正如王氏祖训所说："我祖宗皆为豪杰之士，固惟恐后人之不能为豪杰之士也。"

王士雄一生所用字号颇多，常用有"孟英""潜斋""半痴""半痴山人""归砚草堂""随息居""随息子""随息居士""梦隐""华胥小隐""睡乡散人"等，不管是长辈所取，还是根据境遇自己所取，都有一定的寓意。

孟英是王士雄十四岁以后所取之字，后世以此字行。根据王孟英自己所述，父亲去世后，"蒙父执金履思丈，念旧怜孤，字余曰孟英"。王士雄出生时，前有三位兄长均未成活，因而他一出生，虽排行第四，实为第一，故金履思以"孟英"字之。孟，意为兄弟姐妹中排行最大，英为才华，希望王孟英不负祖望，能成为王氏家族中一位出类拔萃的长子。

也是十四岁这一年，舅父俞世贵送外甥王孟英去婺州（今金华）从商兼学医，给外甥取了一个斋号，名为"潜斋"，意在嘱咐少年孟英离家谋生的同时，能潜心学问，勿以内顾为忧。王孟英极喜欢这个斋号，在成名后刊印的王氏医学著作，便以"潜斋医学丛书"命名，流传颇广。

"半痴"一号，根据庄仲方《王氏医案三编》序言记载，应该是王孟英自取，在二十岁左右，王孟英刚行医不久，常遇到危重急症，一般医生大多因风险太大而不愿意接诊，而初出茅庐的王孟英却偏喜看危重病，而且有求必应，每次遇见必竭力拯救，旁人都说他痴。他说："我于世无所溺，而独溺于不避嫌怨，以期愈疾，是尚有半点痴心耳，因自号半痴。""半痴"之号便由此而来。关于王孟英之"痴"，庄仲方在《王氏医案三编》序言中也有提及："未冠即能瘳剧疾，不悬壶、不受扁，遇濒危之证，人望而却走者，必竭思以拯焉，人皆痴之。"不仅王孟英自认为痴，在朋友眼里也是痴人一个。

"归砚草堂"，是咸丰五年（1855）王孟英携眷归籍，隐居海宁淳溪（今路仲）避乱时自取的堂号，意为"欲遂首丘之志而终老焉"（《随息居饮食谱·序》）。所谓"首丘"，是指狐狸将死时，头必朝向出生的山丘，比喻怀念故乡或归葬故土的愿望，这流露了王孟英身无长物，仅以一砚而归，愧对列祖列宗而又无可奈何的悲凉心情。

"睡乡散人"，也是王孟英回归海宁隐居淳溪时的自取号，有"遁世逍遥寄睡乡"之意。

"随息居"自取于避乱濮院时期。咸丰十一年（1861）秋，太平军兵临海昌，王孟英再次离乡，避乱于桐乡濮院，隐居董枯匏老宅时，自题所处为"随息居"，有随处而息、居危而安的自嘲，故又称自己为"随息子"或"随息居士"。

"梦隐"，也是王孟英在濮院期间，栖息于凄风苦雨之中，著《随息居饮食谱》时用的字号，他在写《随息居重订霍乱论》自序时有过解释："辛酉秋，势日蹙，不克守先人邱垄，始别其两弟，携妻孥栖于濮院。人视之如野鹤闲云，而自伤孤露四十年。值此乱离靡定，题所居曰'随息'，且更字梦隐。"

"野云氏"，也是王孟英在濮院期间编辑《鸡鸣录》一书时所用之号，有"闲云野鹤"之意。暗指自己生活闲散、无根而漂，比喻脱离尘世，过着隐士式的生活。

"华胥小隐"，是避乱上海时所用之号，也是王孟英最后一个字号。"华胥"本指上古华胥国的女首领，是黄帝、炎帝的远祖，被誉称为"人祖"，是中华民族的始祖母，后子孙迁徙江南。"华胥"又是上海华亭、华泾港的别称。同治元年（1862）五月，王孟英避乱于上海时便以"华胥小隐"自号，自嘲为"半痴山人，身不能潜，砚无所归之华胥小隐也"（《乘桴医影·自序》），有暂时隐居，不忘祖先之意。

总之，王孟英一生字号颇多，大多为中年以后所取，所隐含的意义与其漂泊流离的一生颇为吻合。

咸丰五年（1855）初夏，太平天国战火临近杭州，杭州城内一片萧条，四十八岁的王孟英也开始实施回迁故乡海宁的计划。回归是祖上早有的想法。当年王升在安葬祖父、父亲时，海宁老家还留有几亩祖田、几间老屋，王升尚有能力将祖父、父亲归葬海宁。此后，王升一直念念不忘海宁祖祖辈辈之丘陇，曾有"挈家回籍"的念头，但因为种种原因，终究未能成行。

王升去世后，王孟英曾想完成父亲的遗愿。早在道光二十一年（1841），第一次鸦片战争波及浙江，沿海大城市的富室大户纷纷外迁，王孟英也曾想过回迁海宁，但因有老母在而放弃迁徙。咸丰元年（1851），王孟英接连遭遇不幸，母亲去世，唯一的儿子也去世了，至交周光远又突然去世，是王孟英极为悲痛的一年。他在稍后所作的《随息居饮食谱》后序中道出了当时的心境："迨周君作古，母逝子殇，世景日非，益无意人间事矣。"加上时势日益动荡，王孟英心灰意懒，回迁之心益发迫切。葬母时王家境况更为落魄，海宁老家已经无片瓦寸土，父母的安葬已经是"势难归祔祖茔"，王孟英只能按母亲遗愿，先将母亲与父亲合葬于余杭皋亭山，待有朝一日，条件成熟时再回迁海宁。咸丰元年（1851）以后，社会变革开始加剧，太平天国运动爆发，中国社会又一次进入长达十余年的动荡和战乱。农民起义军发展迅猛，从广西金田一路向北向东，仅两年时间便攻克江宁（南京），并定都于此，改称天京，正式建立了与清王朝分庭抗礼的太平天国政权。咸丰三年（1853），随着太平天国运动在江南地区的日趋深入，杭州开始陷入战乱前夕的动荡与不安，民心不稳，商贸凋零，物价飞涨，富室大户纷纷迁徙外逃，杭州城内人口急剧减少，王孟英的好些朋友也在这个时期迁离杭州。

尤其是咸丰三年（1853），太平军攻陷南京，杭州形势危在旦夕，城内一片混乱，富室大户纷纷外迁避乱，在这种情况之下，王孟英才下决心实施回迁家乡的计划。他在《归砚录》序言中说了当时的情况和原因："第省会食物皆昂，既非寒士之所宜居，而婚嫁从华，向平之愿，亦不易了，倘风鹤稍平，可不继志以归籍耶？余虽未有子，而女已多，从子亦数辈，必乘其年尚幼稚，俾乡居以习于俭约，斯谓遗之以安。"王孟英长子为父，女儿、侄子、家眷人口众多，四个女儿也已陆续到了婚嫁年龄，想为女儿办一个像样一点的婚礼，也已经不能如平常之愿，只能面对现实，让下一辈习惯乡村节俭的生活。王孟英正在等待一个适当的时机，待"风鹤稍平"之时，开始正式回迁。但从曾祖离开家乡已近百年，老家既无房产田地，又无至亲投靠，族人早已疏离久远。正在王孟英焦急惆怅之时，一个偶然的机缘，达成了王孟英的回迁之愿。

王孟英精通《易经》，常用易学理论主导临证，每能获得奇效，这在王孟英的医案中有多次记载。王孟英有一位朋友叫谢再华，被王孟英称为"端人"（正直的人），此人白手起家，勤劳至小康，家住杭州保佑坊。两人结交于道光二十四年（1844）春天，当时王孟英给谢再华算了一卦，演绎的结果使王孟英大吃一惊，他坦率告诉谢再华："余谓其地将有郁攸灾，嘱其移居。""郁攸"即火灾。谢再华对王孟英的学识人品深信不疑，当然也听王孟英的忠告，很快就搬离了这个地方。结果，果真被王孟英言中，那年秋天保佑坊发生火灾，谢家幸免于难。王孟英有恩于谢再华，谢一直无以为报，这次知道王孟英准备举家回籍，便积极为王孟英想方设法。

咸丰五年（1855）秋天，谢再华为王孟英引荐了一位海宁渟溪（今路仲）人，叫管芝山。管氏为路仲望族，世居渟溪。此人为人忠厚诚恳，是谢再华从小到大的朋友。管芝山很热情地向王孟英推荐了自己老家渟溪这一僻静之地，正好有一朱氏老宅空房，是管家的邻居，他建议王孟英在渟溪租屋居住。他对王孟英说："子欲归故乡，盍与结邻乎？"王孟英听后很欣慰，遂与之订交，并答应一起去考察一下。

几天后，王孟英与弟王季杰亲自来到淳溪。当时的路仲，尚未有战乱，在王孟英看来，俨然是一个世外桃源，"地既幽僻，俗亦淳良，小有市廛，颇堪栖隐，距海较远，水患无虞。"（《归砚录·弁言》）于是，兄弟俩决定举家回迁，地址就选定在淳溪，租住在朱家一空置的大宅。

回到杭州，王孟英选定一个吉日，携全家十几口人，回到了离开百年的故土，终于完成了祖上三代的夙愿。时为咸丰五年（1855）农历十月十三日。四十八岁的王孟英算是完成了先祖遗愿，尽管回迁也是迫于时势动荡，用王孟英自己的话来说，其实也是无可奈何之举。"退守先垄，伏处穷乡，而一亩砚田，尚须负来"，正是当时悲怆心境的写照。

王孟英做了几十年的名医，尽管平时诊务繁忙，但看病大多是朋友相邀，以交游或交友为目的，为穷人看病也不收取费用。一家人平常生活很简朴，严于律己，既不擅理财也不积财，故平生无多少积蓄，又逢乱世，颠沛流离，身无长物，归籍时仅以一砚随身，想得一亩耕田也成了痴人梦想。王孟英感叹自己辛劳游历大半生，不知情者以为是喜欢游山玩水，其实是生计所逼迫不得已，在家乡所写《归砚录》一书时，王孟英道出了当时的真实心情。

在淳溪深处几间租来的房屋里安居下来后，王孟英仍沿用曾祖留下的堂号"重庆堂"，又为自己取了一个字号"睡乡散人"，聊以自嘲，并自书一联悬于中堂："近人情之谓真学问，知书味即是活神仙。"

回到海宁，安化王氏的显赫历史是王家的骄傲。于是，王孟英重刻宋徽宗赐先祖的"忠孝流芳"匾额，悬挂于厅堂，勉励后人不忘先祖"尽忠尽孝"遗训。结庐环溪，桑梓樵渔式的生活，颇合王孟英当时的境遇。他在海宁新结识的朋友周二郊曾有一诗："妻子一廛甘小隐，丹黄四壁爱吾庐。"在朋友眼里，此时的王孟英颇有陶渊明式的隐士遗风。关于此情此景，归安（今湖州）女史章华征在诗中这样描述："曲水回环一碧流，淳溪地僻乐清幽。居非近市耽歌啸，家有藏书共校雠。"归隐、耕读、悬壶、著述，王孟英总算暂时安定了下来。

定居海宁后，杭州依然是王孟英经常回去的地方，一则因为父母葬在余杭皋亭山，每逢清明或冬至必须回杭扫墓；二则杭城的朋友生病，因一时找不到好的可以信任的医生，所以常招其出诊。由于频繁奔波，王孟英回杭时曾两次生病：一次是"丙辰（1856）秋杪，病于省寓"；另一次是咸丰八年（1858）冬，扫墓后大病一场，直至第二年春天才回到海宁，在杭州足足休养了三个月。在这段时间里，王孟英修改完成了《归砚录》的稿本。

王孟英回到海宁，本意是为了避乱，但是好友吕慎庵却说，"越隐而声望越高"。在海宁的六年中，或因周边朋友邀请出诊，或往来探访新旧至交，几乎没有片刻空闲，甚至较以往更为忙碌。从《归砚录》《管庭芬日记》《避寇日记》等书的记载中，可以大致梳理出王孟英这几年的活动轨迹。

从回到海宁第一年初冬，应吕慎庵之邀游秀水新塍（今嘉兴秀洲区）开始，几年内，王孟英足迹遍及杭州、嘉兴、濮院、桐乡、苏州、崇明、上海等地，治疗的疾病涵盖内、外、妇、儿科，时感杂证，几乎无所不包。

当时的江南，太平军战势正燎，民生疾苦，疮痍遍地。一到海宁，王孟英旋即投入诊疗之中。正如王孟英的学生戴穗孙诗云："淳溪深处结茅庐，遍地疮痍孰疗除？"王孟英的到来，多少给缺医少药的家乡带来些福音。

迁居海宁后，地方上的名流或富室大户慕其名声，基本上都会找他看病。管庭芬在日记中就记载了自己所患的眼病，也是经王孟英治愈的，而且他还完整记录了王孟英的医案和药方，成为王孟英所有医案中唯一治眼疾的验案。《管庭芳日记》中还记载有王孟英为六舟、钱泰吉、蒋光煦、蒋光焴等名流及其家属治病之事。这个时期，王孟英的行医范围并不局限于海宁，其足迹遍及苏浙沪。

咸丰十年（1860），太平军在江南地区势如破竹，二月相继占领湖州、广德、泗安、南浔，二月二十七占领杭州，不久又占领了嘉兴。其间从杭州、嘉兴、湖州逃到海宁避难的望族大户，常聚于硖石蒋光煦之别下斋、蒋光焴之衍芬草堂，对时势惶恐不安，常一起分析、商讨去留。三月以后，太平军占领海宁，兵火给海宁人民造成了前所未有的伤害，管庭芬日记中写下了这样一段话："吾杭自宋青溪寇乱以来，七百年来未撄兵革，而湖山秀丽之区，转眼尽膏战血，士女之尽忠殉节者，不可胜书，良可悲已。""青溪寇乱"指的是发生于宋徽宗宣和二年（1120）的方腊起义，当时战火波及江浙大部分地区，从那以后，杭州周边区域七百多年无战事。长期远离战争的海宁人民，面临了一场数百年来未曾遇到的灾难，人民流离失所，逃难是唯一的选择。不久，蒋光煦去了海盐澉浦，蒋光焴去了武昌，钱泰吉去了安庆。同年十月，海宁也被太平军攻克，硖石、长安惨遭兵火。知交故友死的死，走的走，只剩管庭芬与王孟英。一为书生，一为医生，都为贫士，无处可逃，仍居淳溪。管庭芬以抄书、校书度日，而王孟英依然出诊疗疾不辍。正为前途迷茫之时，邻镇濮院流行霍乱，王孟英应濮院好友吕慎庵、董枯匏之邀，决定暂迁濮院。

咸丰十一年（1861）初，王孟英草草办了二女王定宜的婚事。二女嫁的是杭州戴氏，也是名门望族。原计划为女儿办一个像样一点的婚礼，可当时的境况已经不可能了，只能草草了事。之后，王孟英本来应朋友之邀直接去上海，但毕竟一大家人，迁徙并非易事，许多具体困难一时也难以克服。正在王孟英焦急犹豫之时，好友吕大纲伸出了援手。他建议王孟英先到邻镇濮院，因当时濮院正流行霍乱，需要王孟英前去医治。吕大纲还为王孟英推荐了共同的朋友董耀，可寄住在董家，这既暂解了生活窘迫的问题，也为下一步安排家眷争取到一段比较宽裕的时间。

吕大纲，字慎庵，秀水人，世居濮院。当时战火尚未波及濮院，但因霍乱流行，缺医少药。在此之前，王孟英也应朋友邀请，多次前去濮院出诊，对濮院的地理环境比较熟悉，也觉得濮院这个地方暂时比较安全。经过考虑，王孟英决定只身一人先到濮院，看看情况再做定夺。濮院在路仲北面，两镇相距十几里，地处沪、杭、苏腹地，古时属嘉兴、秀水、桐乡三县交界处，境内水网密布，商贾繁忙，丝绸业尤其兴旺，曾被誉为"嘉禾一巨镇"。

从咸丰十一年（1861）五月初三《管庭芬日记》记载的"孟翁将移家濮院，来别"，可知王孟英离开海宁的大概日期。即将离开海宁的王孟英感慨万千，在稍后所作的《随息居饮食谱》一书序言中道出了当时的心境，本以为"携眷回籍，息影穷乡，赁屋而居，堂名归砚，欲遂首丘之志而终老焉"，无奈生逢乱世，又将开始新的动荡生活。于是，王孟英"始别其两弟，携妻孥栖于濮院""乘舟前往，寄庇于董君枯匏家"。

董氏为濮院望族，本是元初海宁董氏的分支。董耀（1800—1883），字小农，号枯匏，为当时颇有名望的书画家，董耀祖上迁入秀水（今嘉兴）后世居濮院。王孟英初识董耀在咸丰八年（1858）秋，因吕慎庵邀请曾到濮院一游，所以曾赴董家拜访，后又治愈董夫人之疟疾，深得董氏父子的敬佩。王孟英在海宁期间，董氏父子也常来看望。董耀对王孟英的评价是："梦隐名重三江，传食诸侯数十年。会世有乱征，归处穷乡，布素自甘，粹然儒士（董耀《随息居饮食谱》序）可见，王孟英在董耀心中的地位。

咸丰十一年（1861）初夏，五十四岁的王孟英来到濮院，暂住董氏之"不窥园"。沈梓《避寇日记》记载，董宅位于镇之西南，而沈梓家则位于镇之东北，当太平军到达濮院时，沈梓一家也迁居董家暂住避乱，可见董家比较僻静和宽敞。其实，当时的濮院也同处于兵乱的前夜。沈梓的《避寇日记》比较详细记载了当时的濮院乱象，可以说情况并不比海宁好多少。可见，王孟英当时到濮院并不仅是为了避乱。

王孟英迁居濮院的主要原因，应该是当时濮院正逢瘟疫流行。沈梓的《避寇日记》记录了当时濮院的疫病情形。九月初十记载："是时吾镇（濮院镇）死者日必四五十人，棺木贵不可言。"十五日又云："此月初六雨后，天滂滂雨，阴惨之气逼人。瘟疫大作，死者日以五六十人，而染病者都是寒疾之状，多则二日，少则一周时许，亦有半日即死者，直至廿三四雨止，疫稍稀。"十月初九又记载："是时镇上疫气稍息。"当时濮院的疫情大约持续了一个多月，高峰时一天有数十人死亡，可见疫情之严重。王孟英在海宁时就曾多次应邀赴濮院出诊，沈梓也是王孟英的朋友，他在日记中也记录了与王孟英在濮院的多次交往。

沈梓（1833—1888），字桑与，号北山，秀水濮川（今桐乡濮院）人，著有《避寇日记》六卷，始于咸丰十年（1860），迄于同治三年（1864），记录了太平天国时期江南杭州等地兵荒马乱的社会现状，以及水深火热的人民生活，是最为真实而完备的著作。王孟英到达濮院不久，太平军第二次攻占杭州，战火很快波及濮院。沈梓记载了当时的战况。咸丰十一年十月，王孟英已到濮院，初二这一天，沈梓记载："晤王孟英，语及杭州，云已闻共打六仗，五获捷音，然曰捷也，而近数十里已成焦土，救援路绝，终是可危。"王孟英的好几位朋友都死于这次战祸，曹大经、彭兰斋、周二郊、袁敬民以及胡荣甫等友下落不明。

吕慎庵在《随息居饮食谱》跋语中这样描写道："初，省垣以重兵自卫，糜饷年余，秋杪被围，至六十余日，升米三千，斤蔬七百，草根掘尽，饿毙者以数万计，卒以兵溃城陷，死于锋镝及自殉者亦以万计，其被掳与流转而死者，又不可以数计。千古名城，遂无噍类，蝗飞蔽天之祸，竟至是耶！呜呼，惨矣！"曾亲历杭州战事，并写有《杭城辛酉纪事诗》的杭州诗人张荫桀，在为王孟英《随息居饮食谱》所题的长诗中，也写下了"政柄失举措，兵燹灾黔黎。东西两浙境，百万生灵糜"的诗句，道出了这场战争带给江浙人民的灾难。

其实，濮院当时的处境也好不了多少，到处都是流离失所的灾民，加上瘟疫流行，民生疾苦，食不果腹。王孟英的到来，给小镇带来了医疗上的便利，他的住所也成了小镇名流经常聚集的地方。因王孟英来自省城，从省城获得的信息比小镇上的居民要多，从《避寇日记》可知，沈梓当时也是王孟英住所的常客，相互交流信息，为国事担忧，为民生叹息，沈梓日记中有十余处记载了两人相晤的场景。后来，王孟英去了上海，依然与沈梓书信不断，及时通告上海情况。

蛰居在董宅，王孟英完成《随息居饮食谱》和《鸡鸣录》后，局势愈发紧张，濮院也开始动荡，不再安全。据沈梓日记记载，同治元年（1862）四月十三日，太平军路过濮院，镇上居民纷纷逃离，王孟英已无路可退，经吕慎庵做媒，将三女、四女草草嫁人，五女尚幼，将其定亲于余杭褚家。其中三女嫁嘉兴近郊姚氏，地处相对偏僻，吕慎庵已经避居于此。王孟英只能把妻子和五女、六女托付于嘉兴女婿姚家代为照顾，在简单处理了家务事宜后，王孟英决定去上海避乱。王孟英离开濮院后，因侄儿王绍武相求，先去邻近的屠甸给一位危重病人治病，在屠甸小住了几日，于同治元年（1862）四月二十四日离开屠甸，经嘉兴与妻女及亲友告别后，去了上海。

王孟英于同治元年（1862）五月三日抵达上海，时年五十五岁，开始了又一段随息随居的动荡生活。刚到上海，王孟英暂时寓居在东门外好友周采山开设的"德泰纸号"内，周氏兄弟一向尊重王孟英为人，信任他的医德和医术。就在前一年，周采山四弟患病，曾切盼王孟英能为之一诊，但当时王孟英还在濮院，因战乱路阻，未能及时赶到上海，以致周弟在弥留之际，犹念念不忘王孟英。加上好友陈半樵、宗侄王绍武都在商号任会计，因此在没有找到合适的住处前，王孟英暂居于此。在《乘桴医影》序言中，王孟英说道："余以性情疏懒，相识者多，既无泛应之才，又恐不知者疑为有求而来，故不谒一客。"本性清高又不随俗流的王孟英，在人地生疏、寄人篱下的处境下，遂闭门谢客，想利用这个时间整理一些书稿，又局限在朋友范围内开展一些诊疗活动。适逢霍乱流行，而王孟英又擅长治疗疫病，所以"居数日，乞诊者纷纷"，他在上海的名声很快传开了。

不久，好友陈春泉之女患了霍乱重症，生命垂危，经王孟英救治起死回生，陈春泉不胜感激，得知王孟英家眷也准备前往上海，便以临近黄浦江西边三间矮屋借予居住。王孟英总算有了一个可以安身的家，遂将妻女接至上海，居处仍题额为"随息居"，并自号"随息居士"，又称"随息子"。有感于自己"人视之如野鹤闲云"的一生，故自号"野云氏"，又号"华胥小隐"。王孟英在上海期间的著述及书信落款，以这几个字号为主。

浦西这三间矮屋成为王孟英在上海的"随息居"，也是朋辈过从、编书著述的暂住之所。王孟英的学生徐嗣元有诗曰："沿江一折尘嚣绝，即是先生随息居。超然物外隐华胥，撰述洋洋辨鲁鱼。"当时避难上海的一帮旧友，闻知王孟英也到了上海，都成了"随息居"的常客，有同邑周在思、周开第、戴其浚、钱塘吴淦、张荫榘、仁和朱志成、徐嗣元、许之棠、江西袁凤桐、乌程汪曰桢、蒋堂，桐乡陆以湉，嘉兴张保冲，秀水金福曾、赵铭、张玉熙、余杭褚维培、褚维奎、褚维垕、褚成亮，海盐王元煊等人。他们或留诗，或题辞，王孟英都将之编入了《随息居饮食谱》一书的卷首。"朋辈过从，辄有题赠，虚室生白，人皆羡之。"这是嘉兴朋友张保冲的亲历。从他所题的诗句中可以体味到王孟英与朋友们乱中求乐的闲情逸致："卷帘挹爽过朝雨，倚枕无眠听夜潮。劫历红羊随处息，先生物外独逍遥。"许之棠当时也有诗云："海上重寻我友王，新编著述富琳瑯。"

但是，这样的安静日子并不长久。周边战乱，城内难民成群，加上瘟疫流行，没过多久，曾到海宁看望并为《归砚录》题诗的诸多亲朋好友相继去世，这使王孟英非常伤心。尤其是到了上海以后，许多新知旧交虽侥幸逃脱了战乱，却又死于霍乱，而且有些人是死于误治，这使得王孟英更为痛心，有时甚至捶胸顿足，为之哀叹"死者之冤，无可呼吁"。王孟英在当年八月为《归砚录》所写序言中记述了朋友相继去世的近况："回忆亚枝于春申闭城后，溘然而逝；荣甫于酉冬城陷后未闻下落；赠言诸君，如海槎、兰斋、二郊，并归道山；敬民孑身窜难来申，于六月十七日，哭母身亡，年甫三十一，尤可伤也。彭、章两闺秀，亦已化去，是书之成，皆不及见。"可见当时频繁战乱及霍乱流行对人民带来的灾难之重。

在浦西的一年中，王孟英除了接待朋友或外出看病，便潜心著述。他审定了《归砚录》，重订了《霍乱论》，编著了自己在沪期间的医案医话集《乘桴医影》，还为已故海宁先贤世医郭诚勋的《证治针经》重新审定、校刊，准备刻印，勤奋而忙碌，默默地度过生命的最后一段时间。

同治二年（1863）五月二十六日，王孟英因患霍乱，死于上海寓所，一代宗匠英年早逝，从此陨落。

结　语

为自古名家所未达——后世影响与传承

王孟英在上海的突然去世，正值太平天国战争末期，上海疫情也处于高峰，这次战乱和灾难，给中国人民带来的损失极为巨大，江南地区尤为惨重，王孟英的亲朋好友中也有不少或死、或失踪于这个时期。在以后近百年的时间内，中国社会进入了晚清与民国又一个灾难深重的历史时期。因王孟英去世于颠沛流离之际，江南大部分地区战乱与疫情使其周围的人自顾不暇，在王孟英死后的数十年时间里，他的著作、手稿、藏书几乎散失殆尽，直至谢利恒于民国十年（1921）编著《中国医学大辞典》时，有"王孟英著述甚多，半毁于兵燹"的记载。而他的学术影响则通过朋友、同仁、学生始终在医学界广为传播。民国以前，王孟英的著作以翻刻《潜斋医学丛书》为主，民国以后，王孟英学说及著作通过一大批有识之士的挖掘和推介，其影响力逐渐扩大至全国范围，被认为是近世医家中的杰出人物。

最早注重收集和传播王孟英著作的是汪曰桢，汪曰桢是王孟英的好友，王孟英病危时一直在其身边参与救治，王孟英去世后他一直没有忘记把好友的医学思想流传下去，光绪四年（1878）王孟英去世十五年之后，汪曰桢编辑了一部大型丛书《荔墙丛刻》，现藏于北京师范大学图书馆，其中收录了王孟英的《温热经纬》以及由王孟英校订的徐大椿《慎疾刍言》（王孟英改名为《医砭》）两种。

光绪三十年（1904）王孟英去世四十年以后，绍兴的董金鉴有一篇记载当时寻访王孟英遗著的序文，是为重校《古今医案选》而写。董金鉴（1859—1922）是绍兴晚清民国初年著名实业家，喜购藏古籍善本并刻书印书。董金鉴自幼跟越中名医田杏村习医，田杏村即田晋蕃，举人出身，官为内阁中书，精岐黄术，家富藏书。田晋蕃的儿子田春农是蔡元培的业师，蔡元培在 1917 年为《医学丛书》所作的序中对田晋蕃有详细介绍①。田晋蕃也是王孟英去世后，重视对王孟英学术思想传承较早的学者暨医家，他认为晚清以来近世医家中有杰出成就者，王孟英是一个领军式的人物，"近世医家，推王孟英先生为祭酒。"（董金鉴《古今医案选》序）他积极搜集王孟英遗著可谓竭尽全力。光绪二十七年（1901），董金鉴的朋友薛朗轩，也是田晋蕃的学生，将赴杭州陈家坐馆，临行前去看望老师，田晋蕃还念念不忘关照学生到杭州留心搜集王孟英的遗书。薛朗轩不负所托，在杭州王孟英的继子王雨耕处访得一些遗稿，未刻本《古今医案选评》便是其中之一。后经董金鉴校定后重刻，可惜的是，稿本想请田晋蕃批阅，田老已经去世，因此没有留下田老先生对王孟英更为详细的评价。而董金鉴本身也是著名藏书、刻书家，所刻的《董氏丛书》就包括了《王孟英医案》《归砚录》，也是王孟英去世以后，近代较早传播王孟英学说的学者之一。

　　吕慎庵是王孟英的好友，并随其游学。在此书即将完稿时，吕慎庵直系六世裔孙得悉我正在撰写《王孟英》，拿来家藏《吕氏族谱》，谱中有吕慎庵写于光绪三年（1877）七十岁时自序，明确有曾随王孟英学医的记载，谱中记录了自吕慎庵开始至今六代行医，这是王孟英医学传承桐乡濮院支的首次发现。

　　民国前后这一段时间，是中国社会处于变革最为激烈时期，也是医学一个大发展的时期，各地举办的中医专门学校如雨后春笋般出现，中医人才培养快速增加，历代医学著作的大量刻印进入了一个新的历史发展时期，也是王孟英各种医著挖掘整理、翻印重刻的一个高峰时期。经当时一批有眼光、有志向、有学识的医学家收集整理，王孟英的著作得以大量刻印并传播，或以专著单印本发行，如《随息居重订霍乱论》《温热经纬》《归砚录》《随息居饮食谱》等，或以医案集命名汇编发行，如《回春

① 蔡元培.蔡元培全集：第三卷.北京：中华书局.1984.

录》《仁术志》《王氏医案》等，或以《潜斋医学丛书》命名的八种本、十种本、十四种本等多种刻本问世。至此，王孟英的学术地位以及在国内医学界的影响力被提高到一个新的高度。

曹炳章是民国初年较早推广王孟英的大家，民国七年（1918），在为《重刻王氏医案三编》所作序言中记载："余于丁巳秋（1917），偶在旧书肆，得《潜斋十种》，备重价购归，恐再散佚，为此即谋石印，并增王案正续编，冠于三编前，俾相接续，而成全璧。"可见当时王孟英的著作已经罕见，以致花"重金购归"。曹炳章对王孟英的学说和临床评价极高，称"为自古名家所未达"（曹炳章《重刻王氏医案三编·序》）。这代表了民国医家对王孟英的认识，也奠定了王孟英在近代以来医学界中的至高地位。

张山雷是清末民初的医学家，又是著名中医教育家，对王孟英极为推崇，在《张山雷点评王孟英医案》中，对王孟英临诊之奇赞誉极多，如"临证轻奇，处方熨帖，亘古几无敌手"，"孟英天资过人，凡治至危极险之证，须看他绝不在见证上落墨，必从病理病情中寻出一条线索，自然六辔在手，一尘不惊，乃能按部就班，应弦合节，是为孟英之最不可及处""所见古今治案，平心论之，实未见有一人可以几及孟英者"。张山雷除临床上受王孟英影响极深外，还为推介王孟英学说不遗余力，在上海嘉定、浙江兰溪创办中医专门学校时，把王孟英医案编成讲义，向学生传播王孟英学说，尤其是在浙江兰溪中医专门学校长达十五年的教学生涯，培养了数百名学生，这些中医大多成为民国至新中国成立后浙江及周边地区中医的中坚，也成为王孟英学说继承和发扬的主要力量。

近代医家石念祖曾对王孟英医案进行系统研究，精选王孟英医案做了点评，并根据自己的临床经验演绎补足，加上剂量，使后学者更方便掌握与利用王孟英的临证经验，编成的《王孟英医案绎注》一书，是近代研究、传播王孟英医学经验影响力比较大的一本书，使后世医家在应用王孟英经验方时更为实用，这是石念祖对传播王孟英学说的贡献。石念祖本身在医学上深受王孟英影响，是"读先生书而后得门"（《王孟英医案绎注·自序》)，故此书于1919年上海商务印书馆出版后，多次重刻，至今仍是临床中医师受欢迎的读本之一。

秦伯未也是王孟英学说的推崇者，民国十七年（1928），秦伯未主编《清代名医医话精华》，共收录清代医家20家，其中有《王孟英医话精华》，收录了王孟英外感热病及内妇杂证28个病种。在中医存废问题争论不休的民国初年，秦伯未以中医疗效说话，他在序言中说道："盖医学为治病之学，能本其学说，事实上使疾病痊愈，即为真价值，不能因人之平衡器官相歧视而异议也。进言之，价值既根据事实之效验，而事实之效验有根据学说之如何，则中医既有真切之价值，其学说亦自有相当之位置，虽一部分受理学、哲学之影响，似多空洞，然真理所在，正不能全行鄙视焉。余治中医几十载，觉中医之学说、之事实之价值，非西医所能企望。"秦伯未编撰此书的目的正是为了"诸先贤苦心积虑之成绩，即吾侪临诊处方之指南，愿同道其诊视之。"（秦伯未《清代名医医话精华·自序》）用王孟英等近世医家医案中大量临床实证来说明中医疗效的不争事实，为中医存废之争论提供最可信的实例。

秦伯未医学著作颇多，较有影响力的有《清代名医医话精华》《中医入门》《中医临证备要》《谦斋医学讲稿》等，其中大多或多或少提到王孟英学说的临床价值，如在《中医临证备要》中对"清暑益气汤"的推崇；在《谦斋医学讲稿》"痰病治法"篇中，专门介绍王孟英的"雪羹汤"，用于清化热痰等。民国二十四年（1935），秦伯未重新校正《温热经纬》，由上海中医书局刻印出版，为传播王孟英温病学思想起到了推波助澜的作用。

陆士谔是近代海上名医，也是王孟英学术思想的传承者，他对王孟英医案初编、续编、三编及《归砚录》内容进行重新编次，归纳了王孟英对外感热病及内伤杂病的治疗特点，编著了《分类王孟英医案》。从序言看当初的用意也是为了方便给学生讲解，在序言中他对王孟英做了这样的评价："夫孟英之学，得力于枢机气化，故其为方，于升降出入，手眼颇有独到，而治伏气诸病，从里外逗，尤为特长。大抵用轻清流动之品，疏动其气机，微助其升降，而邪已解矣。""余尝谓孟英于仲景《伤寒论》小柴胡汤、麻黄附子细辛汤诸方，必极深穷研，深有所得，故师其意，不泥其迹，投无不效，捷如桴鼓。读者须识其认证之确，立方之巧，勿徒赏其用药之轻，庶有获乎！"陆士谔对王孟英的评价极为中肯，尤其是其在对经方的传承和创新方面。在此书另一篇哈守梅所作序言中，提到陆士谔有"孟英原案，犹《资治通鉴》"的评价（陆士谔《分类王孟英医案·序》），可见对王孟英医案的看重程度。

民国时期，西医传播和发展快速，中西医之间的接触与碰撞日益增多，一些观念比较新的医家，试图通过比较的方法，分析两种不同医学的异同，如张锡纯的衷中参西、恽铁樵的新中医等，他们对早期有中西医学比较意识的医家王清任、王学权、王孟英等都很推崇。如恽铁樵的《霍乱新论》、张锡纯的《医学衷中参西录》，都提到王孟英学说的影响。

可以说民国以后这批崛起的医家，后来大多是蜚声医林的名家，他们对王孟英学说都极为推崇，如一代名医施今墨、张简斋、程门雪、裘沛然、潘澄濂、魏长春、何任等，其学术思想和临证经验，无不受到过王孟英的影响。

魏长春是现代浙派中医的领军人物，曾任浙江省中医院副院长，浙江省中医学会副会长，学验俱丰，研读王孟英的著作下过很大功夫，对王孟英的学术观点极为赞同，写有《读王孟英杂记》，对王孟英推崇备至，认为王孟英"天资聪敏，视疾之外，辄事讨究，乐此不疲。用药不尚珍贵，以糜人财。苟能中病，虽寻常之药品，皆成妙用"。并将王孟英临诊特点做了归纳，从"应用代药举例、不用贵药举例、反对滥用补药举例、改良制剂方法、王氏诊断学说"等五个方面做了评价。[①]

潘澄濂早年毕业于丁甘仁创办的上海中医专门学校，新中国后任浙江省中医药研究所所长，浙江中医学院副院长，也是现代浙派中医的代表人物，潘老认为，王孟英是"继叶、吴之后温病学派的杰出医家"。他在《略论王孟英的医疗经验》一文中，从王孟英的"因证脉治"探讨其医疗经验，总结为"审证周详，用药慎严"八个字，在温病治疗原则上，突出"保津养液。曲尽其妙"的学术特色，潘老尤其赞赏王孟英治病中反复强

① 罗荣泉.魏长春读王孟英杂记.浙江中医杂志.2008（43）.

调辨证论治重要性这一观点。①

国医大师何任，早年毕业于上海新中国医学院，曾在杭州创办中国医学函授社，新中国后任浙江中医学院院长，曾在《浙江中医学院学报》撰文《王孟英的医学成就》，从王孟英医德、医术以及对温热病的认识与经验、食疗养生等方面做了专题评价，认为王孟英"虽生于清代末期，但对外来医学能乐意接受，故其学术成就显著。"②作为中医临床大师和中医教育家的何任，培养了一批又一批的后来者，学生遍布全国各地，王孟英的学说也因此在全国遍地开花。

新中国成立以后，王孟英的各种著作得到大量发行，多种遗著也经发掘整理，尤其是盛增秀主编的《王孟英医学全书》，集古籍整理与现代点校于一体，完整、系统地反映了王孟英的学术思想和临证经验，成为迄今收集王孟英著作最全的版本，为广大学习研究王孟英学术思想和临床经验的各地医生提供了完善的资料。全国各地医家对王孟英的研究也形成了前所未有的趋势，据知网不完全统计，历年来公开发表在各种学术刊物上有关王孟英的学术研究文献有 575 篇，实际数量应该远不止此。纪念王孟英的学术活动也层出不穷，由罗大伦主讲的《大国医王孟英》于 2011 年在央视的百家讲坛开播，王孟英的精湛医术和医学精神因此而深入寻常百姓，由笔者主讲的《一代名医王孟英》也由王孟英家乡的海宁电视台于 2019 年连续 10 期播出，使王孟英家乡人民对这位伟大医学家有了更深切的了解。

1982 年，由浙江省中医药学会举办的《王孟英学术研讨会》在王孟英的祖籍地浙江海宁召开，潘澄濂亲临主持并发言。会上聚集了各地王孟英学术追随者，交流对王孟英研究的心得体会以及研究成果。1988 年，王孟英祖籍地浙江海宁政协专门召开纪念王孟英先生诞生 180 周年座谈会，有各地医史和文史专家参加。2019 年，海宁政协文史委员会编辑出版了《大国医王孟英》，由浙江人民出版社出版。海宁市中医院每年举办"钱塘孟英"学术节，以及研究和传承王孟英学术为主题的省级中医药医学继教项

---

① 潘澄濂.潘澄濂医论集.北京：人民卫生出版社.1981.
② 何任.王孟英的医学成就.浙江中医学院学报.2002.26（6）.

目，开展各类学术活动，以纪念伟大的医学家王孟英。随着中医药文化进校园活动的开展，这项工作也逐步深入到中小学生的学习生活中，"钱塘孟英"已经取得国家知识产权局商标注册证，进一步传承与弘扬王孟英学识、医德、人品的各种活动，正在王孟英家乡如火如荼地开展。

2017年，时任浙江省中医药大学校长的范永升，在"之江中医论坛"上正式宣布，浙派中医将是浙江中医学术流派的统一称呼，其中王孟英作为温病学派的杰出代表，列入十大学派之一。

关于王孟英医学传承，除了通过他的著作，一代又一代的影响，经久不衰外，王孟英的弟子或私淑，在他家乡也有清晰脉络可循。仅以王孟英晚年归隐海宁后，以故乡及周边地区而言，师承至今又有据可考的，尚有不少医生依然活跃在临床。从王孟英公开著作中有姓名可考的学生有十多人，其中有一支安化王氏族人嫡传至今。王孟英有族侄王元烺，是王孟英回到海宁期间一直跟随，并参与《归砚录》《随息居饮食谱》的编校。据王孟英族侄孙王守基回忆，王孟英与这位族侄感情很深，除探讨医学以外，常有吟咏之作（王守基《王和伯医案精选·序》）。王守基是王元烺族侄，曾受邀于晚清名医金子久，执教金子久之门多年，金子久有门生一百余人，其中有王守基族侄王和伯，王和伯学成后，成一方名医，1944年将编成的《王和伯医案》请族叔王守基写序，王守基欣然命笔，序言中写道："余览其著作，精确可传，将与风行已久之《水北老人潜斋公丛书》后先辉映，同为医林不朽之文。则吾族自西晋叔和以还，良医间出，堪与鼎足而三，余亦与有荣施焉，乃不辞而为之序。"新中国建立之初，王和伯与当时名医26人组建了硖石镇第一家联合诊所，即海宁市中医院前身。王和伯本人也于1964年，与魏长春、潘澄濂、何任等名医一起被浙江省卫生厅授予首批省级名中医称号。王和伯有学生25人，其中多人健在还在行医，《王和伯医案精选》也经其学生及海宁市中医院整理后，于2013年由人民卫生出版社正式出版。笔者的业师朱炼之先生最早的启蒙老师陆凤书，也是受业于金子久，受教于王守基。笔者的师母褚尔贤，是王和伯的嫡传弟子。业师朱炼之先生对王孟英推崇备至，笔者随师临证时，每次说起王孟英，都会肃然起敬。他对王孟英的精彩语录可以脱口而出，其临诊处方，强调辨证论治，提倡用药轻灵，与王孟英的临床思路完全一脉相承。因此，笔者在研读王孟英著作时，倍感亲切。由笔者整理的《老医甲子医验——朱炼之六十年学术经验集》，于2015年由中国中医药出版社正式出版。朱炼之的学生还有多人目前依然在从事中医临床，王孟英的医学思想、医德人品至今传承不绝，王孟英家乡海宁市中医院正在以王孟英为品牌，对王孟英温病学说及临床研究、王孟英膏方的开发利用、养生药膳的推广普及以及王孟英中医文化的挖掘传承，正在积极准备申报"非遗"项目，努力打造成王孟英学术传承和弘扬的高地，使浙派中医精神发扬光大。

《浙派中医丛书》总书目

原著系列

格致余论　　　　　　　　　　　　规定药品考正·经验随录方
局方发挥　　　　　　　　　　　　增订伪药条辨
本草衍义补遗　　　　　　　　　　三因极一病证方论
丹溪先生金匮钩玄　　　　　　　　察病指南
推求师意　　　　　　　　　　　　读素问钞
金匮方论衍义　　　　　　　　　　诊家枢要
温热经纬　　　　　　　　　　　　本草纲目拾遗
随息居重订霍乱论　　　　　　　　针灸资生经
王氏医案·王氏医案续编·王氏医案三编　　针灸聚英
随息居饮食谱　　　　　　　　　　针灸大成
时病论　　　　　　　　　　　　　灸法秘传
医家四要　　　　　　　　　　　　宁坤秘笈
伤寒来苏全集　　　　　　　　　　宋氏女科撮要
侣山堂类辩　　　　　　　　　　　产后编
伤寒论集注　　　　　　　　　　　树蕙编
本草乘雅半偈　　　　　　　　　　医级
本草崇原　　　　　　　　　　　　医林新论·恭寿堂诊集
医学真传　　　　　　　　　　　　医林口谱六治秘书
医无闾子医贯　　　　　　　　　　医灯续焰
邯郸遗稿　　　　　　　　　　　　医学纲目
通俗伤寒论

专题系列

丹溪学派　　　　　　　　　　　　针灸学派
温病学派　　　　　　　　　　　　乌镇医派
钱塘医派　　　　　　　　　　　　宁波宋氏妇科
温补学派　　　　　　　　　　　　姚梦兰中医内科
绍派伤寒　　　　　　　　　　　　曲溪湾潘氏中医外科
永嘉医派　　　　　　　　　　　　乐清瞿氏眼科
医经学派　　　　　　　　　　　　富阳张氏骨科
本草学派　　　　　　　　　　　　浙江何氏妇科
伤寒学派

品牌系列

杨继洲针灸　　　　　　　　　　　王孟英
胡庆余堂　　　　　　　　　　　　楼英中医药文化
方回春堂　　　　　　　　　　　　朱丹溪中医药文化
浙八味　　　　　　　　　　　　　桐君传统中药文化